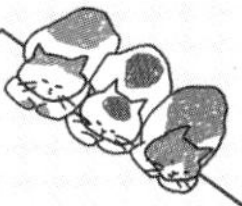

おうちでできる やさしいお灸

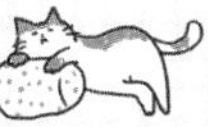

気になる不調に効く
体質改善&即効のツボ72

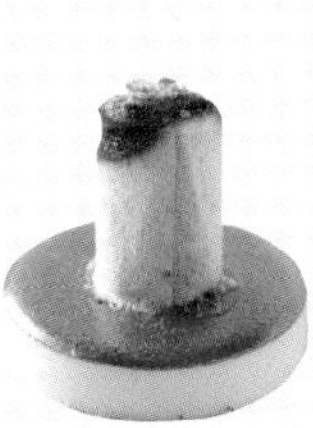

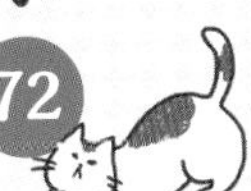

石本和也 監修

CONTENTS

※本書は2016年発行の『みんなの「いえ灸」カラダとココロの不調に体質改善＆即効のツボ72』を元に、内容を確認し一部必要な修正を行い、書名・装丁を変更したものです。

本書の使い方

1 お灸の身上書です

お灸の魅力やツボについて知り、お灸と仲よくなってもらいます。

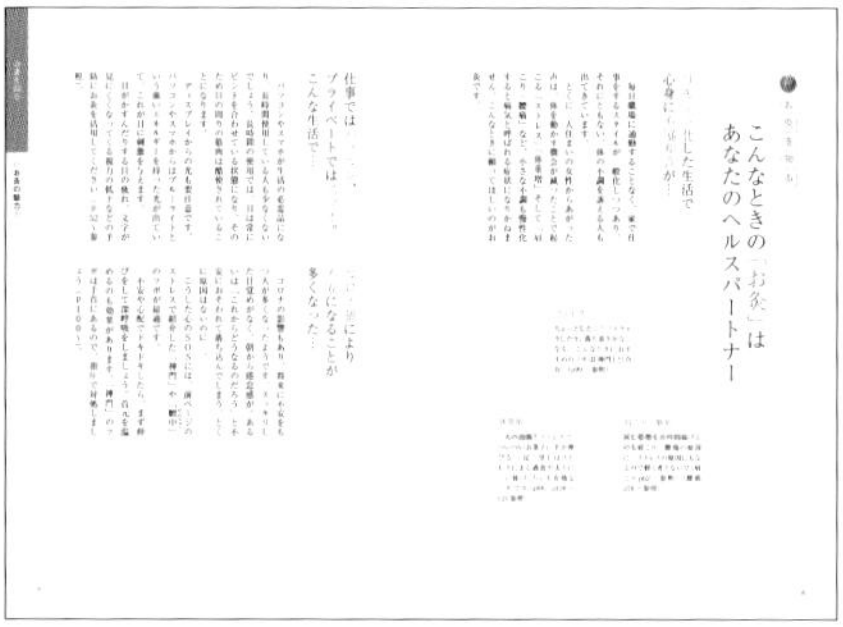

本書で登場するツボや万能ツボ、予防ツボが紹介され、かなりツボに詳しくなる。

2 お灸の仕様書です

お灸を正しく使うためのアドバイス集とすえ方を紹介します。

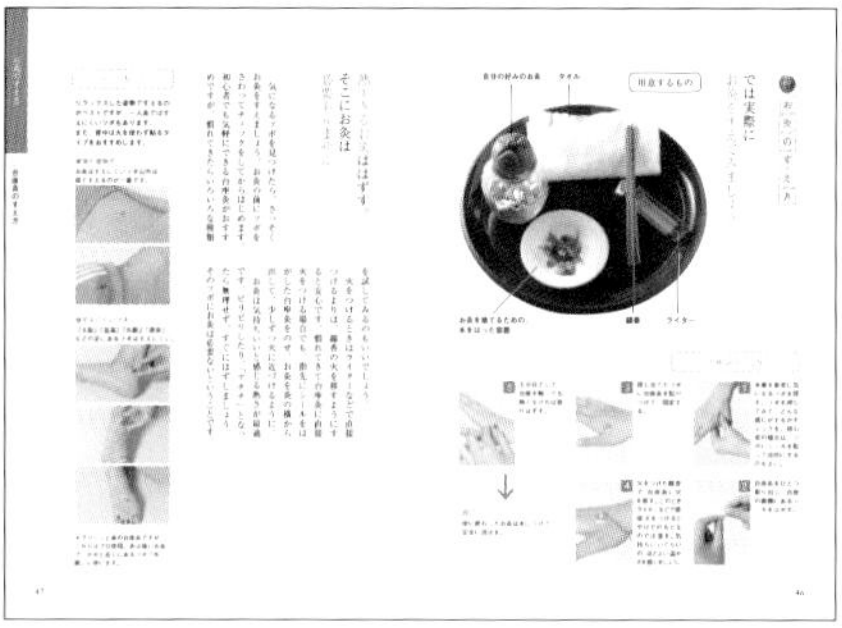

お灸の材料、お灸のタイプ、お灸のすえ方など、効果的にお灸をするアドバイス集。

3 症状別のツボ紹介です

プチ不調や精神的症状など5つのジャンルに分け、症状別に最適なツボを紹介します。

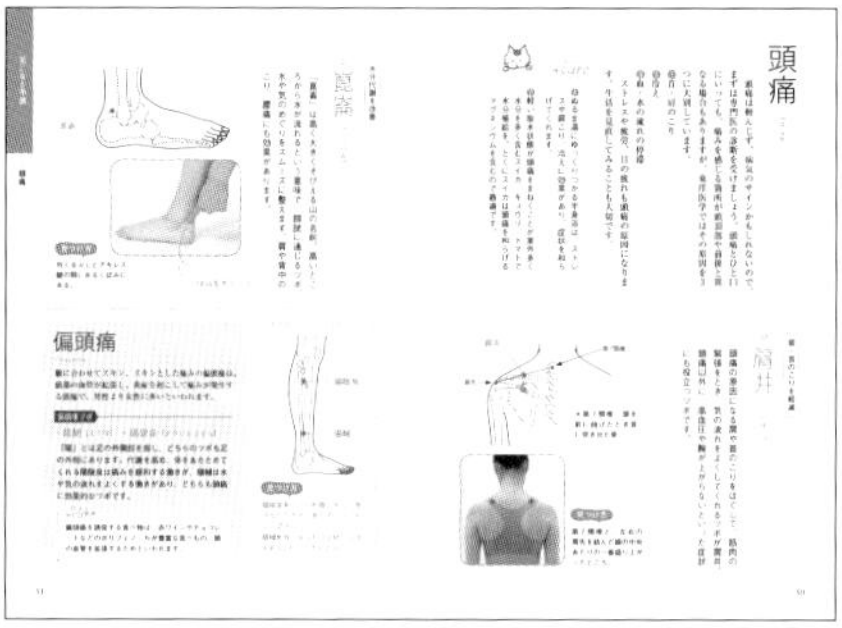

症状に最適なツボの効能と見つけ方。ツボは探しやすいように、写真とイラストを掲載。

知識編

お灸にくわしくなってしまいましょう

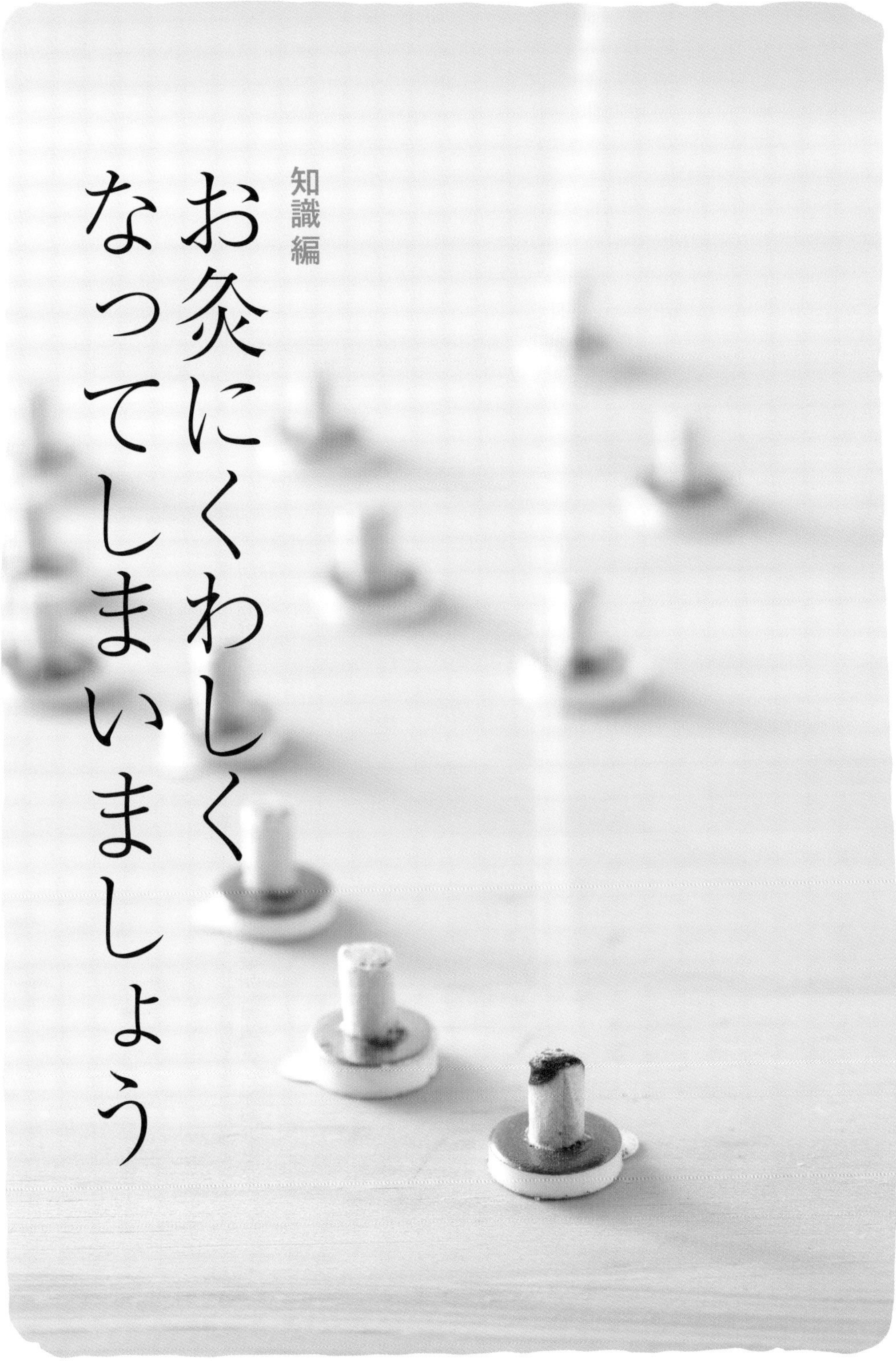

お灸を知る

こんなときの「お灸」はあなたのヘルスパートナー

リモート化した生活で心身に不協和音が…

毎日職場に通勤することなく、家で仕事をするスタイルが一般化しつつあり、それにともない、体の不調を訴える人も出てきています。

とくに一人住まいの女性からあがった声は、体を動かす機会が減ったことで起こる「ストレス」「体重増」そして「肩こり・腰痛」など。小さな不調も慢性化すると病気と呼ばれる症状になりかねません。こんなときに頼ってほしいのがお灸です。

ストレス

ちょっとしたことでイライラしたり、落ち着きがなくなる。こんなときにおすすめのツボは「神門」と「合谷」(p99～参照)。

肩こり・腰痛

同じ姿勢を長時間続けるのも肩こり、腰痛の原因に。ストレスの原因にもなるので軽く考えないで(肩こりp62～参照)(腰痛p74～参照)

体重増

一人の油断とストレスで、ついついお菓子に手が伸びる。「足三里」はストレスによる過食や太りにくい体づくりにも有効なツボです(p98、p118～121参照)

仕事ではパソコン、プライベートではスマホ。こんな生活で…

パソコンやスマホが生活の必需品になり、長時間使用している人も少なくないでしょう。長時間の使用では、目は常にピントを合わせている状態になり、そのため目の周りの筋肉は酷使されていることになります。

ディスプレイからの光も要注意です。パソコンやスマホからはブルーライトという強いエネルギーを持った光が出ていて、これが目に刺激を与えます。

目がかすんだりする目の疲れ、文字が見にくくなってくる視力の低下などの予防にお灸を活用してください（p52～参照）。

コロナ禍により不安になることが多くなった…

コロナの影響もあり、将来に不安をもつ人が多くなったようです。スッキリした目覚めがなく、朝から倦怠感が。あるいは「これからどうなるのだろう」と不安におそわれて落ち込んでしまう。とくに原因はないのに…。

こうした心のSOSには、前ページのストレスで紹介した「神門」や「膻中《だんちゅう》」のツボが最適です。

不安や心配でドキドキしたら、まず伸びをして深呼吸をしましょう。首元を温めるのも効果があります。「神門」のツボは手首にあるので、指圧で対処しましょう（p100～）。

お灸を知る

「お灸」って、実はスゴイのです！

昔は人々の健康を守る医者であり、薬であった

ハーブの一種であるヨモギの葉裏の綿毛を乾燥させて「もぐさ」をつくり、これを肌の上においてもやす。これが「お灸」です。

熱でツボを刺激するだけの簡単な療法の起源は、なんと5000年も前。日本には1200年ぐらい前に中国から伝来しました。高温多湿な日本の環境と、日本人の冷え性の体質にピッタリだったのですね。長い間、一家に必ずといっていいほどお灸はありました。江戸時代の宿場町にはお灸を生業とする店があったとか。旅先での水あたり、食あたりをはじめ、足の疲れをとるのに、お灸は旅人の医者だったのでしょう。

最先端医療機関も認める「自然治癒力」を引き出す力

西洋医学が普及してからは後退したかに見えましたが、お灸は西洋医学にも認められ、世界の医療現場でもちゃんと活躍しています。認められたきっかけは「自然治癒力」。生きもののすべてが持っている生きる力から生まれるものが自然治癒力です。体の不調なところに熱の刺激を与え、自然治癒力を引き出し、生命エネルギーを活発にするお灸の仕事が認められたのですね。

どんな症状にも応えるヘルスパートナー

お灸自体はとても小さいです。でもそのパワーはすごい！　とにかく、一般内科から整形外科、産婦人科、心療内科、美容までおまかせです。

本書でも「小さな不調」「精神的症状」「女性特有の症状」「美容の悩み」「加齢による症状」の5つの項目に分け、60以上の症状のツボを紹介しています。

5000年もの間「人間の手」で施してきた！

ロボットが活躍する時代になっても、お灸は人の手が行います。なぜ、「人間の手」でなくてはだめなのでしょうか。

これが実はとても大切なことなのです。人の手が施すことで、自然治癒力を引き出すことになるからです。親子、夫婦、友人がお灸でケアし合う。プロが治療する以上の効果があることも稀ではありません。

「即効」「体質改善」「予防」3大効果を期待できます

お灸には2つの全く異なる「効果」を期待できます。それは「継続的治療」による「体質改善」と、「即効的治療」による「痛みの軽減」です。後者は例えば「急にぎっくり腰に」「二日酔いで吐き気が」といった急を要する症状に最適です。継続的治療では、自然治癒力を引き出し、生命エネルギーを補給することで、体質改善や予防に効果を発揮します。

お灸家族です

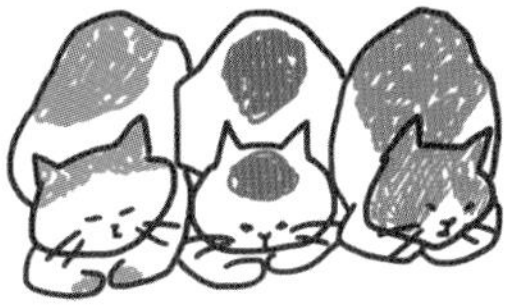

ツボは、経絡という道にある駅であり、体内と体外を結ぶ出入り口

体内には「気・血・水」を運ぶ道が縦横に走っています。この道は「経絡」と呼ばれますが、血管でもなく、器官でもなく、眼には見えません。東洋医学での言葉で、五臓六腑に気・血・水を運ぶ働きをします。

ツボ（経穴《けいけつ》）は、例えればこの経絡という道にある駅でしょうか。道を走る気・血・水が滞ることなくスムーズに流れていれば問題ありませんが、滞ると駅も大あわて。滞ったところのツボを指で押すと、痛みやコリを感じます。それが不調のサインです。このときにツボにお灸をして、交通渋滞を改善、気・血・水の流れをスムーズに調整します。

ツボは、エネルギーを注ぐポイントといってもいいでしょう。内臓と体表面を結ぶ点、体外に通じる出入り口の役目もはたしています。

増え続けるツボの数

駅でもあり、出入り口でもあるツボは、どのくらいあるかご存じですか。WHO（世界保健機関）の定義では、全身のツボの数は361個あるとされています。

これからも増え続けそうですが、ツボが多くある箇所は、次のところ。

①筋と筋の間と腱の間
②筋と骨の間
③関節のふくらんでいる部分

ツボを探すときの参考にしてください。

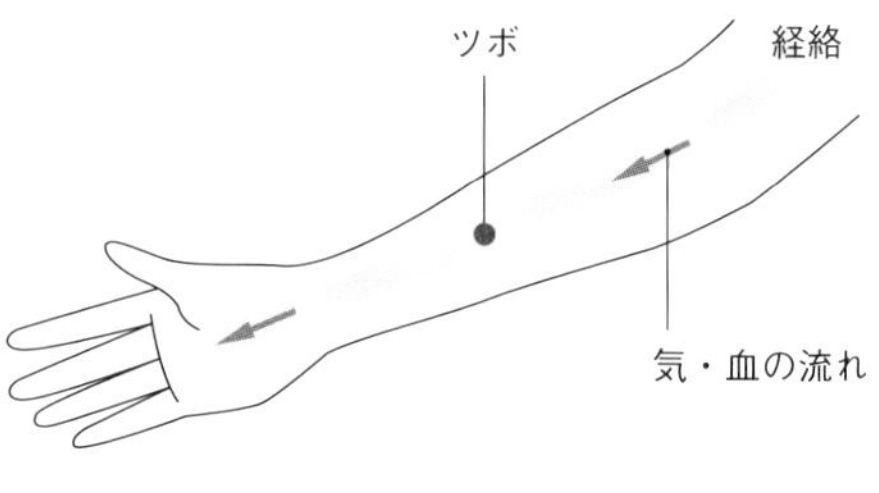

「気・血・水」について もう少しお話をしましょう

ツボの話でも登場しましたが、症状別ツボの紹介（p50〜）では、頻繁にこの「気・血・水」という言葉が出てきます。いったい「気・血・水」の正体は何なのでしょう。東洋医学では、人体を構成している主要な物質は「気・血・水」で、これらが体内を循環することで、生命活動が維持されると考えます。

内臓や各器官は「気・血・水」からエネルギーや栄養などを供給されているので、スムーズに循環していれば「健康な状態」と考えます。また、「気・血・水」は単独ではなく、お互いにバランスをとりながら、健康を維持しているのです。

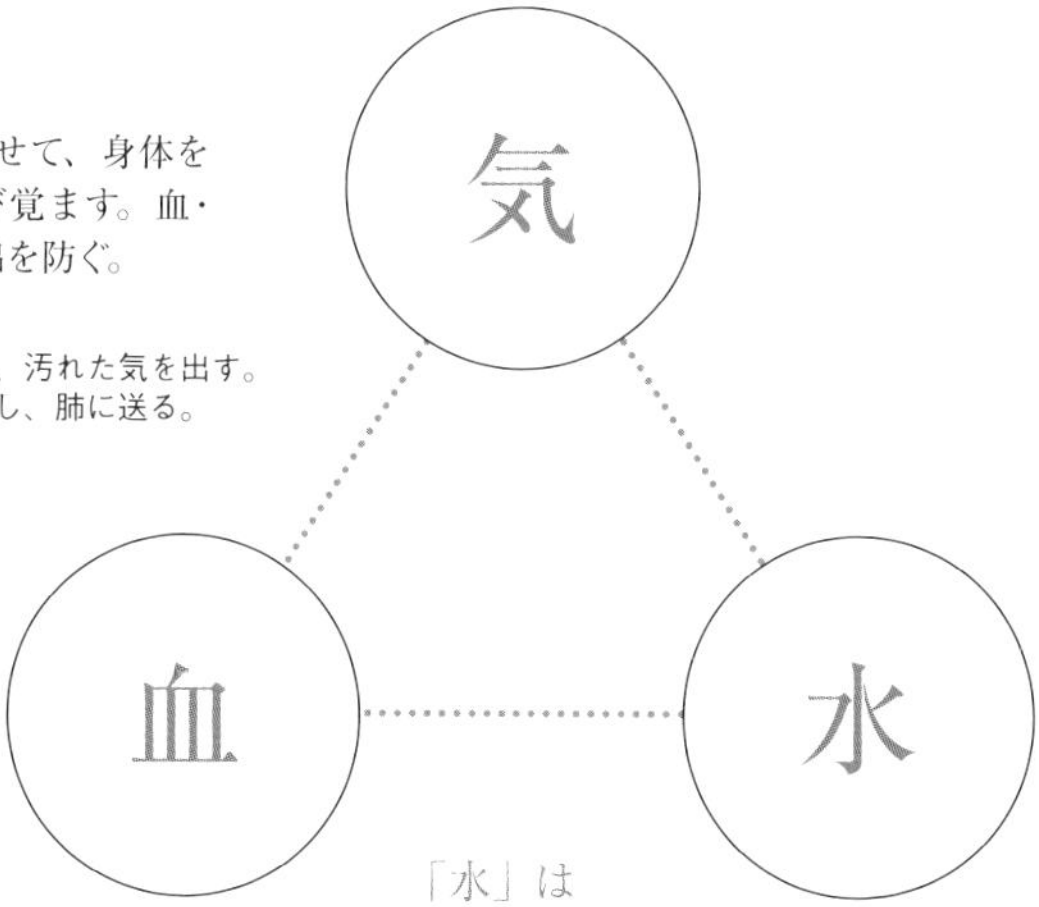

「気」は生命活動を維持するエネルギー

「気」は五臓六腑を働かせて、身体を温め、元気や気力を呼び覚ます。血・水をめぐらし、余分な流出を防ぐ。

「気」に関係する五臓

肺／鼻から新しい大気を入れ、汚れた気を出す。
脾／胃とともに栄養素を生成し、肺に送る。

「血」は各器官に栄養分を運搬

身体の各器官に栄養分を運び、うるおす。「気」の作用により、これらの「血」の働きが守られている。

「血」に関係する五臓

肺／血のもととなる新しい大気を取り入れる。
脾／血のもととなる栄養分を供給。
心／全身に栄養分を運ぶ。
肝／血液を貯蔵する。

「水」はうるおいを与える

臓腑や器官をめぐり、うるおし、関節をなめらかに動かし、皮膚にうるおいを与える。汗、鼻水、涙、唾液を作る。

「水」に関係する五臓

脾／栄養分から水を分離して肺や腎に運ぶ。
肺／水を全身に送り、余分な水分を腎・膀胱に送る。
腎／水分代謝をつかさどる。
膀胱／腎から送られた不要な水分を体外に排出。

ツボを知る

各器官にエネルギーを届ける幹線道路「経脈」。14経脈が体内をめぐります

「気・血」の通り道を「経絡《けいらく》」といい、経絡は「経脈」と「絡脈」をいいます。経脈は体内を縦に走る、いわば幹線道路、絡脈は経脈から分かれて横に走る枝道です。

この幹線道路にあたる経脈は、五臓六腑《ごぞうろっぷ》につながる「正経《せいけい》十二経脈」と、十二経脈の仕事を助ける「奇経八脈」があり、その代表的な2脈を加えた計14本が主な経脈です。ここではこの14経脈についてお話をしましょう。

14経脈上にツボがあり、そこを刺激することで、それぞれの経脈とつながっている臓器を活性化。経脈とツボの関係を知ることはお灸を理解するうえで大切なことなのです。

＊各経脈に書かれているツボは「症状別」に登場したツボの一部。
＊――＝体表を通る経脈でツボがある。------＝体内を通る経脈でツボはない。

1 手太陰肺経【てたいいんはいけい】

胃のあたりからスタート、大腸から肺につながる。

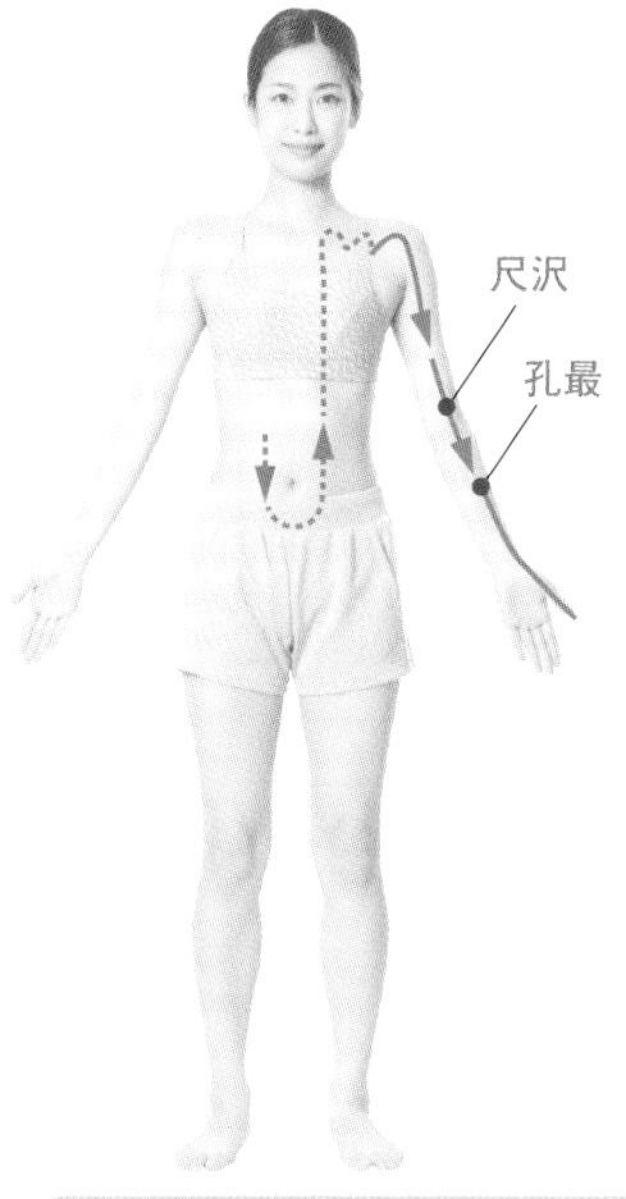

●こんな症状に効く
肺にかかわる症状、せき、ぜんそく、息切れ、扁桃腺炎、五十肩 他

2 手陽明大腸経【てようめいだいちょうけい】

人差し指からスタート、肺・大腸につながる。

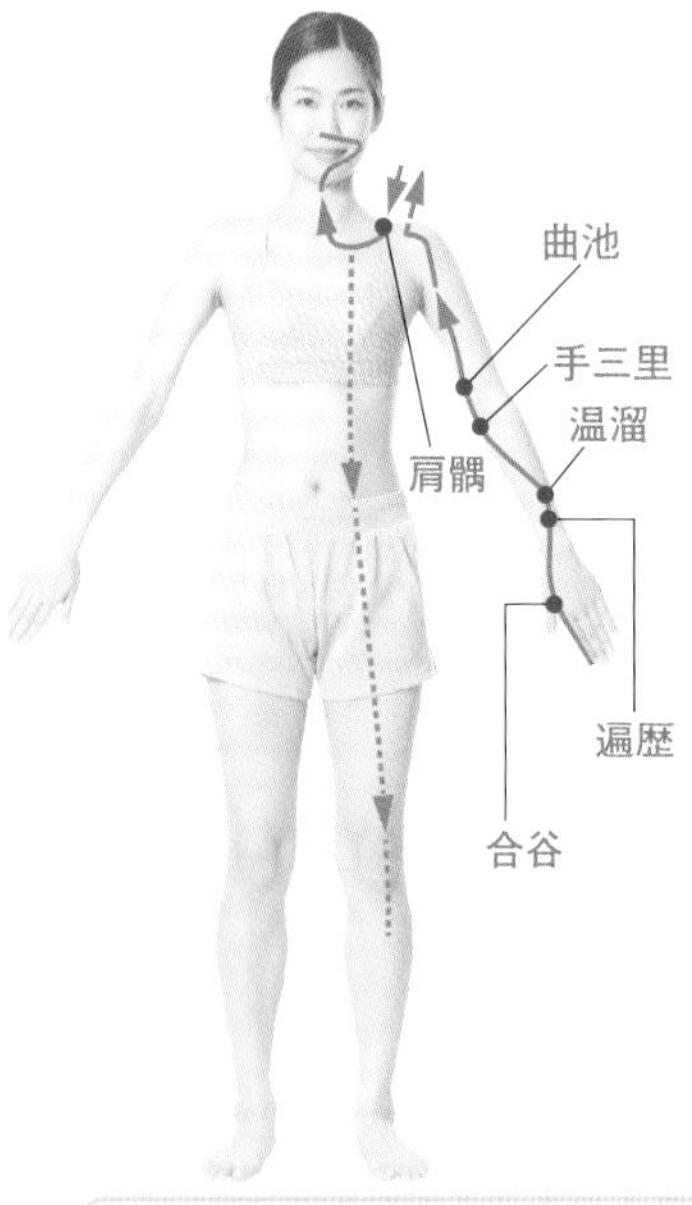

●こんな症状に効く
歯痛、首・肩のこり、五十肩、便秘、お腹のはり、便秘が原因の肌あれ 他

3 足陽明胃経【あしようめいいけい】

鼻の脇からスタート、脾胃につながる。

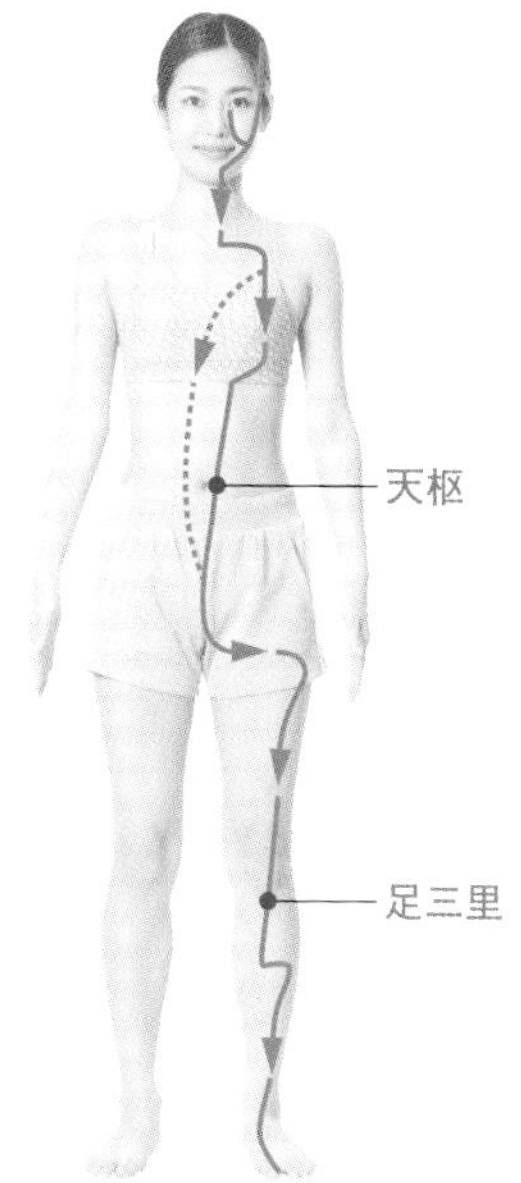

◉こんな症状に効く

胃・腹痛・下痢、吐き気、口内炎、咽喉痛、肩こり、足の関節痛 他

4 足太陰脾経【あしたいいんひけい】

足の親指からスタート、胃脾を通って心につながる。

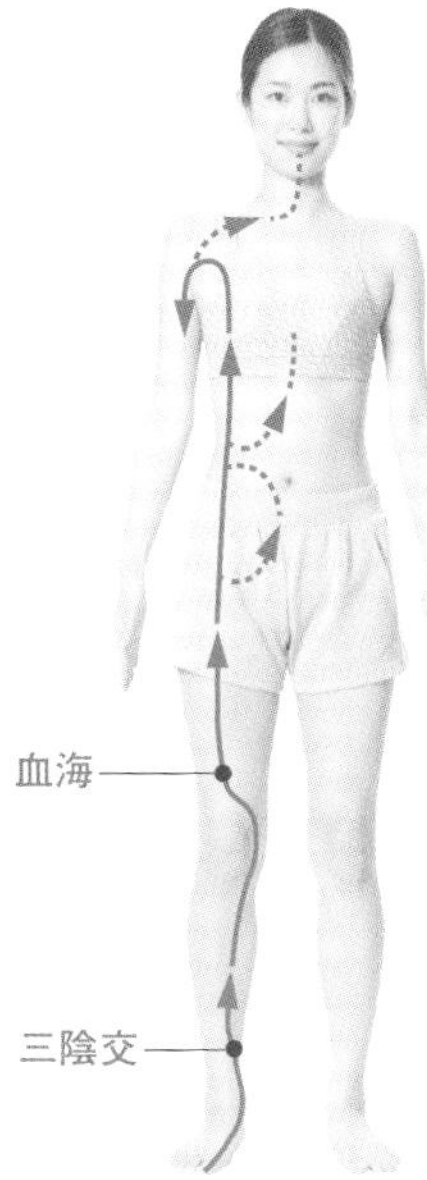

◉こんな症状に効く

胃痛、腹痛・下痢、嘔吐、生理痛、下半身の冷え、足のしびれ・痛み 他

5 手少陰心経【てしょういんしんけい】

心臓からスタート、小腸につながる。

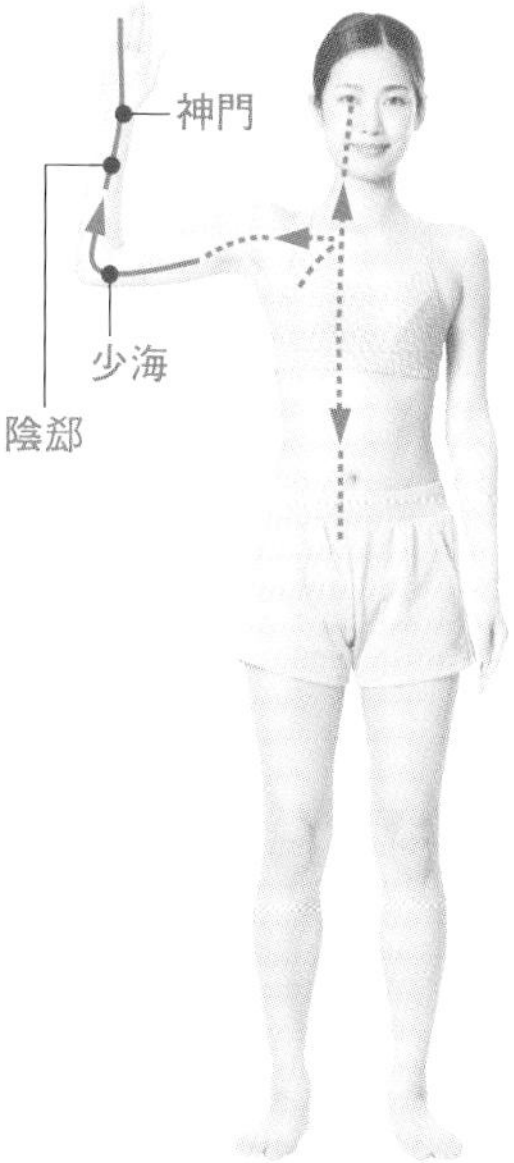

◉こんな症状に効く

動悸、胸苦しさ、不眠、精神的な不安、ストレス、肋間痛 他

6 手太陽小腸経【てたいようしょうちょうけい】

手の小指からスタート、心臓を通り小腸につながる。

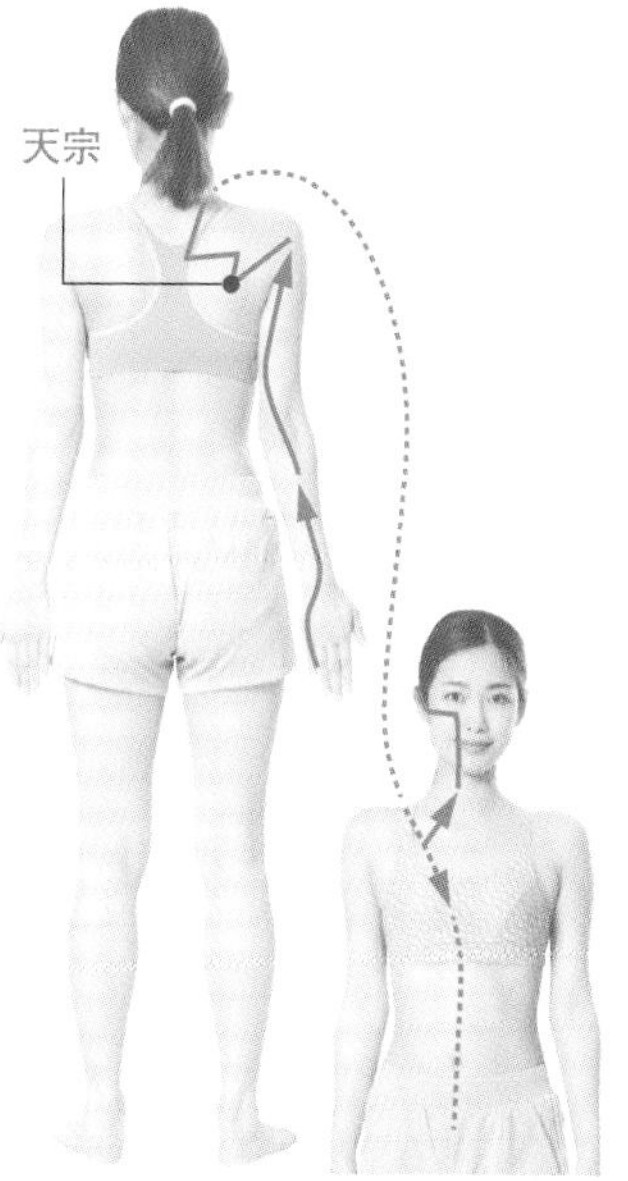

◉こんな症状に効く

肩こり、五十肩、テニスひじ、腕の痛み、のどの痛み、耳なり、難聴 他

7 足太陽膀胱経【あしたいようぼうこうけい】

目頭からスタート、腎・膀胱につながる。

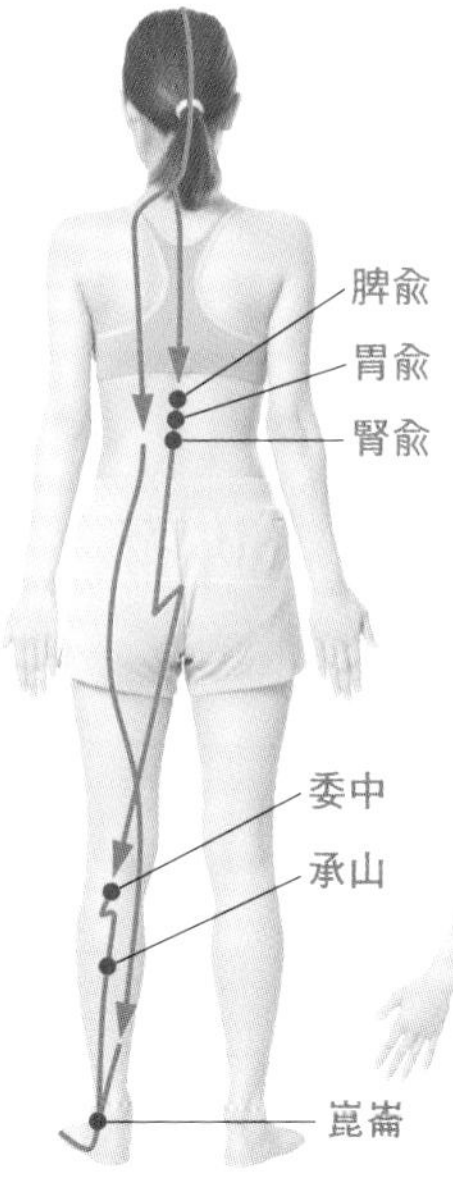

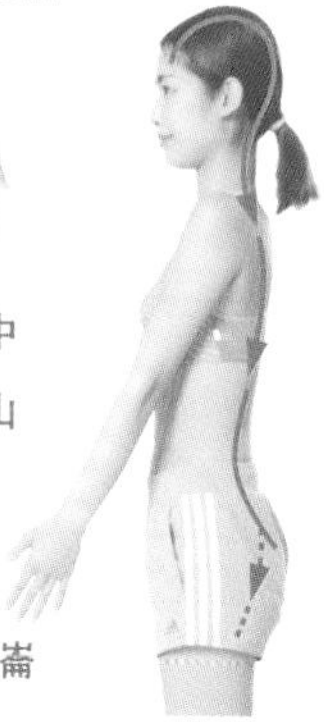

◉こんな症状に効く
眼の痛み、頭痛、鼻血、背中の痛み、腰痛、膀胱の機能低下によるむくみ 他

8 足少陰腎経【あししょういんじんけい】

足からスタート、腎臓・膀胱、肝・肺・心につながる。

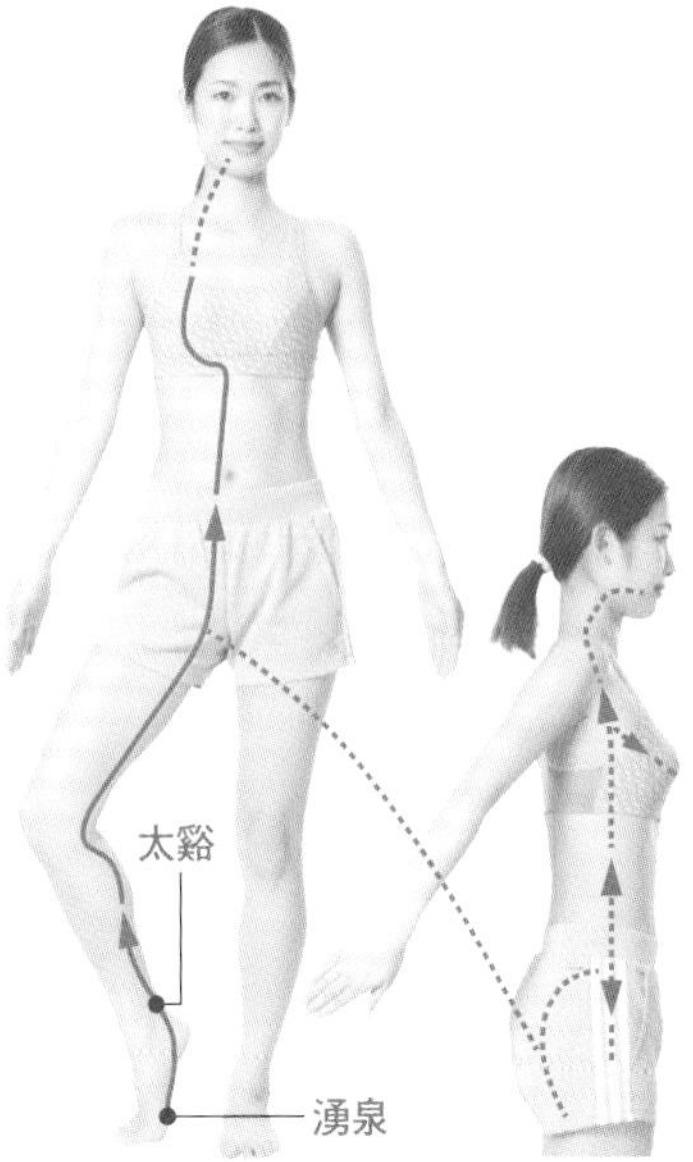

◉こんな症状に効く
咽痛、足のむくみ、ひざ・足の関節痛、腎臓病、冷え症、全身の倦怠感 他

9 手厥陰心包経【てけついんしんぽうけい】

心臓からスタート、三焦（臓腑が収まっている胸腔から腹腔にかけて）を通り、胸にいたる。

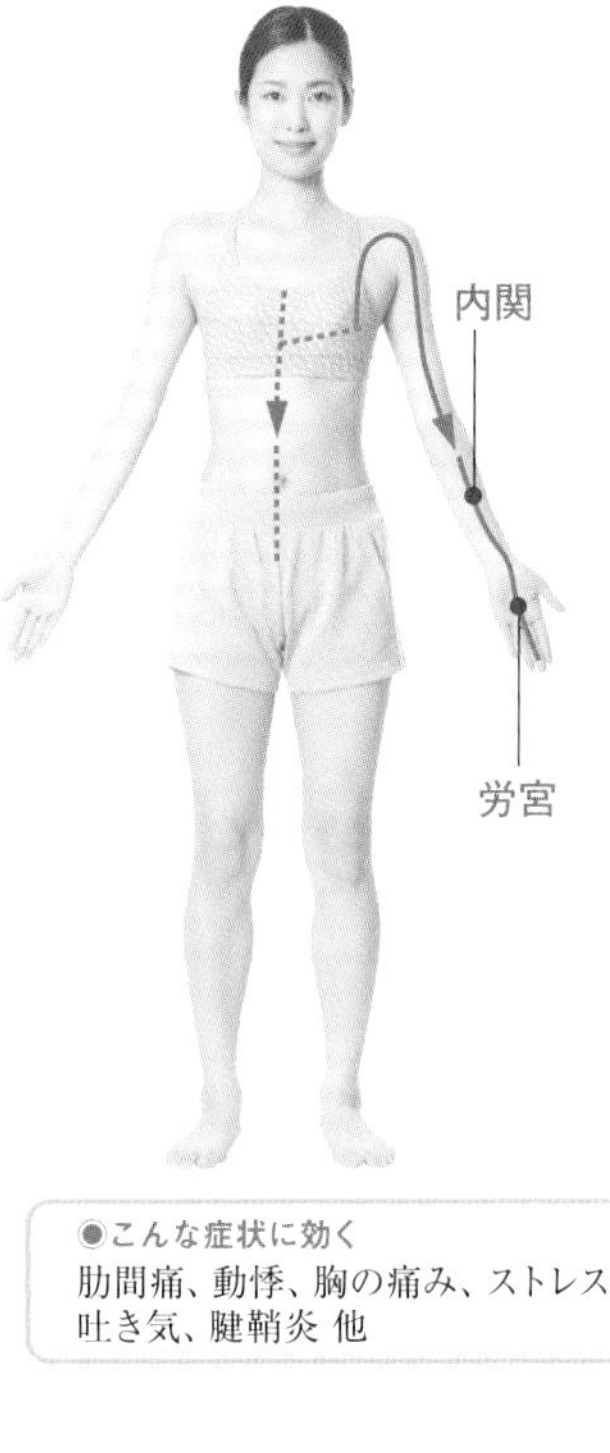

◉こんな症状に効く
肋間痛、動悸、胸の痛み、ストレスによる疲れ、吐き気、腱鞘炎 他

10 手少陽三焦経【てしょうようさんしょうけい】

手の薬指からスタート、胸部から心包、三焦にいたる。

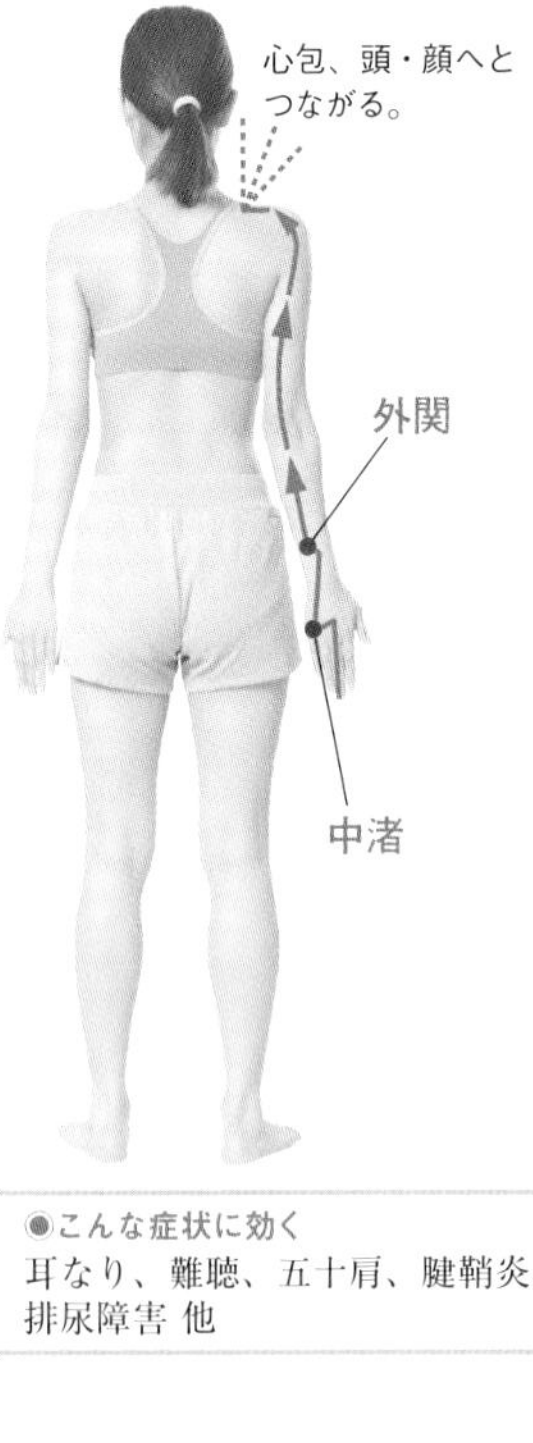

◉こんな症状に効く
耳なり、難聴、五十肩、腱鞘炎、むくみ、排尿障害 他

11 足少陽胆経【あししょうようたんけい】

目じりからスタート、胸から肝・胆につながる。

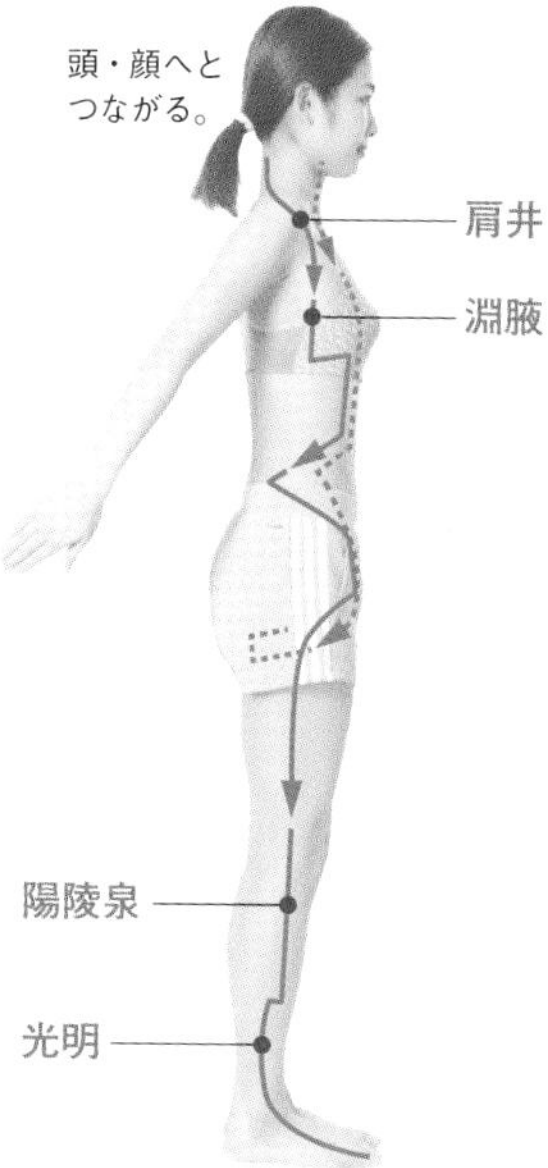

◉こんな症状に効く

座骨神経痛、ぎっくり腰、めまい、頭痛、偏頭痛、耳なり、難聴 他

12 足厥陰肝経【あしけついんかんけい】

足の親指からスタート、肝臓、肺につながる。

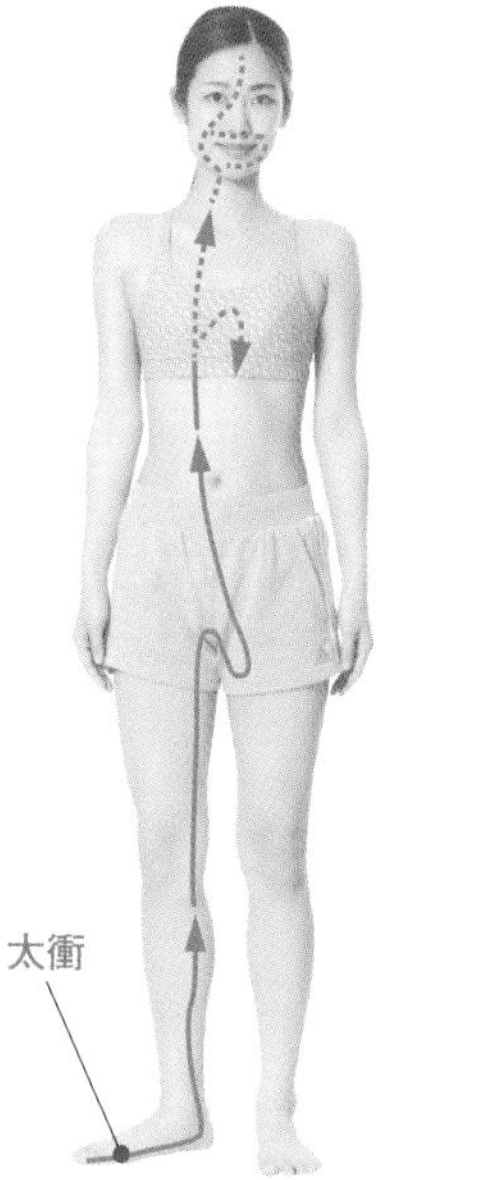

◉こんな症状に効く

視力減退、頭痛、腰痛、関節のしびれや痛み、下半身のむくみ、生理痛、排尿痛 他

13 奇経督脈【きけいとくみゃく】

骨盤内からスタート、腰、背中、後頭部を通り、口中にいたる。

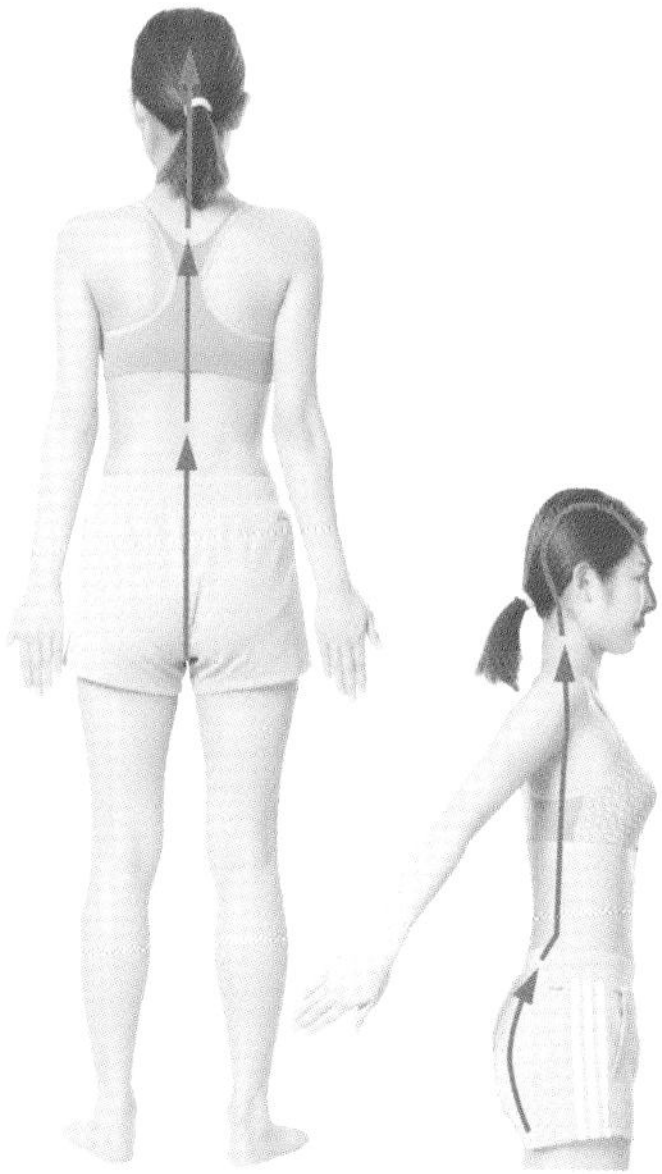

◉こんな症状に効く

けいれん発作、引きつけ、めまい、頭痛、尿漏れ 他

14 奇経任脈【きけいにんみゃく】

骨盤内からスタート、唇を通り、眼にいたる。

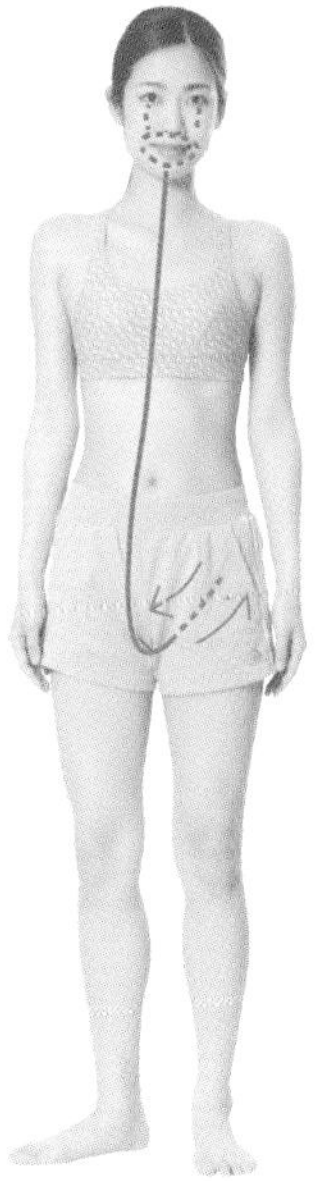

◉こんな症状に効く

のどの腫れ、お腹のはり、尿漏れ、月経痛、月経不順、不妊症 他

ツボマップ

症状別（p50～）で紹介するツボです。だいたいのツボの位置と、よく使われるツボがおわかりいただけるでしょうか。

上半身

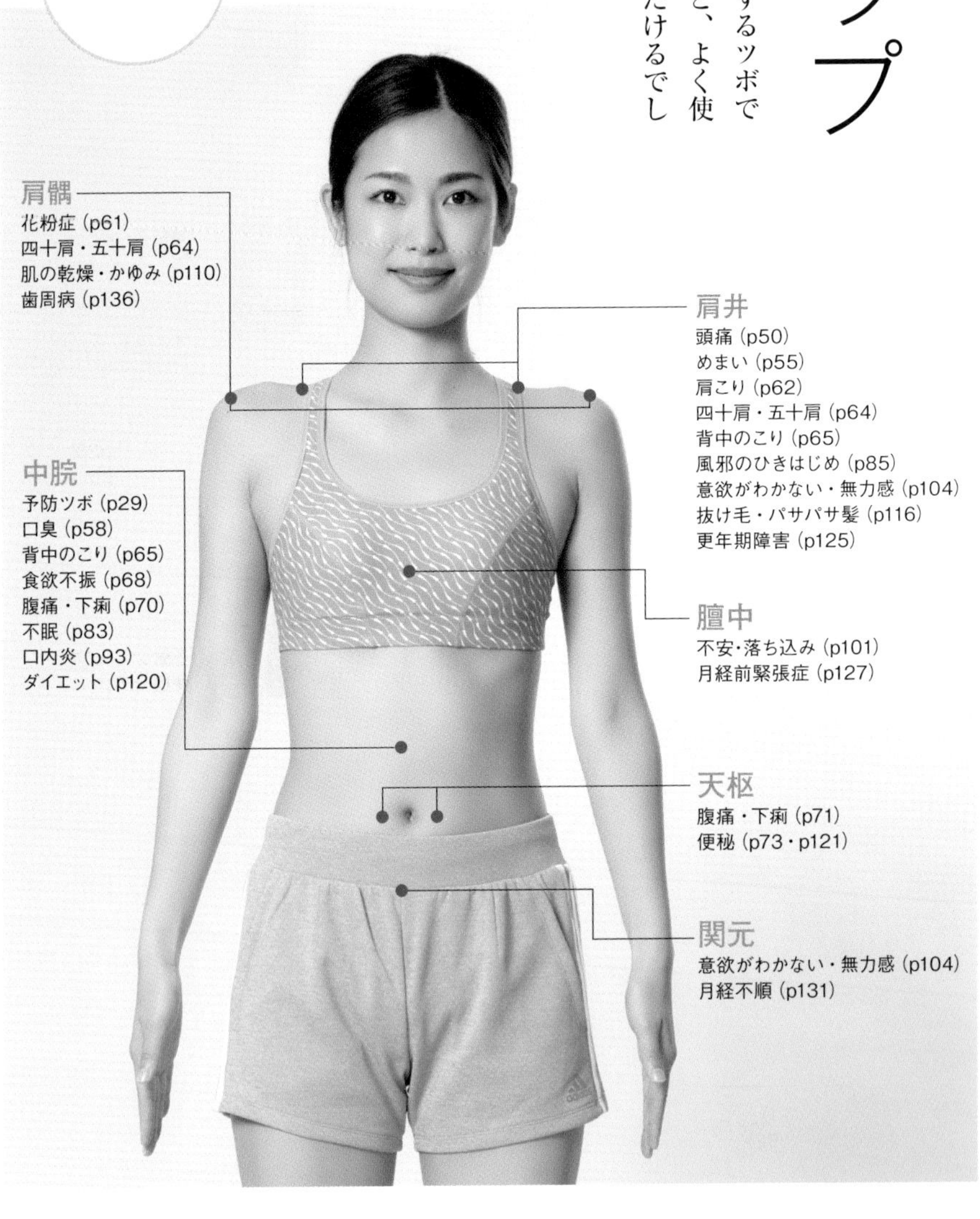

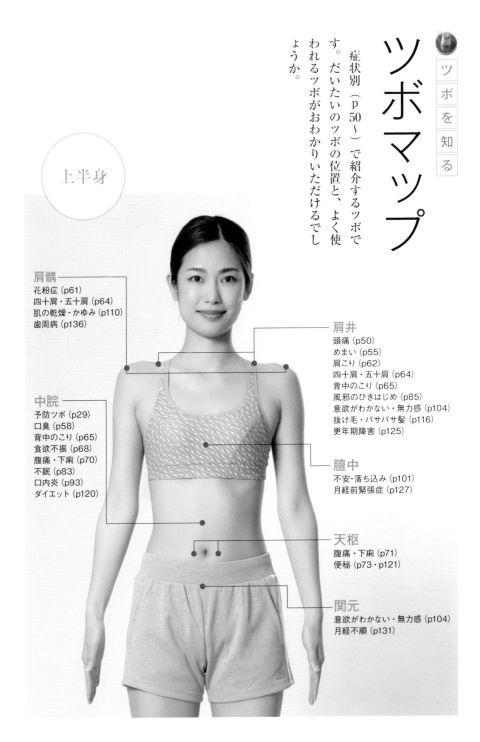

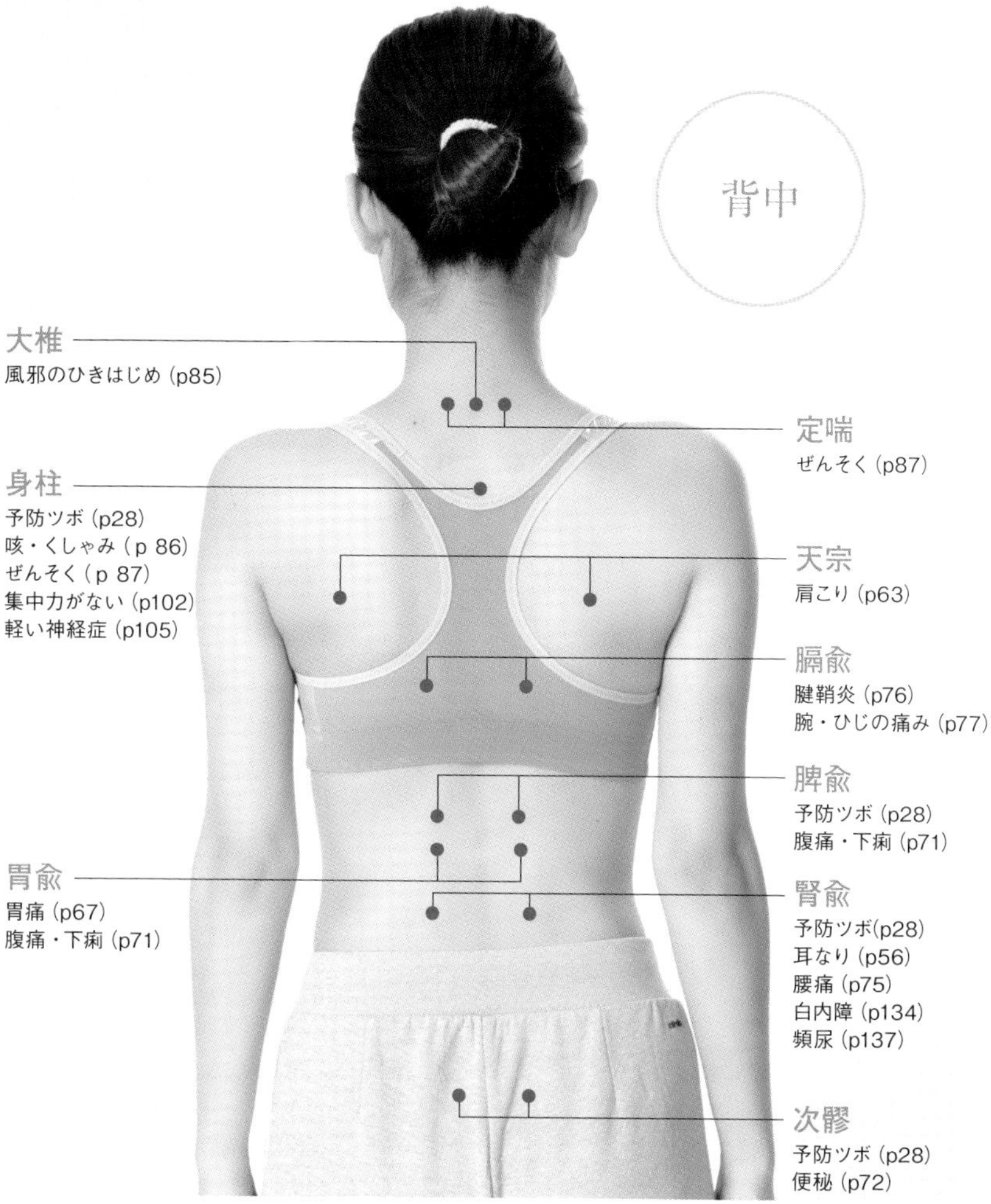
背中
大椎
風邪のひきはじめ（p85）
定喘
ぜんそく（p87）
身柱
予防ツボ（p28）
咳・くしゃみ（p 86）
ぜんそく（p 87）
集中力がない（p102）
軽い神経症（p105）
天宗
肩こり（p63）
膈兪
腱鞘炎（p76）
腕・ひじの痛み（p77）
脾兪
予防ツボ（p28）
腹痛・下痢（p71）
胃兪
胃痛（p67）
腹痛・下痢（p71）
腎兪
予防ツボ(p28)
耳なり（p56）
腰痛（p75）
白内障（p134）
頻尿（p137）
次髎
予防ツボ（p28）
便秘（p72）

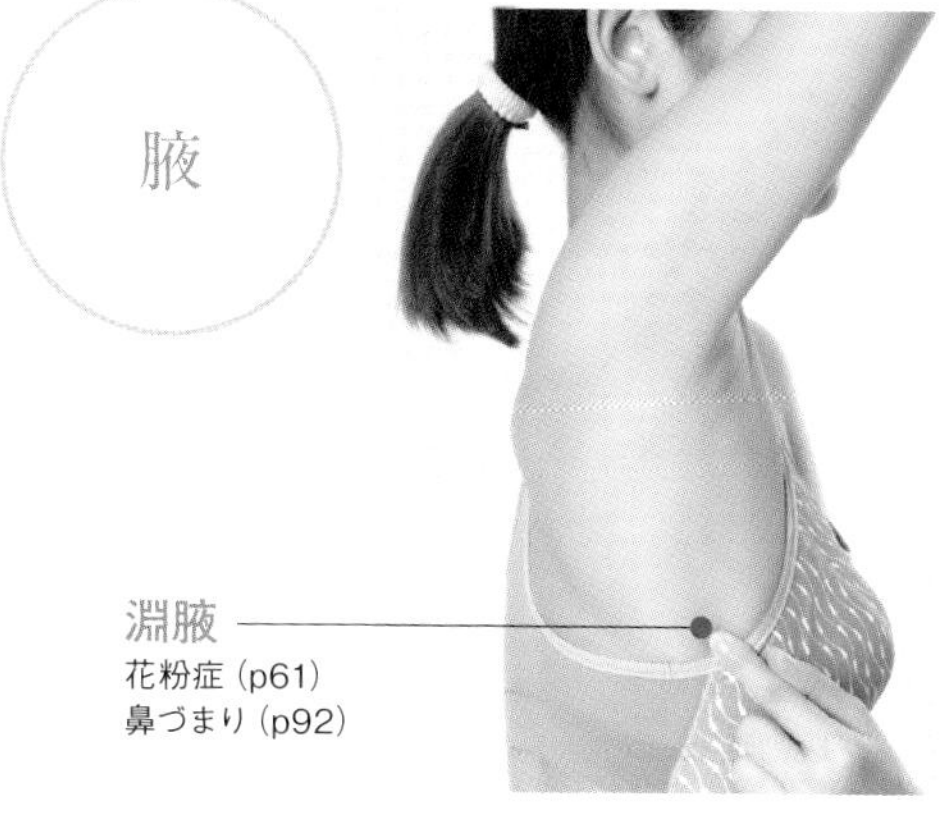
腋
淵腋
花粉症（p61）
鼻づまり（p92）

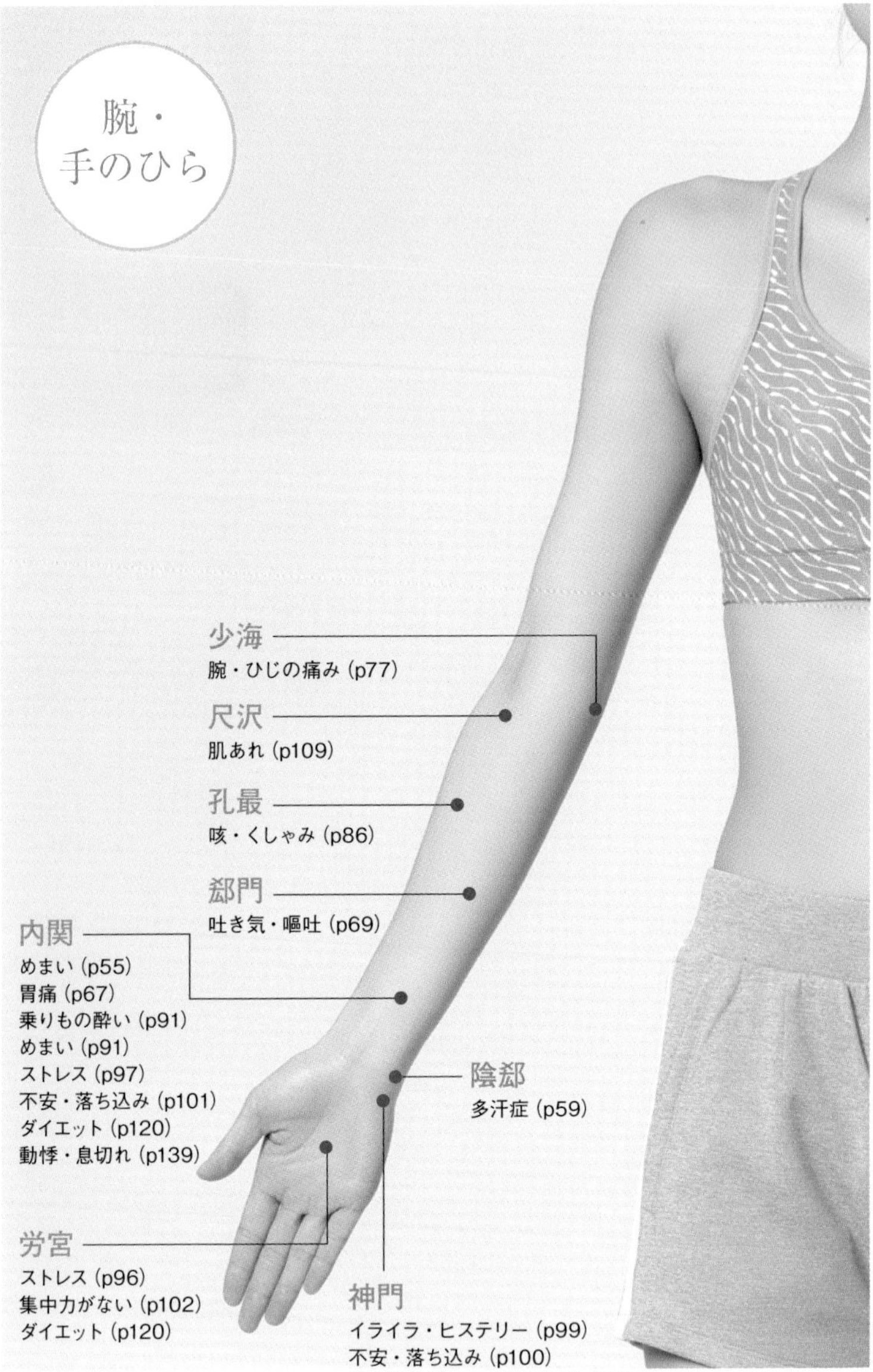

腕・手のひら
少海
腕・ひじの痛み (p77)
尺沢
肌あれ (p109)
孔最
咳・くしゃみ (p86)
郄門
吐き気・嘔吐 (p69)
内関
めまい (p55)
胃痛 (p67)
乗りもの酔い (p91)
めまい (p91)
ストレス (p97)
不安・落ち込み (p101)
ダイエット (p120)
動悸・息切れ (p139)
陰郄
多汗症 (p59)
労宮
ストレス (p96)
集中力がない (p102)
ダイエット (p120)
神門
イライラ・ヒステリー (p99)
不安・落ち込み (p100)
落ち着きがない・あがり症 (p103)
軽い神経症 (p105)
動悸・息切れ (p139)

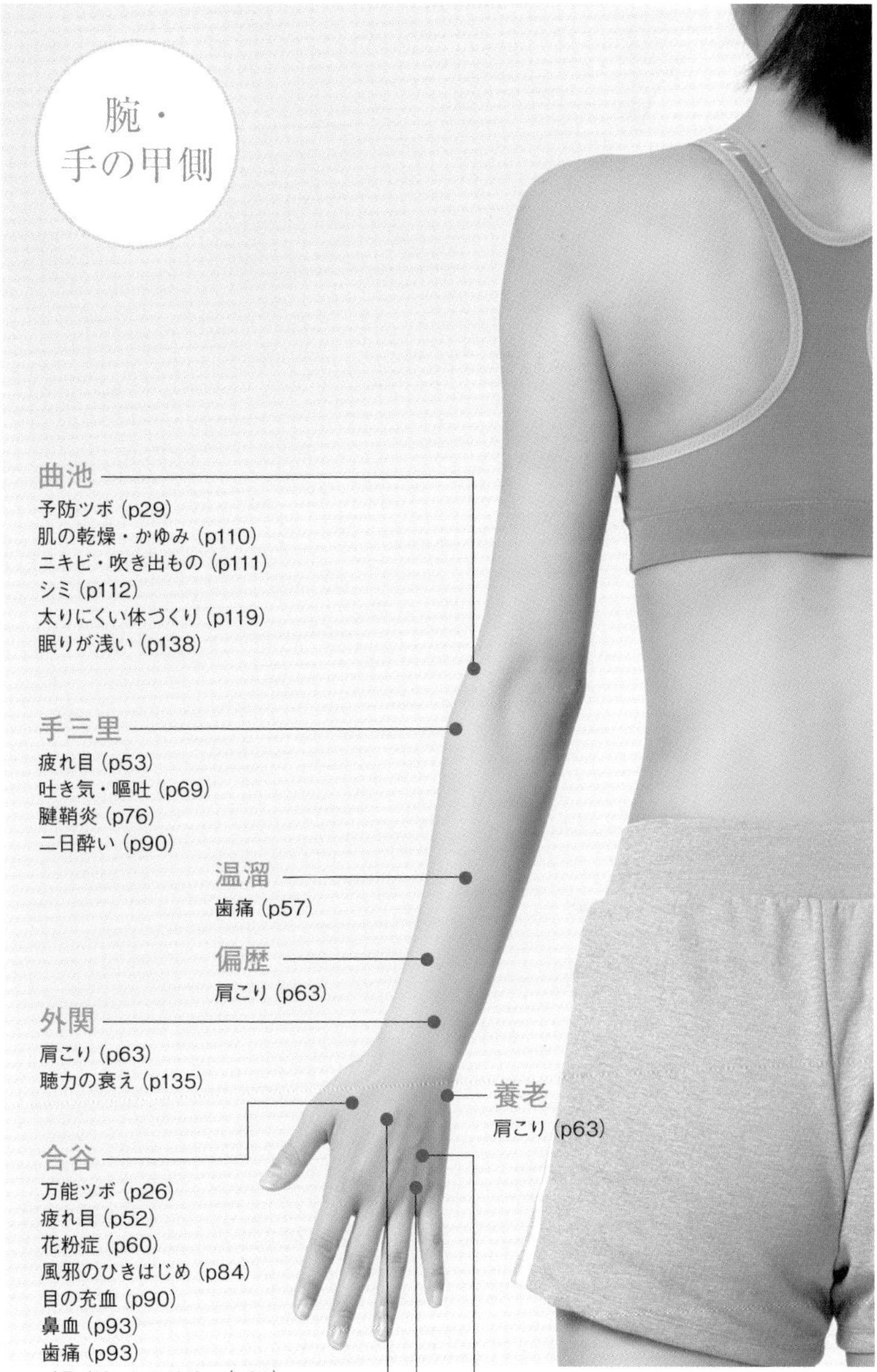
腕・
手の甲側
曲池
予防ツボ (p29)
肌の乾燥・かゆみ (p110)
ニキビ・吹き出もの (p111)
シミ (p112)
太りにくい体づくり (p119)
眠りが浅い (p138)
手三里
疲れ目 (p53)
吐き気・嘔吐 (p69)
腱鞘炎 (p76)
二日酔い (p90)
温溜
歯痛 (p57)
偏歴
肩こり (p63)
外関
肩こり (p63)
聴力の衰え (p135)
養老
肩こり (p63)
合谷
万能ツボ (p26)
疲れ目 (p52)
花粉症 (p60)
風邪のひきはじめ (p84)
目の充血 (p90)
鼻血 (p93)
歯痛 (p93)
イライラ・ヒステリー (p99)
落ち着きがない・あがり症 (p103)
肌あれ (p109)
ニキビ・吹き出もの (p111)
シミ (p113)
シワ・たるみ (p114)
月経痛 (p129)
白内障 (p134)
腰腿点
ぎっくり腰(p92)
中渚
耳なり (p56)
顔のむくみ (p90)
シワ・たるみ (p114)
落枕
寝ちがい (p91)

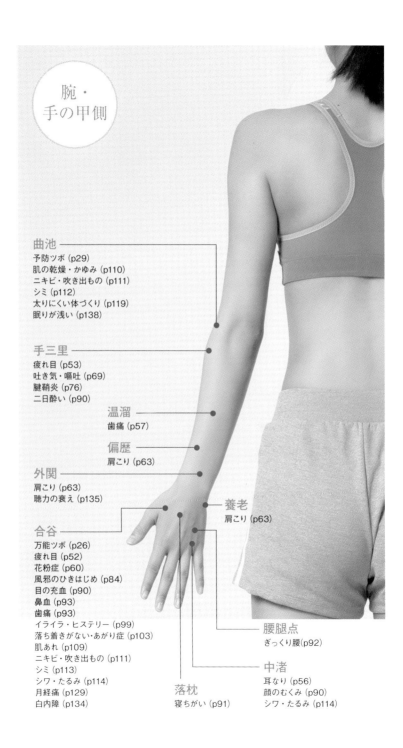

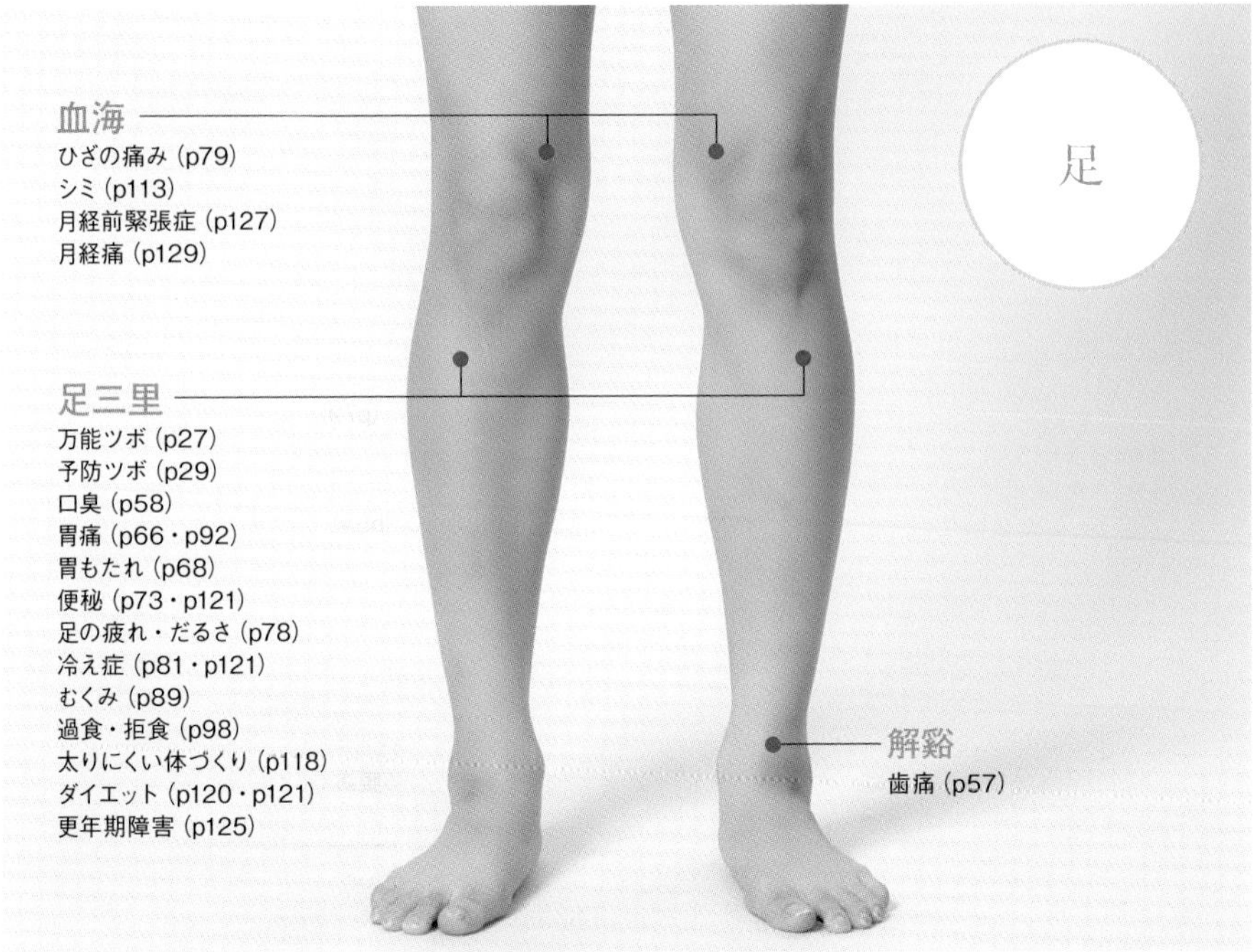
足
血海
ひざの痛み（p79）
シミ（p113）
月経前緊張症（p127）
月経痛（p129）
足三里
万能ツボ（p27）
予防ツボ（p29）
口臭（p58）
胃痛（p66・p92）
胃もたれ（p68）
便秘（p73・p121）
足の疲れ・だるさ（p78）
冷え症（p81・p121）
むくみ（p89）
過食・拒食（p98）
太りにくい体づくり（p118）
ダイエット（p120・p121）
更年期障害（p125）
解谿
歯痛（p57）

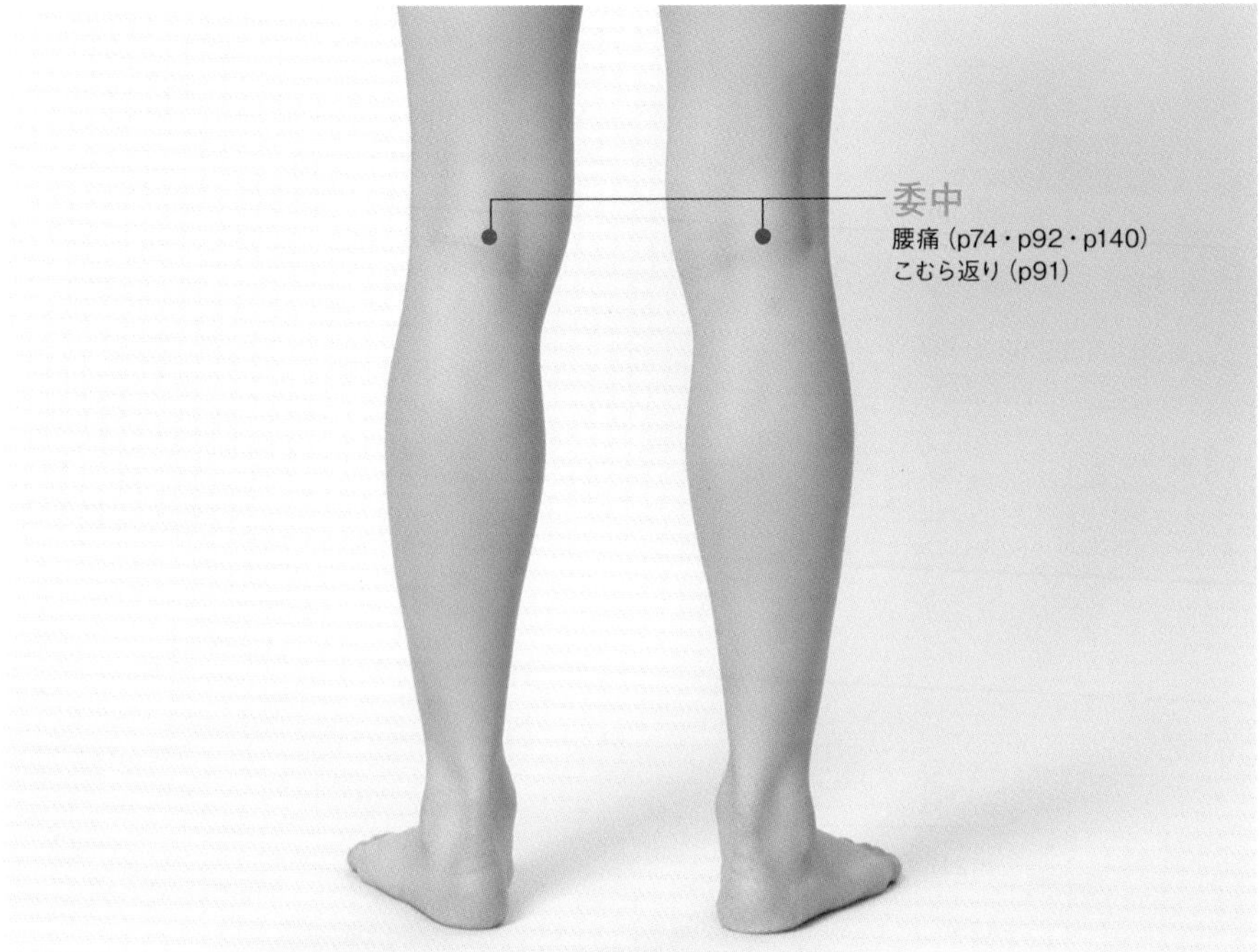
委中
腰痛（p74・p92・p140）
こむら返り（p91）

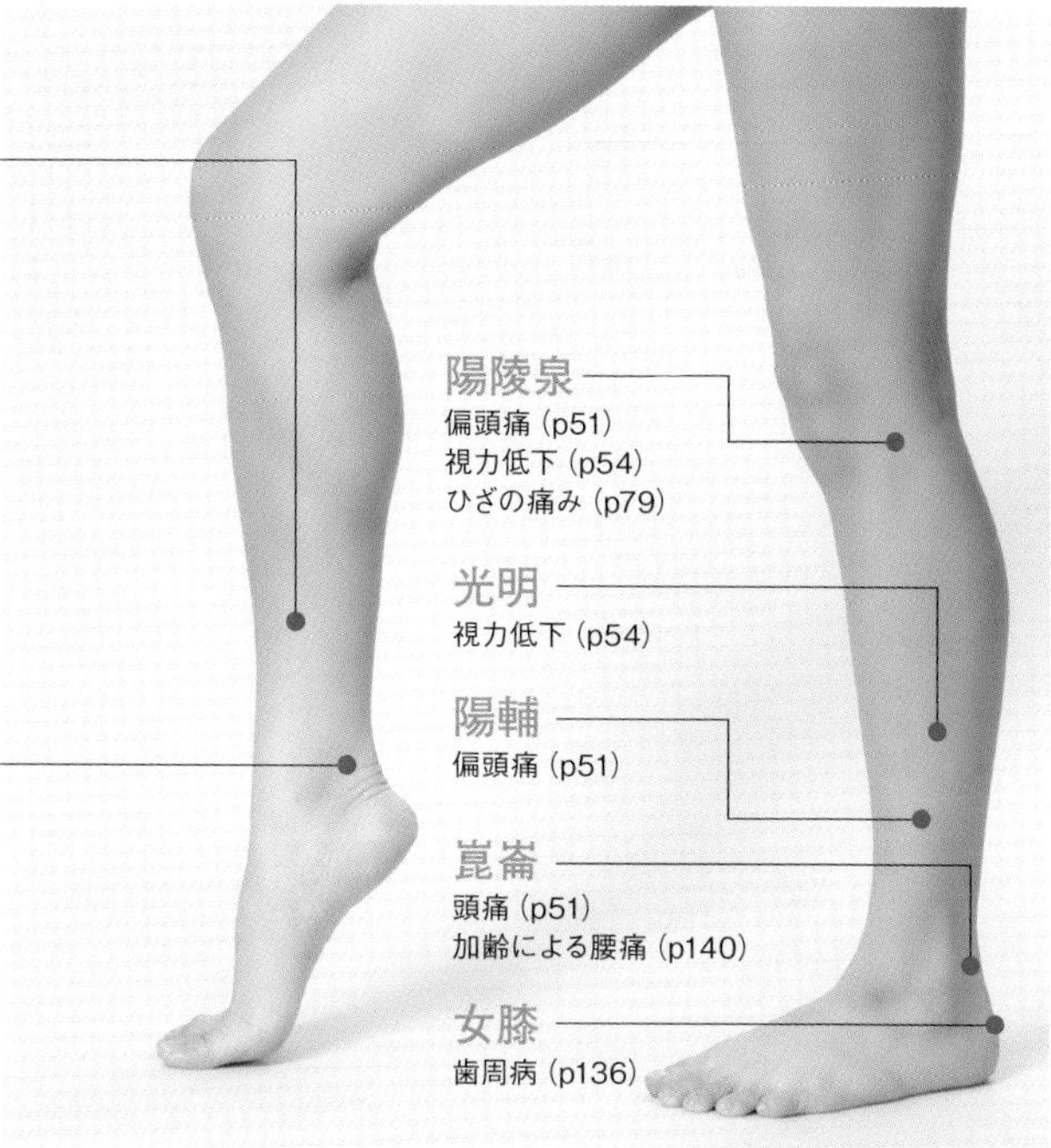

三陰交
万能ツボ（p27）
多汗症（p59）
冷え症（p81）
不眠（p83）
むくみ（p89）
月経痛（p93・p128）
肌あれ（p108）
抜け毛・パサパサ髪（p117）
太りにくい体づくり（p119）
月経前緊張症（p126）
月経不順（p130）
頻尿（p137）
眠りが浅い（p138）

太谿
予防ツボ（p29）
腰痛（p75）

陽陵泉
偏頭痛（p51）
視力低下（p54）
ひざの痛み（p79）

光明
視力低下（p54）

陽輔
偏頭痛（p51）

崑崙
頭痛（p51）
加齢による腰痛（p140）

女膝
歯周病（p136）

湧泉
足の疲れ・だるさ（p78）
不眠（p83）
むくみ（p88）
更年期障害（p125）
聴力の衰え（p135）

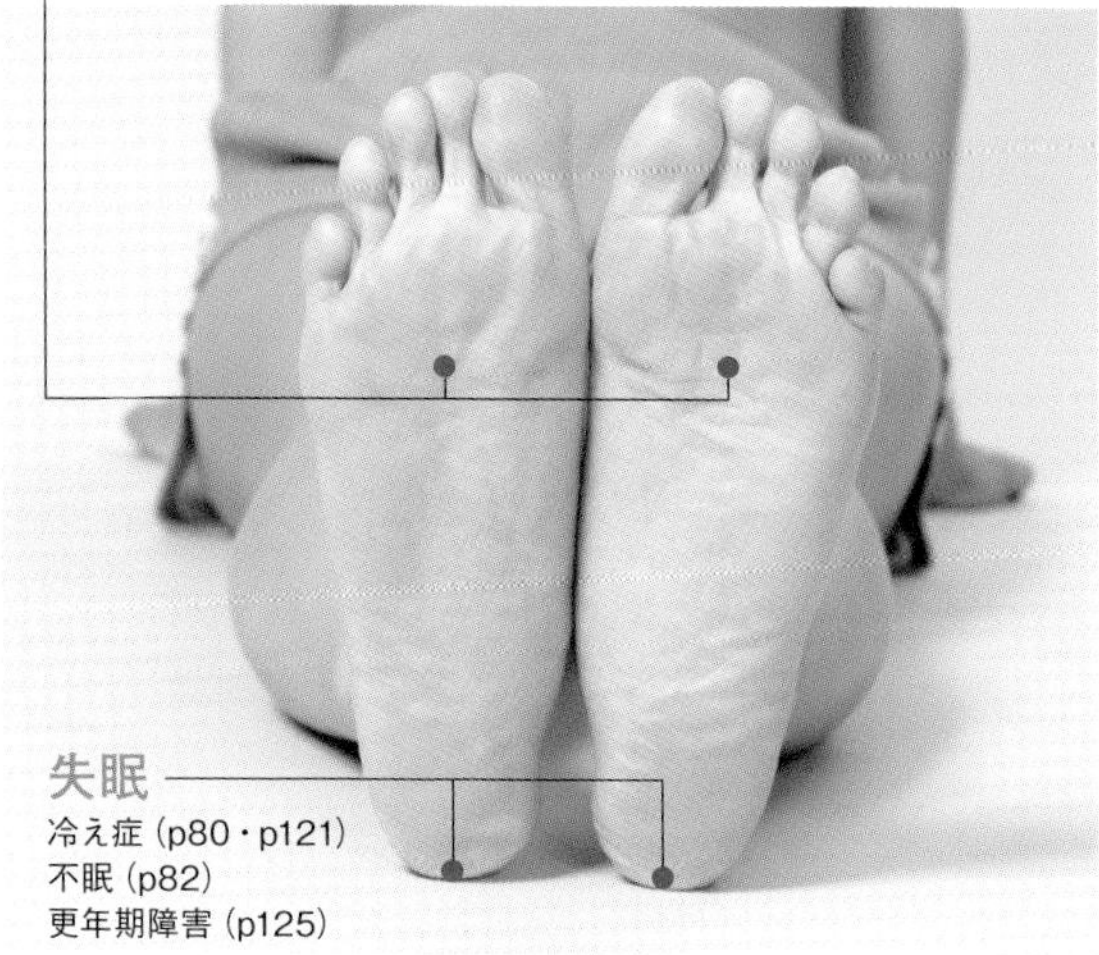

失眠
冷え症（p80・p121）
不眠（p82）
更年期障害（p125）

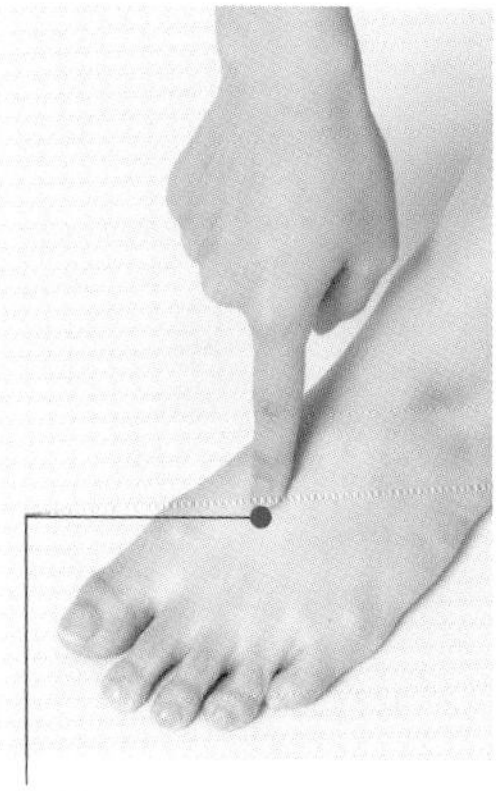

太衝
疲れ目（p53）
不眠（p83）
ストレス（p97）
過食・拒食（p98）
抜け毛・パサパサ髪（p117）
更年期障害（p124）
月経不順（p131）

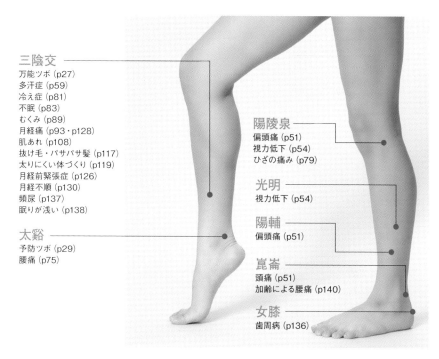

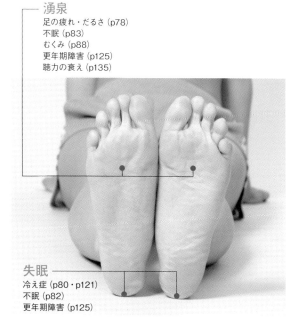

自分のツボを上手に見つけましょう

「お灸はマッサージと違いテクニックは不用でも、ツボを見つけるのが難しい」と思っている人も多いはず。ツボの数が３００を超えると聞けば、絶望的に感じるかもしれませんが、専門書に書かれているツボの位置はあくまでも目安。人間はひとり一人、体型や骨格が異なるので、ツボの位置もずれます。

自分のツボを知るには、手で体をさわってみることです。何度も「見て・さわる」とへこみやくすみがわかり、押すと「痛い」「気持ちがいい」という感覚がわかります。そこがあなたのツボです。

症状別のツボを探り当てる方法と、あなたの体がお灸を欲しているツボの知り方を紹介しましょう。

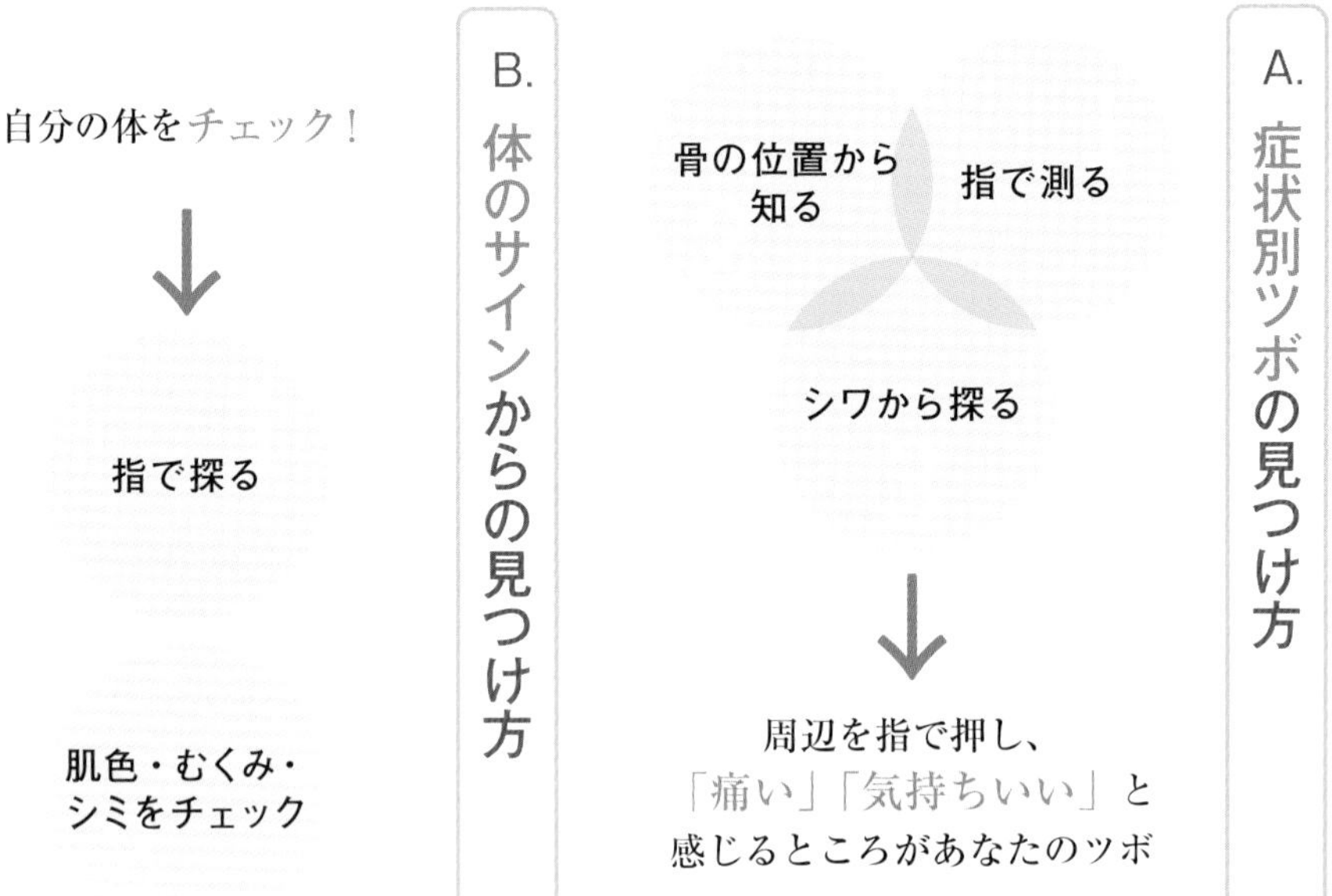

① 指で測る

「内くるぶしの中心から指4本分上がったところにある」。このツボは三陰交です。手首からとかおへそからとか、目印になるところから「指の幅」でツボの位置を測ります。人は体型や骨格が異なるので、「何cm」と一律にいうことができません。そこで、自分の指を使って測るわけです。

指1本の場合は第1関節、2本～4本は第2関節のところがツボの位置です。

指3本分
(2寸＝約6cm)

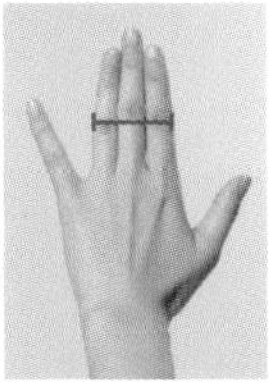

人差し指・中指・薬指をそろえた第2関節の幅

指1本分
(1寸＝約3cm)

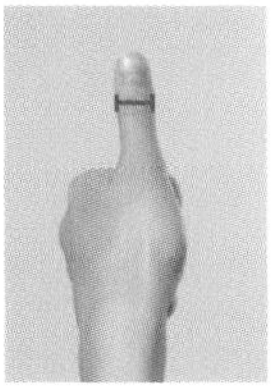

親指の第1関節の幅

指4本分
(3寸＝約9cm)

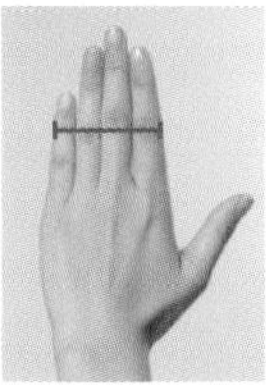

人差し指・中指・薬指・小指をそろえ、小指は第1関節あたり、他は第2関節の幅

指2本分
(1.5寸＝約4.5cm)

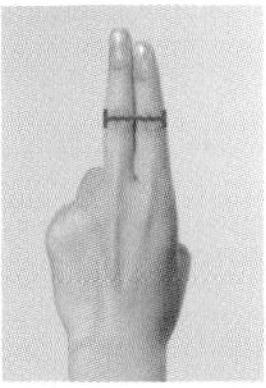

人差し指・中指をそろえ、第2関節の幅

指を使って測る

指4本分

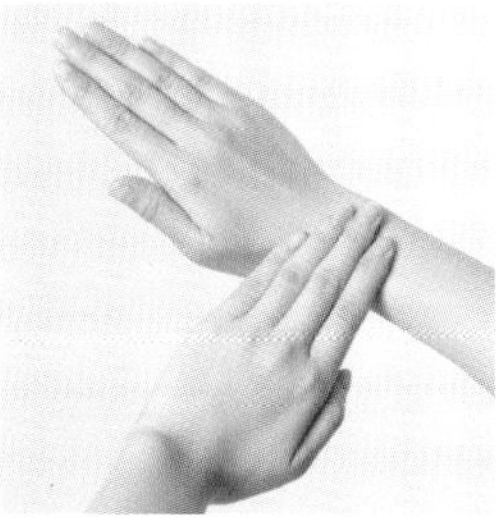

手の甲側、手首からひじに向かい指4本分のところ「偏歴」

指3本分

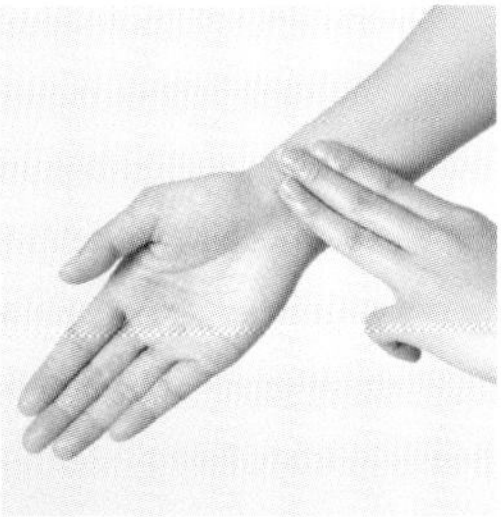

手首のシワからひじに向かって指3本分のところ「内関」

指2本分

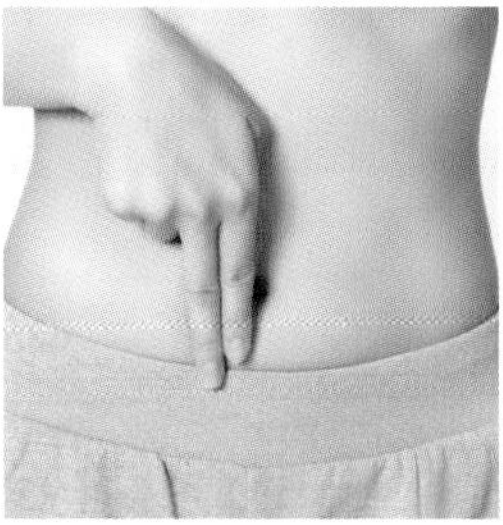

おへそから指2本分左右にいったところのツボ「天枢」

② 骨の位置から知る

骨が指標となってツボを見つける代表的な例は、背中にあるツボです。背骨の左右2列には、肺、心臓、肝臓、腎臓など内臓に直接つながるツボがあり、それぞれ「兪」の字がつき、大切なツボルートです。ツボは骨と骨の隆起した間の両脇にあります。例えば脾兪は「第7頸椎から背骨を11個下がり、指2本分左右にずれた位置」と説明します。足や手にも骨を目印に探すツボがあります。

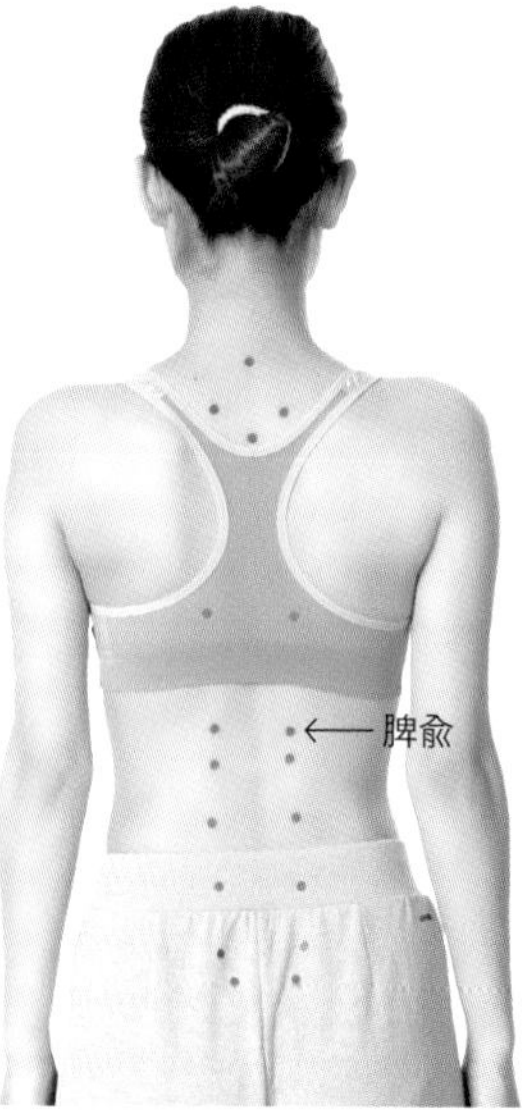

［背中］背骨にそって左右にツボがある

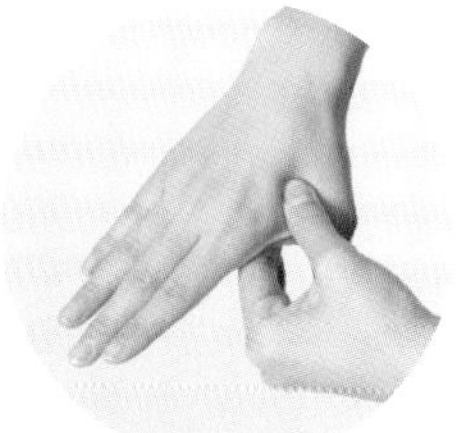
［手］「合谷」のツボは親指と人差し指の骨が合うところが目印

③ シワから探る

腕を曲げるとできるひじのシワ。このシワの先端、親指側にあるのが「曲池」、小指側にあるのが「少海」というツボ。また、このシワをスタートに指で測るツボもあります。手首にできるシワも同様。手首のシワを目印にするツボには、「神門」「陰郄」などがあります。

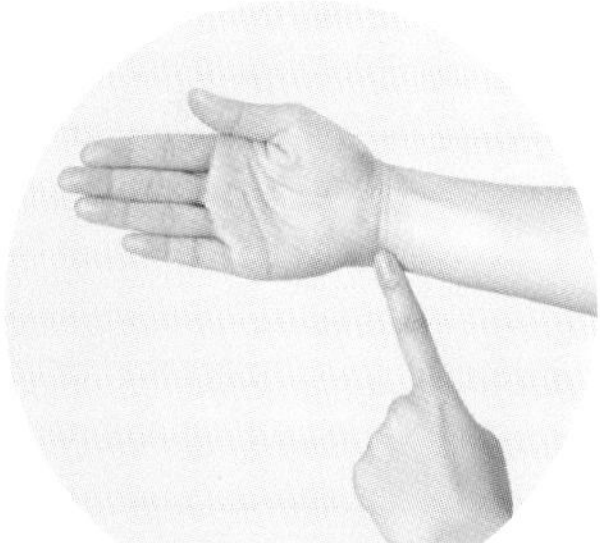
［手首のシワ］
手首の小指側のシワ近くにあるツボが「神門」

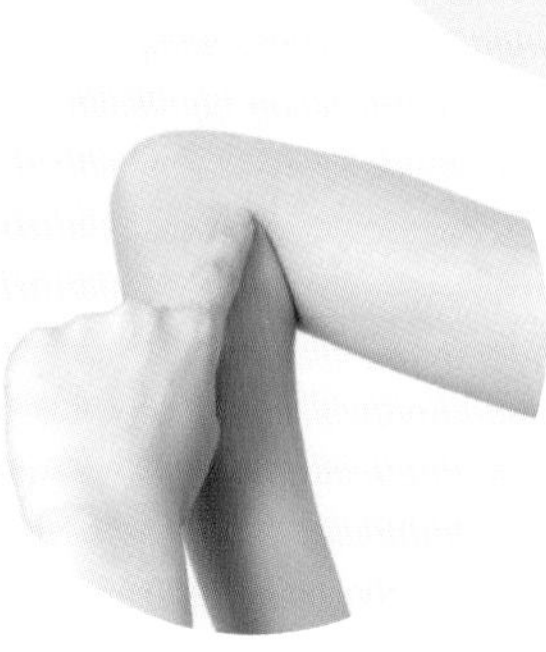
［ひじのシワ］
親指側と小指側のツボが「曲池」と「少海」

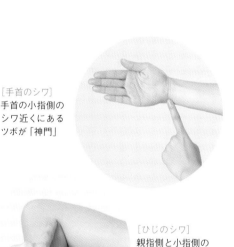

B. 体のサインからの見つけ方

① さわる・押す

ツボの数は300以上と体中ツボだらけといっても過言ではありません。「冷えを直したい」「腰痛に効くツボは」といった、症状からツボを探すだけでなく、体からのサインを聞くことも大切です。それには体をよくさわったり、押してみること。痛いところ、気持ちいいところが、体がお灸を欲しているあなたのツボです。

　また、症状別ツボの位置を確認するときも、周辺をさわったり、押してみて自分のツボの位置を知りましょう。

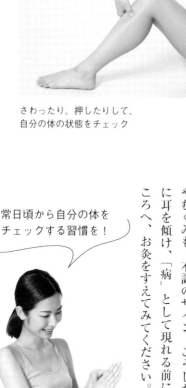

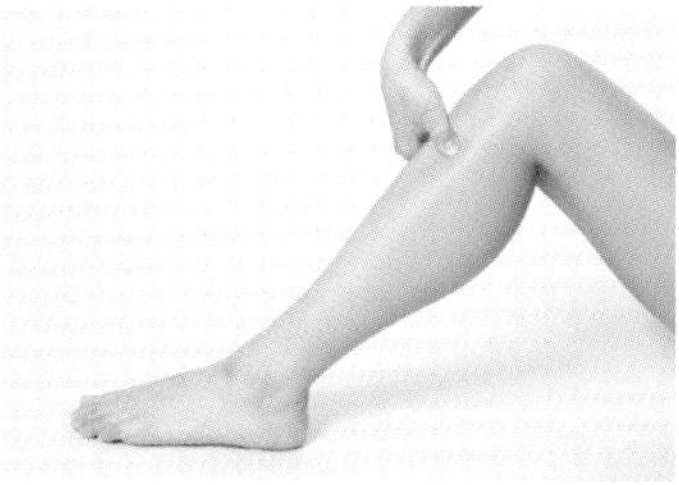

さわったり、押したりして、
自分の体の状態をチェック

② 肌色・むくみ・シミをチェック

「自分の体は自分が一番よく知っている」とほとんどの人が思っているはず。ですが、体をじっくり観察していますか。体は不調になると、肌色、シミ、むくみといったことで不調を訴えています。

　体全体を見ると、意外にシミが出ています。不調のサインとして出ていることが多く、じっくりお灸を続けると、消えていきます。また、さえない肌色やむくみも、不調のサイン。こうした体のつぶやきに耳を傾け、「病」として現れる前に、気になるところへ、お灸をすえてみてください。

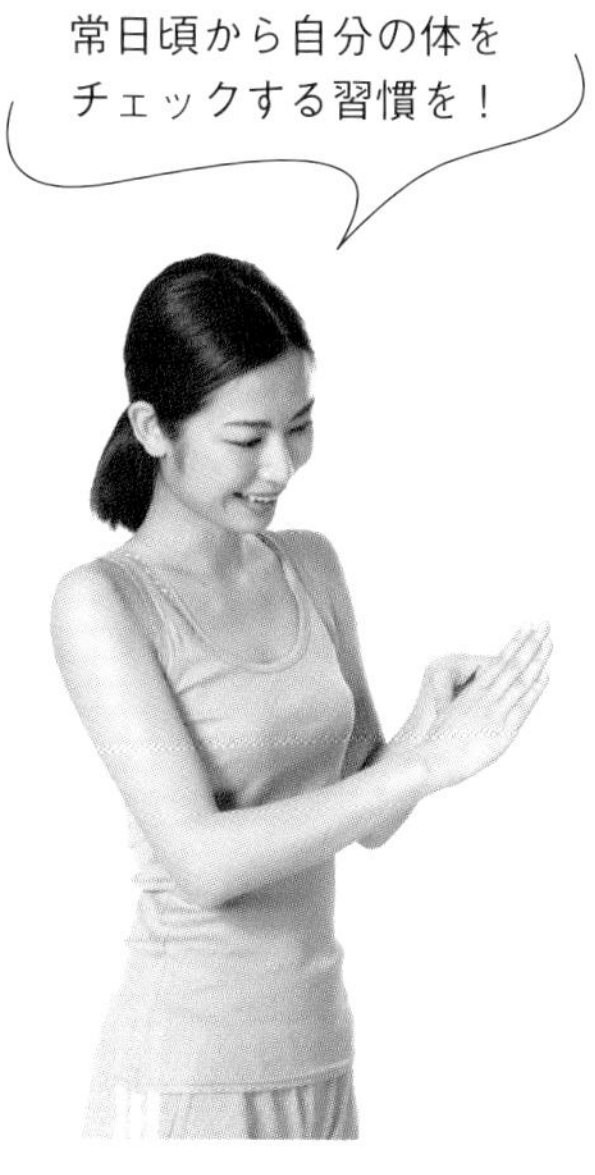

ツボを知る

万能ツボ

様々な症状に対応する守備範囲の広いツボをいいます。ここでは「合谷」「三陰交」「足三里」の3つのツボを紹介します。何かあったら、まず、この3つのツボを頭に浮かべてください。

1 合谷【ごうこく】

生命エネルギーのルートにあり、起こりやすい症状に幅広くケア

「パソコンで目が疲れた」「鼻がつまった」「歯が痛い」「肌荒れがひどい」「イライラする」など、日常的に起こるこうした症状に効果があるツボが合谷。親指と人差し指の間にあり、見つけやすいツボです。

　合谷は、指先から腕を通ってのど、口、鼻の脇へ、もうひとつのルートは肺を通って大腸につながる「手陽明大腸経」に属し（p12参照）、生命エネルギーのルートにあります。ここにお灸をすると全身の血流の流れがスムーズになり、このルート上にある様々な器官の症状が緩和されていくので、万能のツボといわれます。

　合谷のツボにお灸を左右ひとつずつしてください。毎日1回、1週間続けてみると症状が改善され、肌のツヤが増しているのを実感できるでしょう。

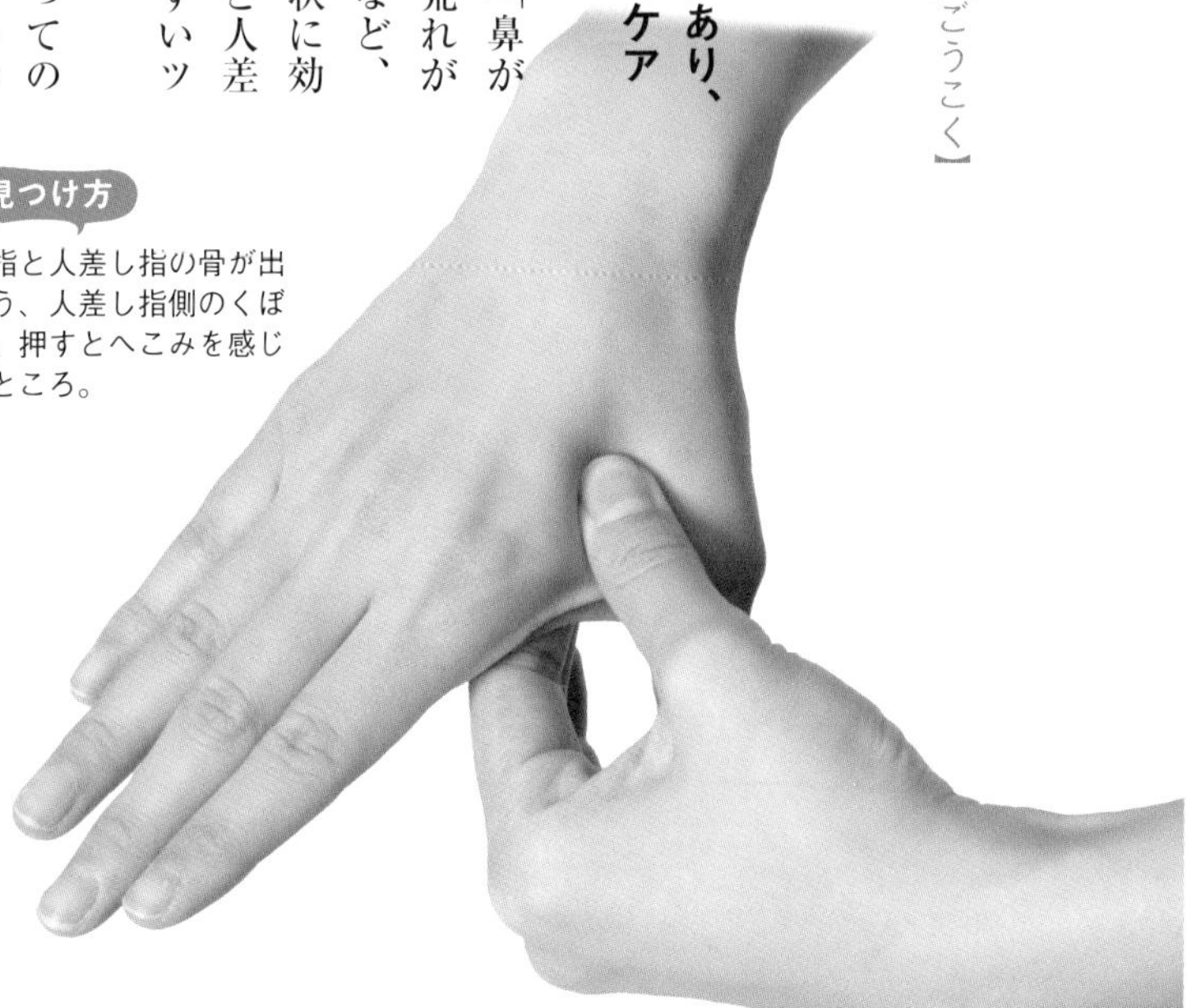

見つけ方

親指と人差し指の骨が出合う、人差し指側のくぼみ。押すとへこみを感じるところ。

◉こんな症状に効く

疲れ目・花粉症・風邪のひきはじめ・イライラ・あがり症・肌あれ・月経痛　他

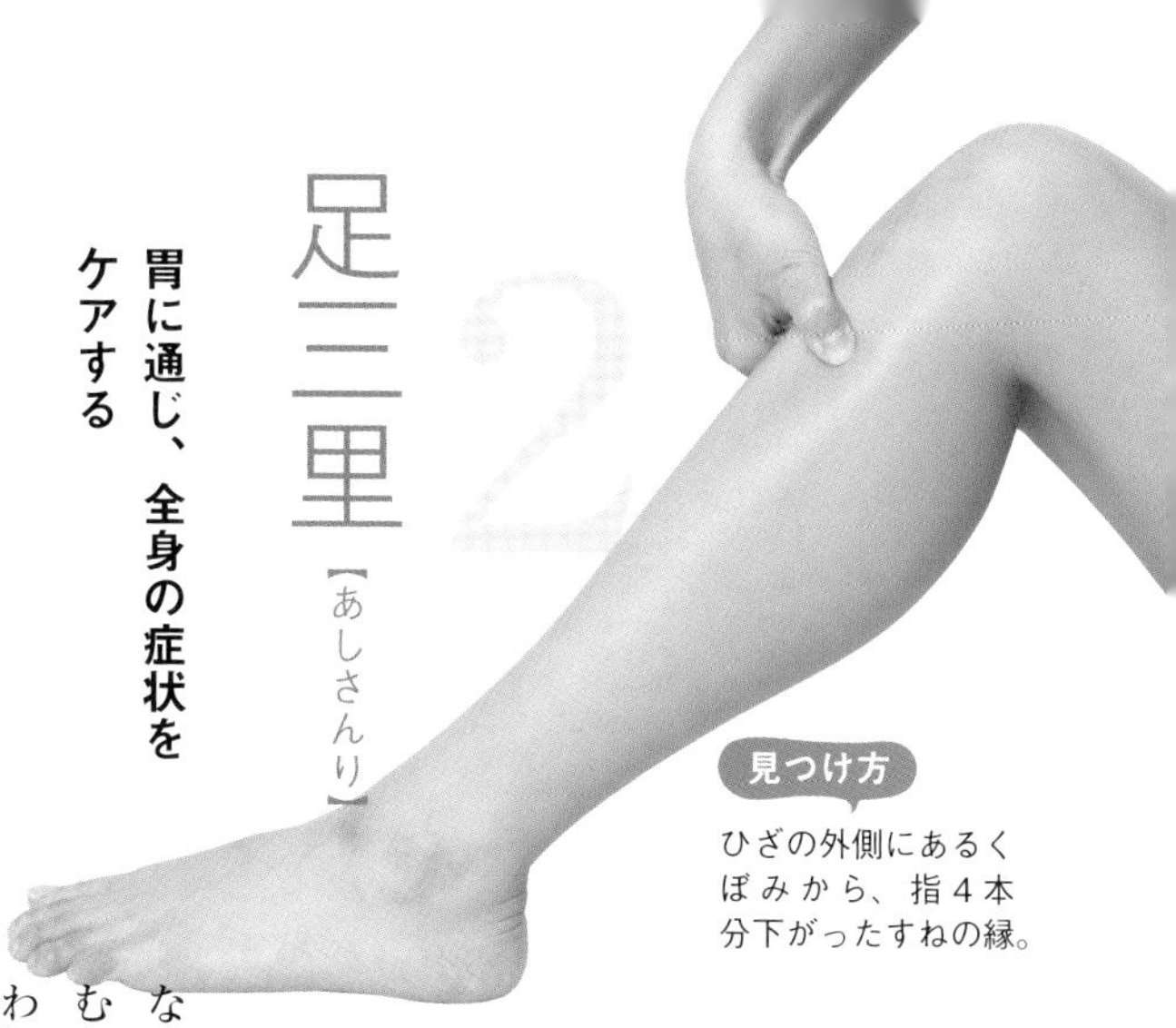

2 足三里【あしさんり】

胃に通じ、全身の症状をケアする

本誌で今回取り上げた症状に、登場回数が一番多かったツボが足三里。「合谷」同様に、守備範囲の広いツボです。

「足陽明胃経」（p13参照）に属し、胃に通じるツボです。胃はもの思いの臓器といわれ、胃が健康な人は発想も豊かになり、胃を病むとくよくよ悩むようになるといわれ、精神にも影響。また、気・血を補い、抵抗力を高める働きがあるので、全身の症状に対応できるのでしょう。

見つけ方

ひざの外側にあるくぼみから、指4本分下がったすねの縁。

◉こんな症状に効く

口臭・胃痛・冷え症・太りにくい体づくり・更年期障害・むくみ 他

＊「足三里」は、骨がまだ発育中の子供にはしないように。

3 三陰交【さんいんこう】

婦人科系の特効ツボ 妊活の人、要チェック

「生理痛のひどい人」、「子供がなかなかできない人」「冷え症の人」などには、とても頼もしいツボで、婦人科系の特効ツボといわれます。赤ちゃんが逆子になったときは、このツボを刺激すると、不思議なことに正常になることもあるとか。

足を通る陰の3経（「足太陰脾経」「足少陰腎経」「足厥陰肝経」（p13〜15参照））のすべてがここを通過することからこの名がついたそう。このルートの疾患を網羅し、広く応用されるので、万能のツボというわけです。

見つけ方

内くるぶしから指4本分、上にいったところの骨ぎわ。

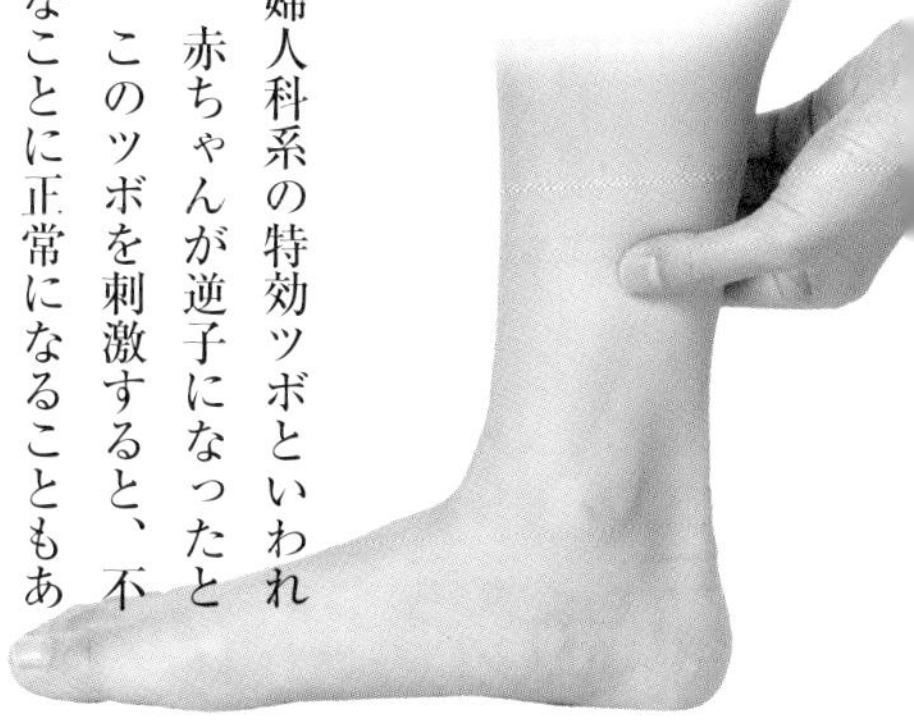

◉こんな症状に効く

肌あれ・月経痛・月経不順・頻尿・眠りが浅い・多汗症・冷え症 他

ツボを知る

予防ツボ

いつも健康で元気に暮すために、お灸は頼もしいパートナーです。毎日行うツボと季節で加えたいツボを紹介しましょう。

お灸をすえる行為には、2つの目的があります。ひとつは身体に現れた痛みなどの症状を軽減させるため。もうひとつは予防のためのお灸です。症状を軽減させるにも、お灸は人間が本来持っている自然治癒力を引き出すことを目的にしています。

予防のためのお灸も、自然治癒力を高め、病気にかかりにくい体をつくることが目的です。そのために、五臓六腑と精神面に通じる8つのツボを紹介します。

また、季節の影響を受けて体は変化します。季節と五臓の関係、季節で現れやすい症状をまとめたのが「五行色体表」です。その変化に合わせて季節のツボを紹介しますので、予防ツボに加えてください（p30参照）。

通年のツボ

1 身柱【しんちゅう】

昔からよく使われているツボで、神経系統を調整する働きがあります。

見つけ方　第7頸椎から3つ下にある第3胸椎棘《きょうついきょく》の真下。

2 脾兪【ひゆ】

脾の要穴で、消化機能を整え、治癒力をつけるツボ。

見つけ方　第7頸椎から背骨を11個下がった、背骨の両側。

3 腎兪【じんゆ】

腎気は先天的なもので、年齢を重ねるにつれ弱くなり、腎兪は大切なツボ。

見つけ方　第2腰椎と第3腰椎の間から指2本分外側。

4 次髎【じりょう】

腎経に属するツボで、膀胱を整える働きと骨盤内部の症状にも影響します。

見つけ方　仙骨（臀部）にある上から2番目のくぼみ。

6 足三里【あしさんり】

消化機能をアップさせ、気をたくわえ、体に活力を与えるツボ。

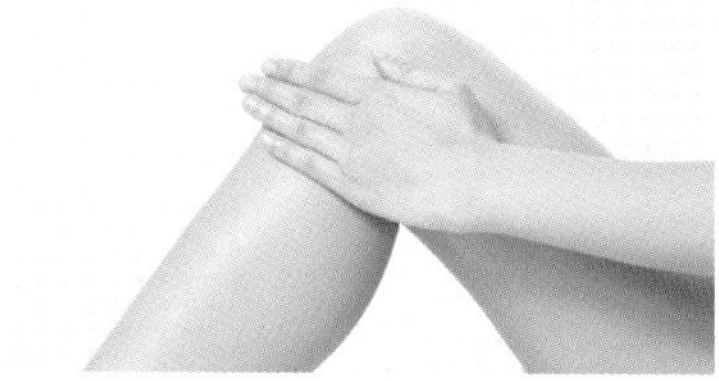

見つけ方 ひざの外側にあるくぼみから指4本分下がったすねの縁に。

7 曲池【きょくち】

大腸の要穴で、老廃物をスムーズに排出する働きを助けます。

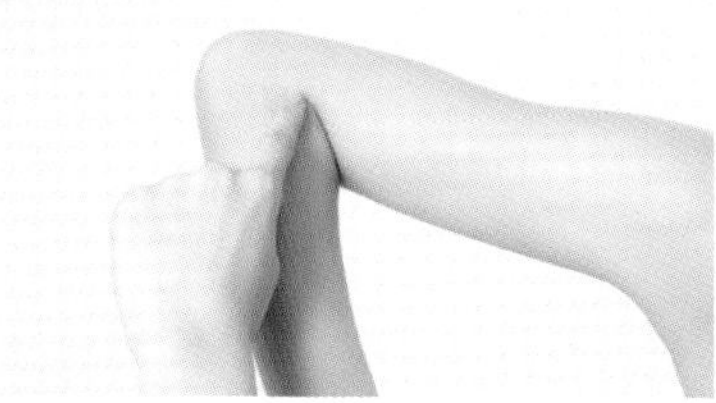

見つけ方 ひじを曲げたときにできるシワの、親指側のきわ。

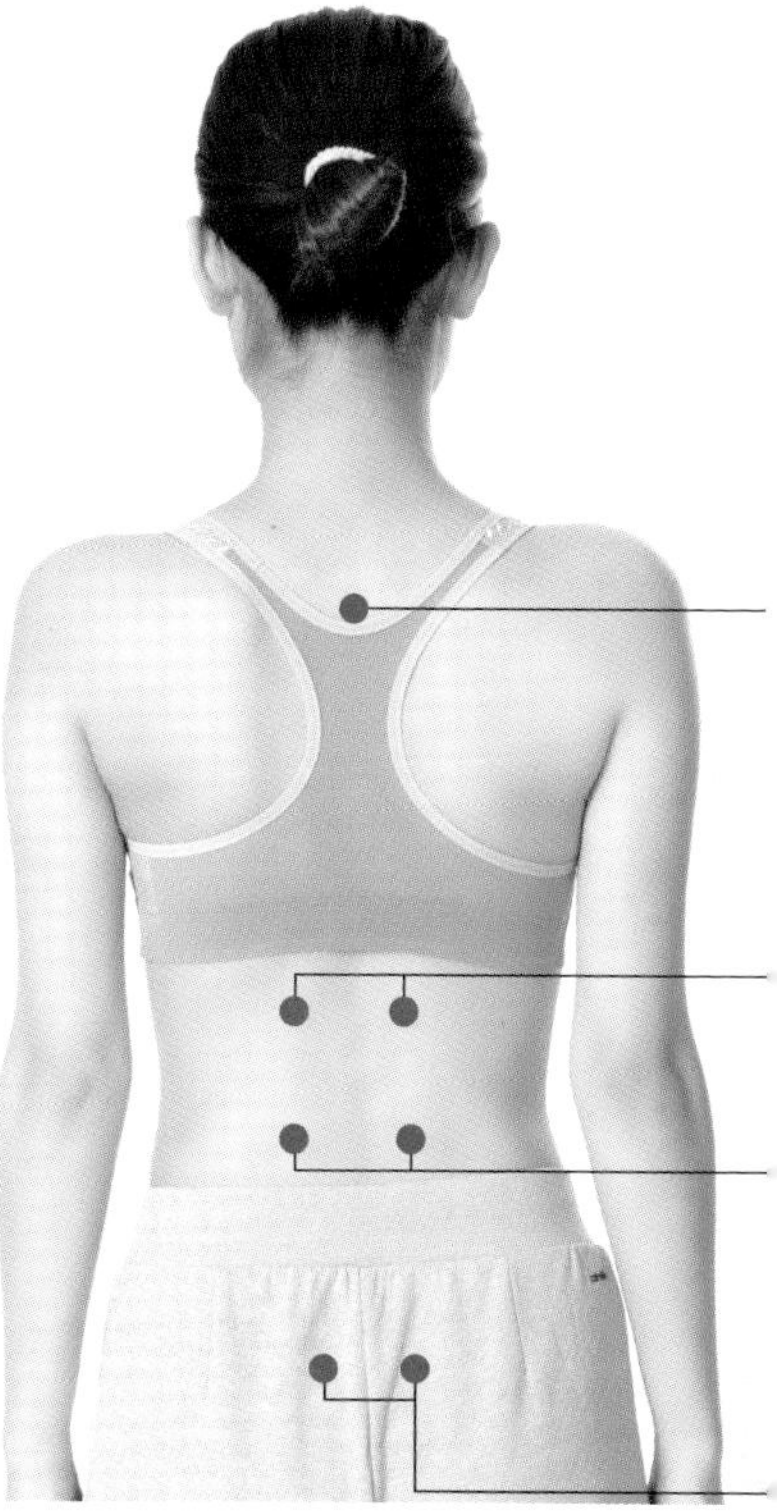

8 太谿【たいけい】

気・血の流れを促して、腎気を補ってくれ、元気が出るツボ。

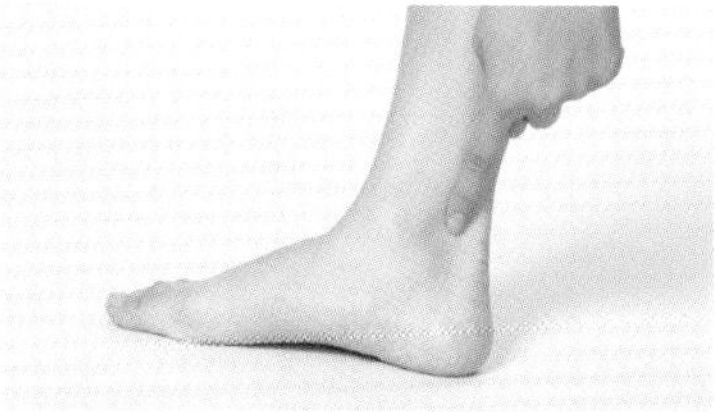

見つけ方 内くるぶしとアキレス腱の中間のくぼみ。

5 中脘【ちゅうかん】

胃の中心にあるのでこの名がついたツボで、消化器系の働きを助けます。

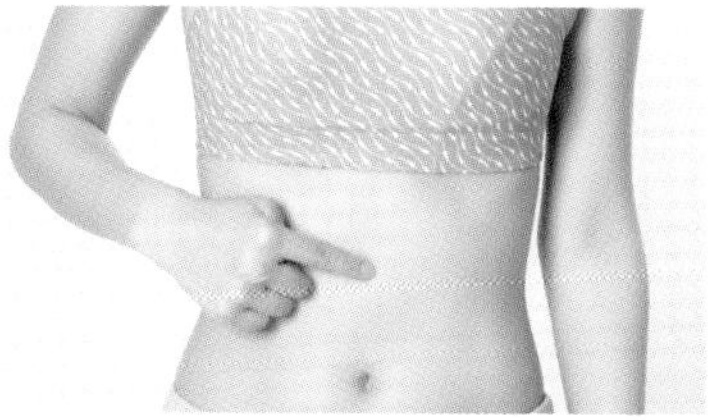

見つけ方 体の中心線上、おへそとみぞおちの中間。

←「通年のツボ」に季節ごとにプラスしてほしい「季節ツボ」へ

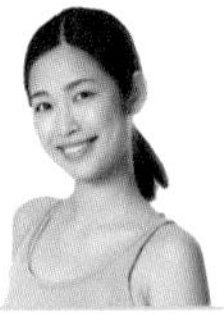

病気が悪化しやすい季節

春は草木が芽を出すとき、
そんな季節に気をつけたいことは…

春
Spring

対応する五臓	肝	気血を全身にめぐらす
五臓に対応する五腑	胆	決断をつかさどる
病気が出やすい部位	目	充血・涙目になりやすい
五臓が要求する味	酸	酸味のあるもの
五臓から栄養補給の部位	筋	筋肉がこわばる
五臓が弱ったときに現れる体液	涙	涙を流すことが多い
出やすい感情	怒	怒りの感情
病気に影響する気候	風	強い風の日が多い
五臓を弱らせる動作	歩	歩きすぎ

1　春は「怒りの感情」に注意を。怒りすぎて、精神的にイライラすると、肝機能に影響します。頭痛やめまい、眼の痛み、爪などに現れ、肝機能に関係する婦人科系も要注意です。

2　風の強い日がある季節で、「筋肉がひきつる」、「涙目になる」症状がでやすくなります。強い風にあたらないように。

春にプラスするツボ

○ 肝兪【かんゆ】

「肝」を補い、気血の流れをよくする「肝兪」にお灸をしましょう。

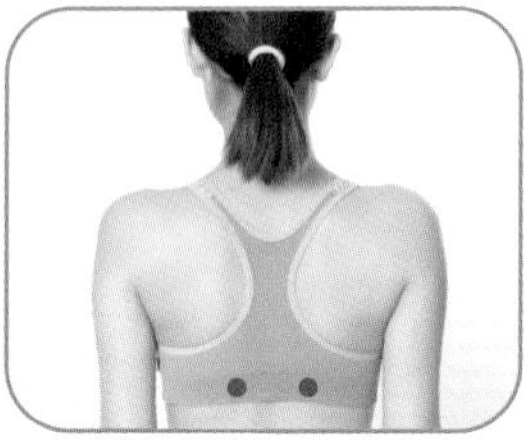

見つけ方

第7頸椎から下がった9個と10個の背骨の間を左右指2本分ずれたところ。

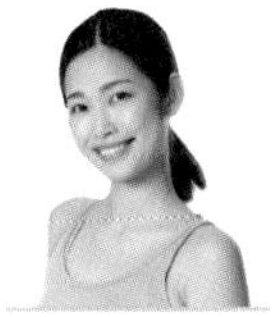

夏
Summer

暑さによる不調が出やすい季節

燃えさかる火のように、草木が勢いよく生長する夏。
そんな季節に気をつけたいことは…

対応する五臓	心	血液を循環させ、精神活動をつかさどる
五臓に対応する五腑	小腸	栄養分と残りカスを分ける
病気が出やすい部位	舌	赤くなる
五臓が要求する味	苦	苦味のあるもの
五臓から栄養補給の部位	脈	血液の流れが悪くなる
五臓が弱ったときに現れる体液	汗	ちょっとしたことで汗をかきやすくなる
出やすい感情	喜	喜びの感情
病気に影響する気候	熱	暑さで体温上昇
五臓を弱らせる動作	視	視すぎ

1　夏の厳しい暑さによる発汗や体温の上昇は、心臓にも負担をかけます。心臓に影響すると、顔や全身に汗をかいたり、顔が赤くなりやすくなります。

2　喜びや笑いはいいことですが、度が過ぎると気が緩んで「心」に影響し、病気の原因になることも。集中力の低下にもつながります。

夏にプラスするツボ

○ 神門【しんもん】

「心」を補い、血液の流れや自律神経の働きをよくする「神門」にお灸をしましょう。

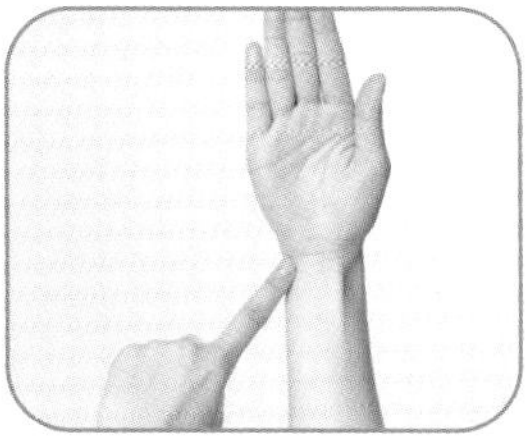

見つけ方

手首のシワの小指側。そこに突き出た骨のそばにあるくぼみ。

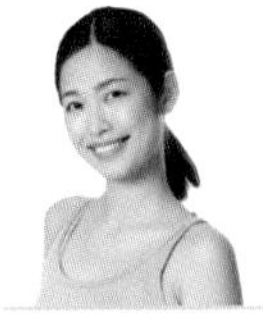

秋 Autumn

気温も下がり「肺」に要注意の季節

実りの秋は、朝晩に冷え込むことも。
そんな季節に気をつけたいことは…

対応する五臓	肺	新しい気を取り入れ、全身に送る
五臓に対応する五腑	大腸	水分を吸収、排泄
病気が出やすい部位	鼻	鼻炎にかかりやすい
五臓が要求する味	辛	辛いもの
五臓から栄養補給の部位	皮膚	肌があれやすい
五臓が弱ったときに現れる体液	涕	鼻水が出やすい
出やすい感情	悲	悲しみの感情
病気に影響する気候	燥	空気が乾燥する
五臓を弱らせる動作	臥	寝すぎ

1 気温が下がり、空気が乾燥する秋は、肺や鼻に影響が出やすく、鼻水や咳が出たり、風邪をひきやすくなります。肺機能が低下すると、皮膚にも影響を及ぼし、うるおいがなくなったりします。

2 心が憂える秋の感情は「悲」「憂」です。悲しみすぎると、肺に影響します。ゆったりとした気分で過ごしたいですね。

秋にプラスするツボ

○ 尺沢【しゃくたく】

「肺」の気のめぐりをよくする「尺沢」にお灸をしましょう。

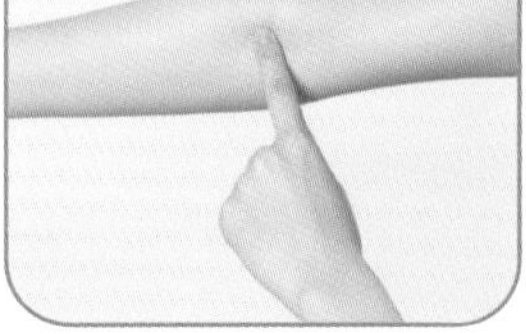

見つけ方

ひじを曲げたとき親指側にある筋肉の外側にあるくぼみ。

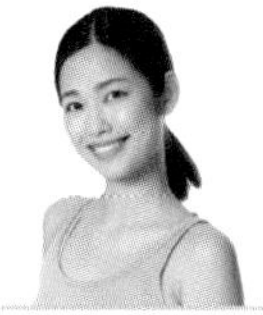

冬 Winter

冬は冷えにより「腎」に影響を与えやすい季節

寒さ厳しい冬は冷えによる不調が出やすいとき。
そんな季節に気をつけたいことは…

対応する五臓	腎	水分代謝をつかさどる
五臓に対応する五腑	膀胱	尿の排泄
病気が出やすい部位	耳	耳が遠くなる
五臓が要求する味	塩	塩気のあるもの
五臓から栄養補給の部位	骨	骨・歯が弱くなる
五臓が弱ったときに現れる体液	唾	つばがたまる
出やすい感情	恐	恐れや驚きの感情
病気に影響する気候	寒	寒さや冷え
五臓を弱らせる動作	立	立ちすぎ

1 腎や膀胱は、老廃物をろ過するなど水分代謝と関わりがあります。冬の冷えは腎や膀胱に影響し、尿が近くなったり、膀胱炎を引き起こしたりします。腎機能は生殖、生長、発育の働きもあるので、精力減退などの不調も出やすくなります。

2 冬の感情は「恐」「驚き」。恐れや驚きの感情がはげしくなると、腎機能に影響し、抜け毛が増えたり、不眠や精神不安といった症状があらわれやすくなります。

冬にプラスするツボ

○ 京門【けいもん】

体内の水のめぐりをよくする「京門」にお灸をしましょう。

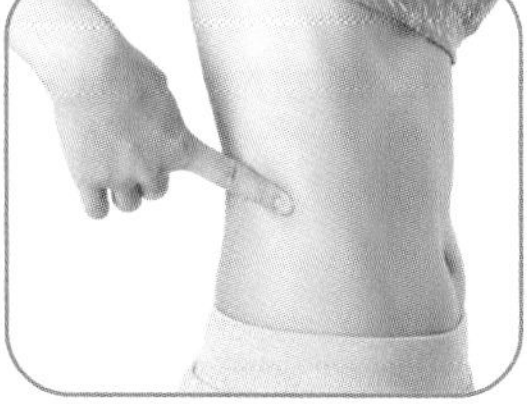

見つけ方

脇腹にふれる肋骨の一番下のへりあたり。

お灸こぼれ話 ①

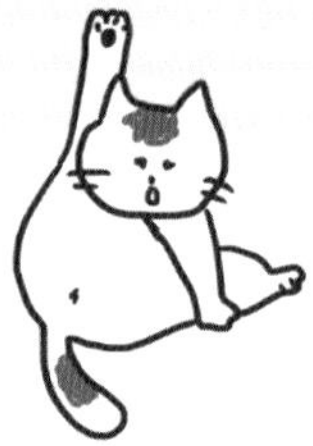

効き目がふだんの倍!?
旧暦2・8月2日に行う「二日灸」

「かくれ家や猫にもすゑる二日灸」(一茶)。

その昔、旧暦2月と8月の2日にお灸をすえる二日灸の習わしが全国にありました。季語にもなるほど、この日にお灸をすえるとふだんの倍の効き目があり、無病息災でいられると信じられていたからです。今でもこの日を「やいと日」と呼んで、子どもにお灸をすえる土地があるそうです。

この日は近隣の灸師を訪ねたり、集落の人たちが集まって、お寺からいただいた名灸で、互いにお灸をしあって体をいたわったとか。旧暦2月2日はちょうど農作業のはじまる時期。冬の寒さで滞っていた体に、お灸をすえて活気づけたのでしょう。同様に旧暦8月2日も、夏の暑さで疲れた体をいたわり、秋の収穫に備えて体調を整えていたのだと思います。今でも見習いたい生活の知恵ですね。

お寺の名灸で思い出すのは、江戸っ子たちのお灸のガマン比べを題材にした落語の『強情灸』。昔はお灸をすえてくれるお寺が各地にあり、強情灸の舞台「峯の灸」を行う円海山護念寺(横浜市)では、代々の住職が「峯の灸」を受け継いでいるそうです。

実践編

さあ、お灸をはじめましょう

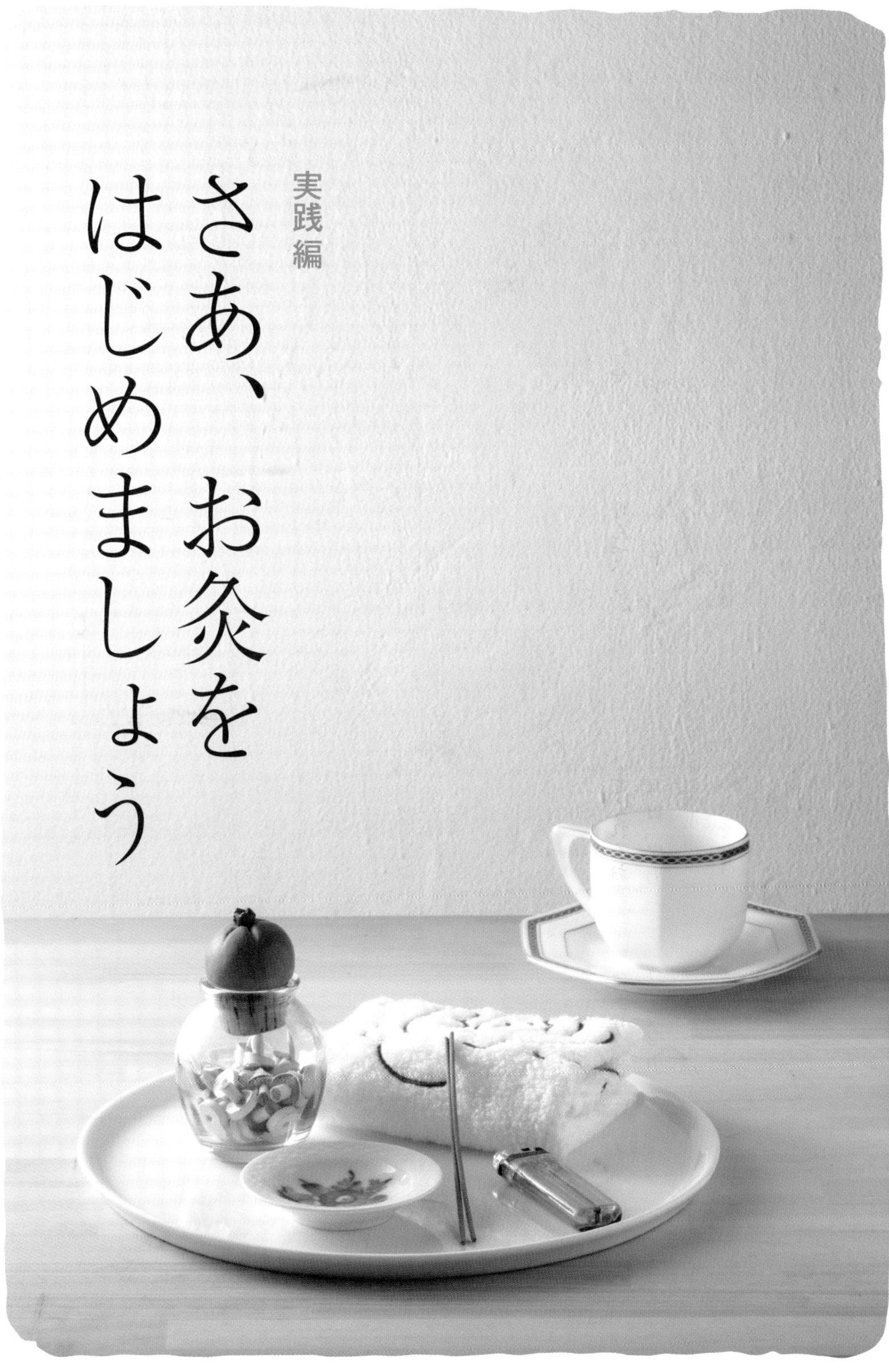

効果を実感

「本当に効いているのか不安…」

まずは即効性のあるツボで体の変化を実感しましょう

日本にお灸が伝わったのは、約1200年前に弘法大師によってもたらされたといわれています。どこにでも生えているヨモギを乾燥させてもぐさをつくり、体の悪いところに熱刺激を与えて、自然治癒力を引き出すお灸が、千年の時を超えて今も脈々と受け継がれているのは、それだけ効果を実感している人が多いからにほかなりません。

とはいえ、見えないツボにお灸をし、「なんとなく効いているような、いないような…」と、不安げに思っている人もいるのでは？　まずは、初心者でも簡単にわかるツボで、効果を実感してみましょう。

多くの人が悩む疲れ目。その疲れ目に抜群の効果があるツボが「合谷」（p52）です。お灸をすえる前に、合谷のツボのまわりを押してみてください。肌のハリがなく、へこんでいたり、痛かったりしませんか？　そんなツボにお灸をしてみましょう。

症状の重い人は、お灸をすえたばかりでは、熱さを感じにくいでしょう。やがてお灸のまわりだけでなく、温かさがじんわり伝わっていきます。お灸が終わる頃には体全体がポカポカして、目の疲れがやわらいでいるのがわかると思います。そんな小さな体の変化を実感しながら、自分に合うツボを探していきましょう。

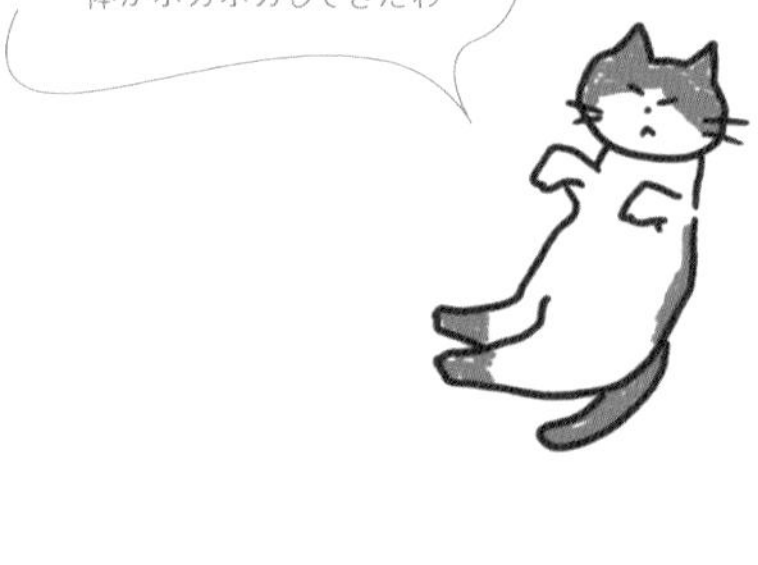

CHECK 1

お灸の前にツボを押してみる

自分の不調に応じたツボを指でそっと押す。「ハリがない」「へこんでいる」「冷たい」「押すと痛い」など、その感じを覚えておく。

CHECK 2

お灸をすえたときの熱さの感じ方は？

症状の重い人ほど熱さを感じにくいでしょう。重い人は毎日試してみて、熱さの感じ方に変化があるかチェックを。熱さが早く感じられるようになれば、体がよくなっている証拠。

CHECK 3

お灸の後に体の変化を確認

体がポカポカする、痛みやだるさがやわらいだなど体の変化を実感する。お灸の後に再度ツボを押すと、ハリが出た、ふっくらしている、押しても痛くないなど変化を感じるはず。

Q&A

Q 肌が赤くなったのは、やけど？

A **やけどではありません。**

肌がほんのり赤くなったのは、熱く感じなくても、お灸が効いている証拠。東洋医学的にいえば、滞っていた「気」が流れはじめたのです。ただ、お腹にすえると、肌の色はあまり変わりません。赤くならないからと、同じところにすえるのは、低温やけどになりますからやめましょう。

Q 熱くてガマンできない…

A **すぐにやめましょう。**

お灸をすえてすぐに、熱さでガマンできない反応は、熱を必要としない、お灸をする必要がないというサインです。お灸は熱くないと効き目がない、というイメージを持っている人も多いようですが、これは間違いです。「あったかーい」という感じ方がベスト。いやな感じ方をしたら、中止してください。ガマンはしないことです。

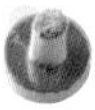

お灸効果をアップ

眠りにつく前のリラックス時間をお灸タイムに

お灸の効果を高めるには、心身ともにリラックスできる時間が最適。じわじわと体を温めるお灸は、リラックスしているときに優位に働く副交感神経に作用して、血液の循環をよくしたり、筋肉を緩めたり、内臓の働きを整えるからです。最近ではスマホを見ながらお灸をする人も増えていますが、交感神経が興奮して、せっかくのお灸も効果が半減。また、カフェインの摂取も交感神経が興奮するもとになるので控えましょう。

お灸をすえるときは、少し明かりを落とした部屋で煙や香りを楽しみながら、「気持ちいい」という体の感覚を味わうといいですね。自分の体と向き合う時間をもつことで、自分の体の変化に気づきやすくなります。

お灸の後はぐっすり眠れるという声もよく聞きます。実際に、お灸を続けると眠りが深くなります。そんな良質の睡眠が、お灸によって引き出された自然治癒力や免疫力も高めてくれるのです。とくに眠ってから3時間は成長ホルモンが多く分泌されるので、この時間にぐっすり眠れると、脳や体の疲れがとれて、傷んだ筋肉や組織を修復してくれる効果があります。

アンチエイジングなど、美容効果も期待できます。眠りにつく前のほんのひと時を、お灸タイムとして楽しみましょう。

お灸タイムにおすすめ！

女子力を高める「美」のハーブティー

女性ホルモンのバランスを整えるといわれるローズレッド、“マザーハーブ（母の薬草）”のカモミール、肌あれ改善効果のあるブルーマロウ。お灸で血行がよくなった後は、女子力アップのハーブティーを楽しんで。

お灸効果をアップ

家族やパートナーとのお灸タイムは絆を深め、効果も倍増

幼い頃、痛いところを手でさすってもらったり、背中をさすられて気持ちが落ち着いたりしたことはありませんか？

もっと昔は、子供の夜泣きがやまなかったり、かんしゃくを起こしたり、おねしょをしたりするとお灸をすえる習慣がありました。母の手のぬくもりとお灸の温かさを感じながら、子供は大きな安心感に包まれます。「ひきこもり」まで治ったという話もあるほどです。

お灸の熱刺激で体を温めると、筋肉が緩むように、「手当て」で人の心まで温めると、緊張がほぐれやすくなります。実際に、人の手は生命エネルギー（気）が満ちあふれていて、人を心配する気持ちや愛情をもった手は、自然とその人の不調の場所へ動いていくといわれます。家族やパートナーには、体をさすってもらいながら、不調のあるツボを探してもらうといいでしょう。子供にもいいスキンシップになります。

忙しい現代では、たとえ一緒に暮らしていても、すれ違いが多いのが日常です。ほんのわずかな時間でも、一緒にお灸をして会話やスキンシップを楽しむ。それこそが、お灸効果を何倍にもアップ。体も心も満たし、深いリラックスをもたらしてくれることでしょう。

HAPPY 1
お灸をしながら大切な人と会話やスキンシップが楽しめる

HAPPY 2
心身の緊張がほぐれて、お灸の効果を実感しやすい

HAPPY 3
愛情をもった手が不調を探り当て、癒してくれる

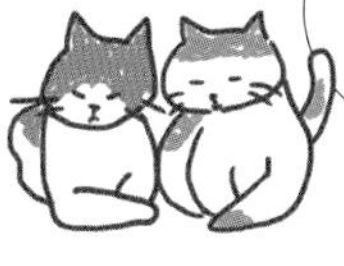

お灸効果をアップ

体の緊張を
体幹チューニング体操で
ほぐしてからお灸タイム

仰向けに寝てください。腰と肩が床から少し浮いている感じがしませんか。肩に指3本ぐらい入るのは普通で、これは体がゆがんでいるから。体の幹を調整して、ゆがみや緊張をとる「体幹チューニング体操」を紹介しましょう。

時間があるときは、お灸をすえる前に行うと、お灸効果が上がります。お灸をすえる前に限らず、ストレッチとして日頃から行うことをおすすめします。

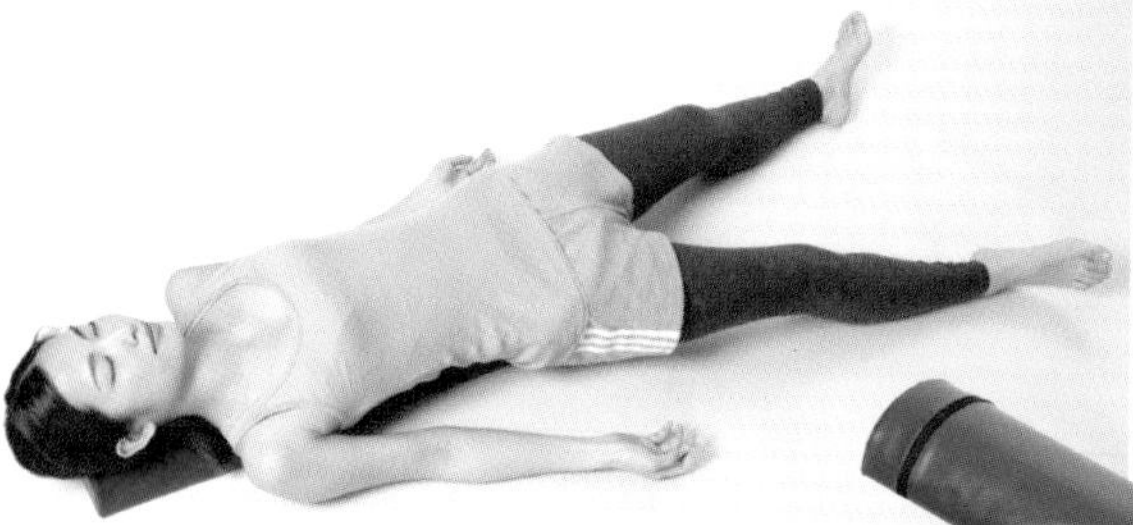

START

リラックスして

バスタオルを棒状に巻いたものを用意。これを背中の下に置いて仰向けに寝る。足は少し広げ、肩と足の力をぬいて、背中でバランスをとる。

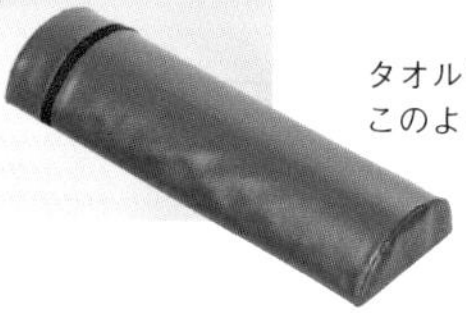

タオルを棒状に巻いて
このような形にする

1 腹式呼吸から

この腹式呼吸は、心身をリラックスさせる効果があるので、ストレス対策にも役立つ。

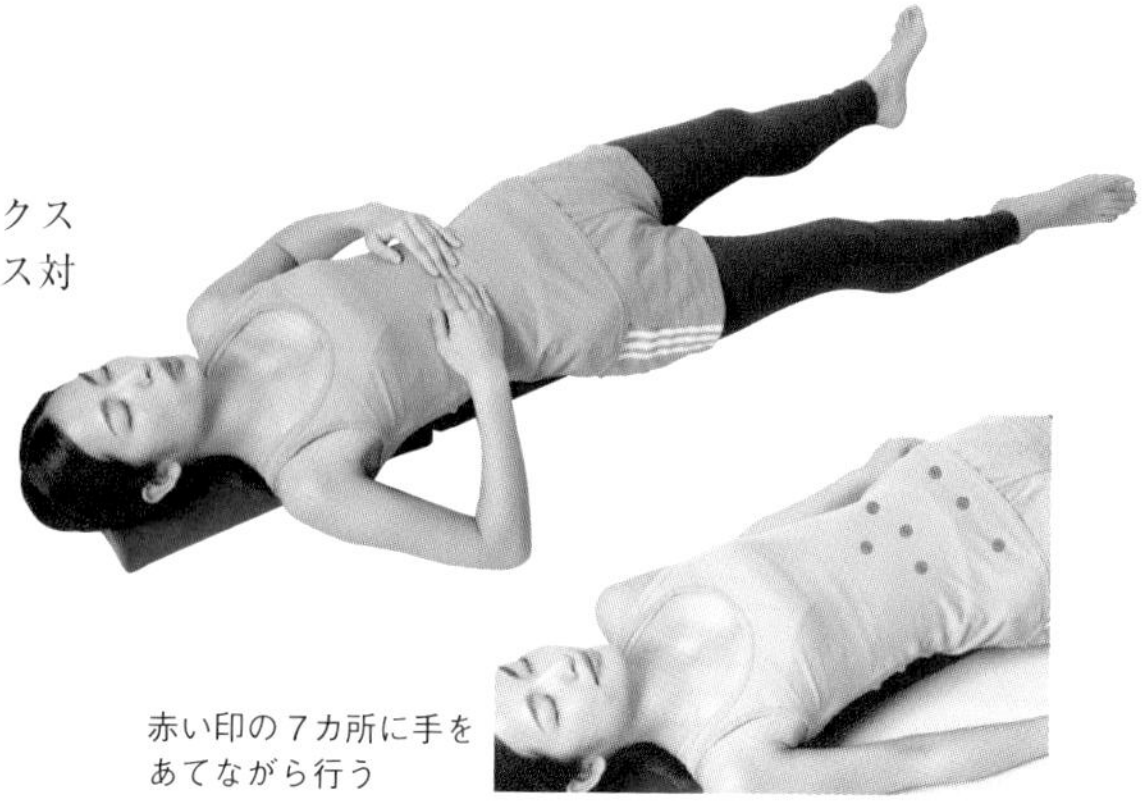

① 鼻から吸って、お腹をふくらませ、口から吐く。お腹を柔らかくするために、両手の中指がお腹にあたるようにして行う。

② 「の」字を書くように位置を移動して、7カ所で1回ずつ。3秒で吸って8～10秒で吐く。

赤い印の7カ所に手をあてながら行う

2 キラキラ星体操

肩甲骨周辺の筋肉をほぐす体操で、肩こりにも効く。

① 両ひじを顔の前で合わせ、ひじをつけたまま頭の上まで上げる。

② ひじは伸ばし、手首を回しながら手をおろしていく。このとき、肩甲骨を動かすことを意識しながら行うように。5回

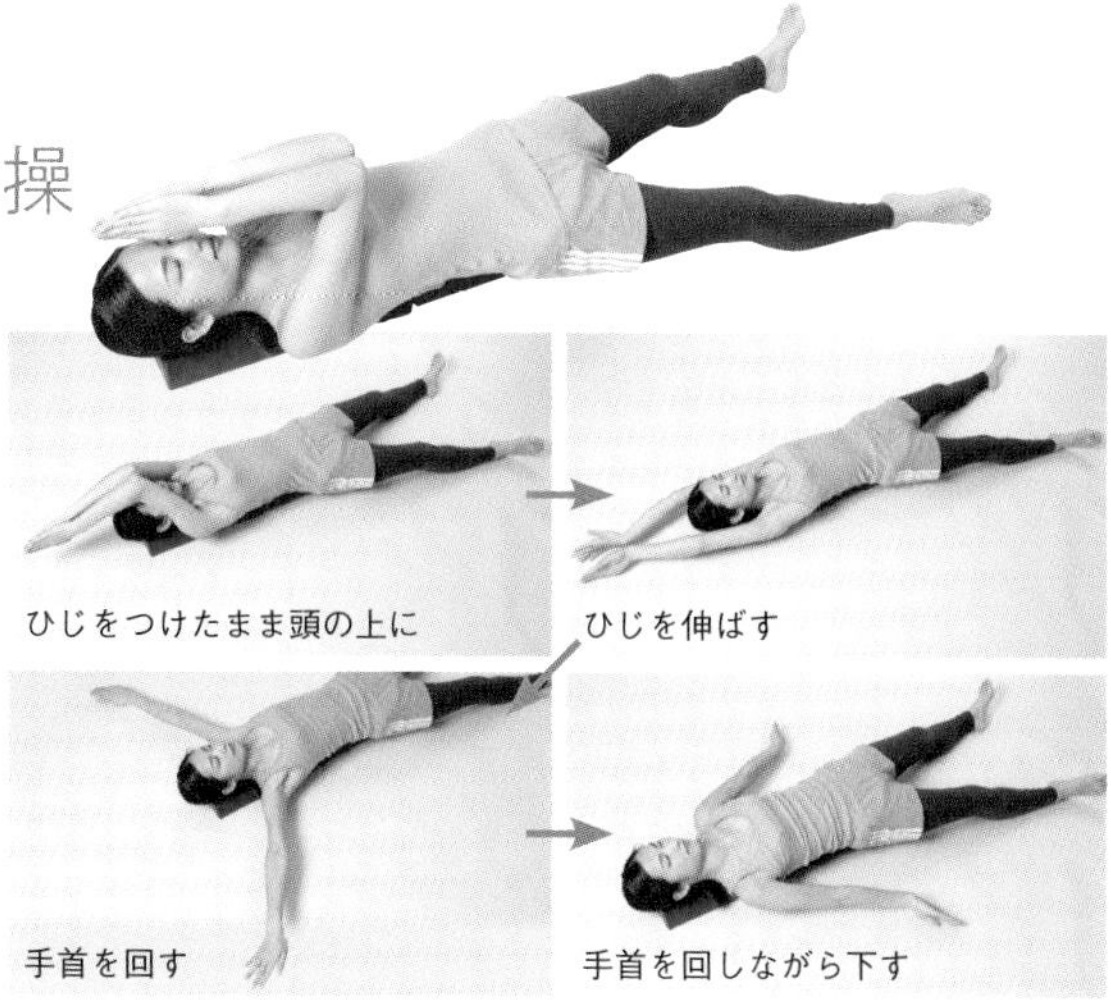
ひじをつけたまま頭の上に
ひじを伸ばす
手首を回す
手首を回しながら下す

3 斜めストレッチ

体のゆがみを調整する。

① 左手を頭の上に伸ばし、左足を立てる。

② 右手をお腹にのせ、この状態で腹式呼吸を３回行う。

③ 右手を頭の上に伸ばし、同じ動作を行う。左右３回

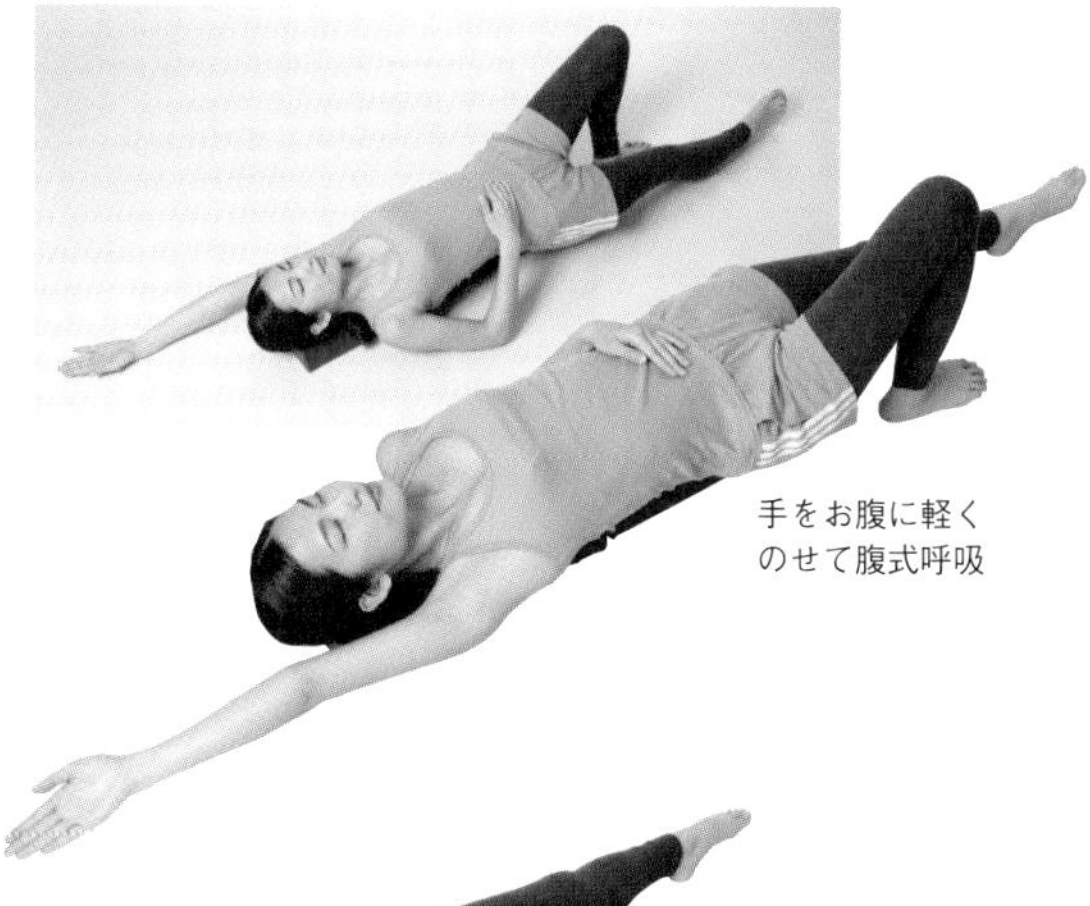
手をお腹に軽く
のせて腹式呼吸

4 足首のぐるぐるまわし

体全体の緊張をほぐす。
手は体に添わせて。

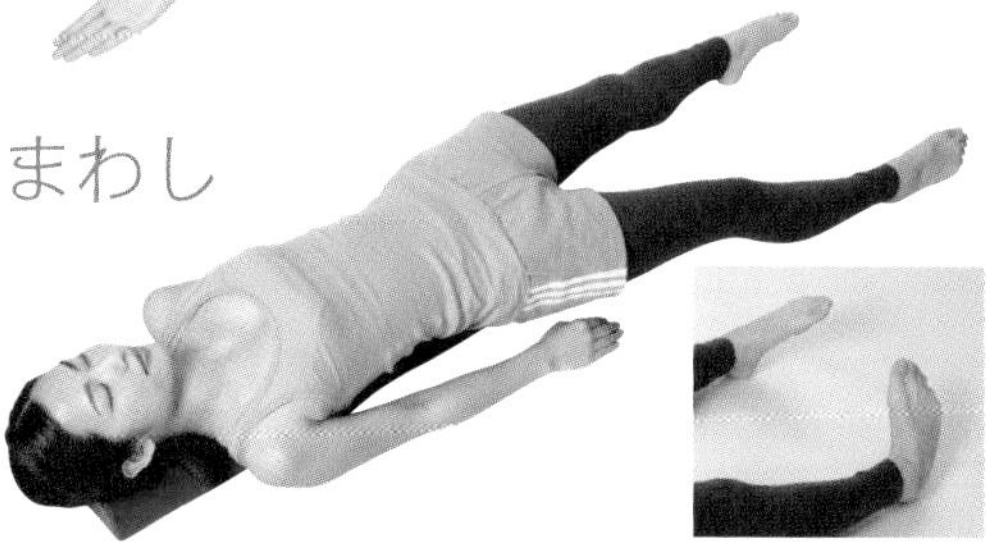

① 足首を上下に 10 回。

② 足首を内に 10 回まわす。

③ 足首を外に 10 回まわす。

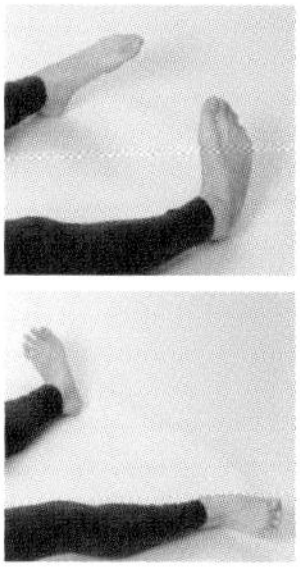

力を入れてまわす

最後にもう一度、
腹式呼吸を７カ所で行う

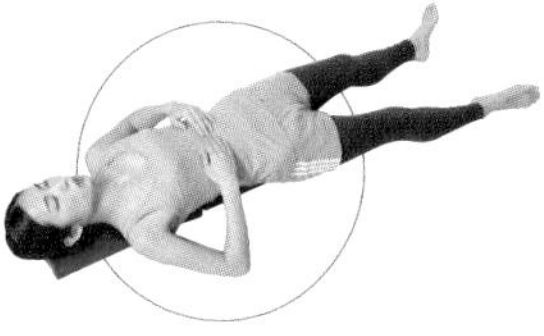

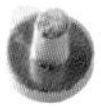

お灸タイムの注意点

さあ、お灸タイム！効果を上げるためにもこんなことに気をつけて

1 窓を開けましょう

リラックスできる場所ならどこでもOKですが、お灸は火を使い、煙が出るので閉めっきりの部屋は避けたほうがいいでしょう。お灸の香りにはアロマ効果もあるので、香りを楽しめる程度にドアや窓を少し開けて、換気に気をつけましょう。

2 部屋の温度は高めに

お灸をするときは横になったり、肌を出したりするので、とくに冬は部屋を暖かくしてから始めましょう。適温よりやや高めのほうが効果もアップします。エアコンの風で火がつきにくくなることもあるので注意。

3 道具は用意しておく

お灸は毎日できなくても、長く続けることで、ゆっくりと確実に体質改善します。そのためには無理なく続けられるように、あらかじめお灸に必要な道具はセットしておくこと。時間のあるとき、いつでも始められるようにしておきましょう。

4 無理せず、マイペースで

笑うことで免疫力が上がるといわれ、つくり笑いでも効果があるとか。でも、つくり笑いもできないほど疲れているときなどはお灸もお休み。無理せず、マイペースで行うことが長続きのコツです。

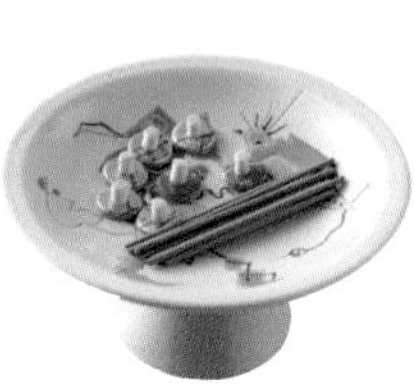

お灸タイムにおすすめ！

お灸ベストファッションは古着？

リラックスは心だけでなく体にも必要。体をしめつけないルーズなファッションで。お灸の灰がこぼれるのも気にしない服が最適。

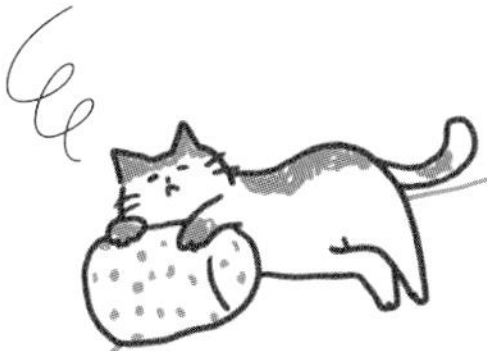

お灸NG集

お灸をするときに
やってはいけないこと、気をつけたいこと

NG1

顔にお灸はしない

顔にはシミやシワ、たるみなどに効くツボがたくさんあり、美顔灸を行う専門家もいますが、自分で行うのはやけどのもと。くれぐれも顔にお灸をするのはやめましょう。

NG2

同じところに続けてお灸をしない

お灸は症状が重い人ほど熱さを実感できません。でも、だからといって何度も同じところにお灸をすえるのはNG。低温やけどのもとになります。同じところにするのは少し場所をずらすなどして、3回までにしましょう。

NG3

お灸は同時に2カ所まで

時間がないからといって、あっちこっち何カ所もお灸をすえるのはNG。どれが効いているのか、どれが熱すぎるのかわからなくなります。慣れないうちは1カ所だけ、慣れても左右同じツボの2カ所ぐらいまでにしておきましょう。

NG4

飲酒後や入浴前後はNG

飲食後や入浴後すぐにやるのもNGです。全身の血行がよくなりすぎて、体がだるくなったり、気分が悪くなったりするからです。熱があるときや、腫れているときも避けましょう。

NG5

妊娠中に自分でやるのはNG

ツボの中には、妊娠中は避けたほうがいいものもあります。どうしてもお灸をしたい場合はプロに相談しましょう。

NG6

おへそへのお灸もNG

おへそは血管が集まった急所です。ここにじかにお灸をすえるのはやめましょう。

お灸の正体はヨモギ。日本の暮らしに欠かせない万能ハーブ

お灸で使われる「もぐさ」は、ヨモギの葉の裏にびっしりと生えている白い繊毛だけを取り出したものです。

燃える草だから「もぐさ」。どこにでも生えているヨモギはハーブの一種で、ヨーロッパでは「ハーブの女王」といわれるほど薬効があり、食物繊維、クロロフィル（葉緑素）、ミネラルが豊富で、殺菌、消炎、鎮痛、保湿効果に優れ、昔から止血や下痢止め、虫よけなどに使われていました。

また、シオネールという精油成分が含まれているので香り高く、血液循環もよくしてくれるのでお風呂に入れたり、お茶にしたり、草餅にしたりと、庶民の暮らしになじみ深いものでした。

「かくとだに　えやは伊吹の　さしも草」と百人一首にも詠まれるほど知れ渡った伊吹山（滋賀県と岐阜県の境）のさしも草（ヨモギ）は、現在もヨモギをはじめ薬草の宝庫として知られています。

とくに伊吹山の麓で、中山道の宿場町として栄えた柏原宿には、もぐさを商う店が10軒以上もあったとか。今ではわずか1軒が残るのみですが、伊吹山に生育する「オオヨモギ」は、熱さが長持ちするため、最高級もぐさの原料として知られています。

熱く燃える恋心を託す歌に、伊吹山のヨモギが使われていたのも納得ですね。

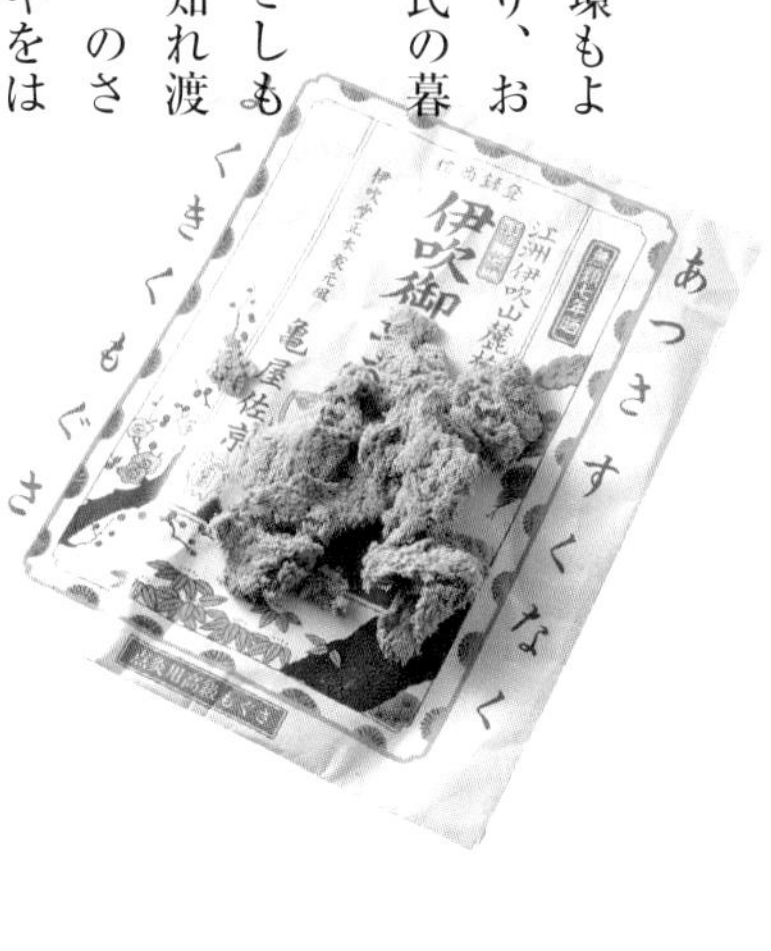

お灸のタイプ

いろんな種類があるので ライフスタイルによって 使い分けてみましょう

昔は素肌に直接もぐさをのせて、「アチチ！」となるまで我慢するのが一般的なお灸のやり方でした。現代では様々なタイプのお灸が開発され、じんわりと温めるお灸が普及するようになってから、誰もが気軽に楽しめるようになりました。

お灸初心者におすすめなのが「台座灸」。肌にもぐさを直接のせることなく、もぐさの熱気だけが伝わるので初心者でも安心です。また、旅行先で楽しみたい、室内に小さい子供やペットがいるという人には火を使わないタイプのお灸も。自分のライフスタイルに合わせてお灸を選ぶのも楽しみのひとつです。

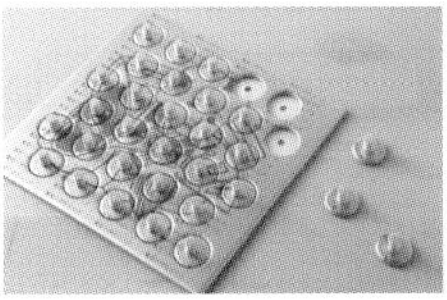

台座灸

円形の台座に、紙で巻かれた筒形のもぐさをのせるので、やけどの心配もほとんどなく、初心者でも安心。台座の厚さや筒の太さで温熱が異なる。お灸広重／亀屋佐京商店

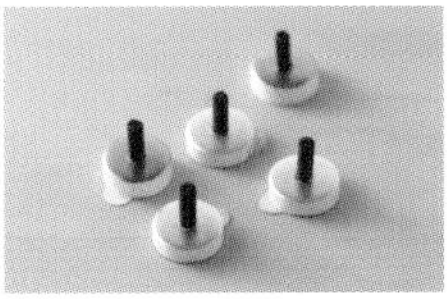

煙の出ないお灸

台座灸タイプだが、炭化もぐさを使うので火をつけても無煙、無臭。煙やにおいを気にせず、どこでも使える。せんねん灸の奇跡／せんねん灸

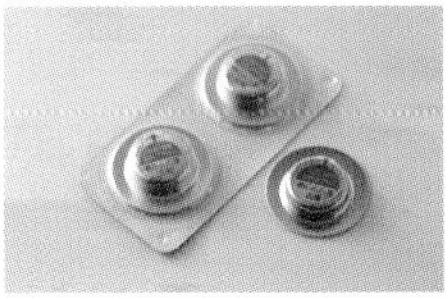

火を使わないお灸

火をつけずに、シールをはがして肌に貼るタイプ。穏やかな温かさで、服の下に貼ったまま使えて便利。温熱効果は約３時間。せんねん灸太陽／せんねん灸

こんなお灸も…

香りを楽しむお灸

甘いくだもの、優しい花、フレッシュな緑茶、白檀のような香木など、４種類の香りが楽しめて、女性に人気。カラフルな色もかわいい。せんねん灸香りセレクト４／せんねん灸

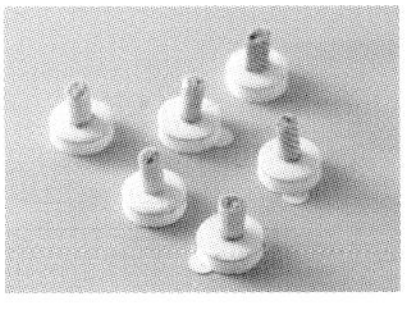

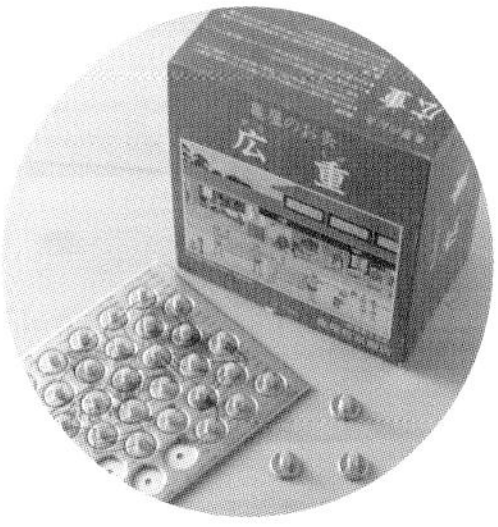

お灸のすえ方

では実際に お灸をすえてみましょう

用意するもの

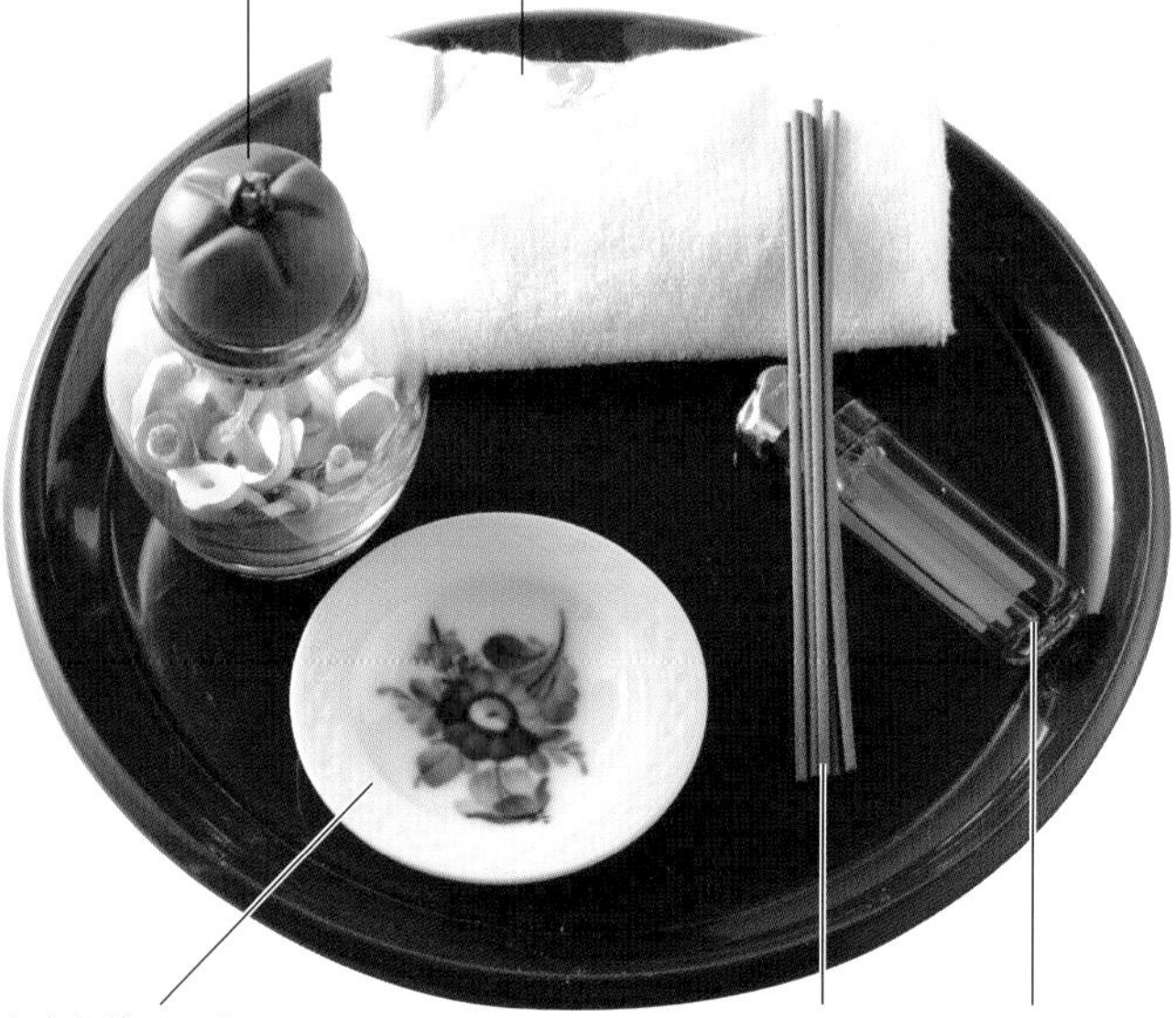

自分の好みのお灸
タオル
お灸を捨てるための、水をはった容器
線香
ライター

台座灸のすえ方

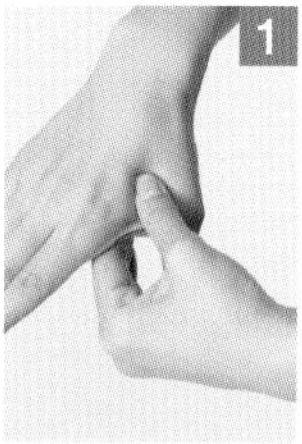

1 本書を参考に気になるツボを探す。ツボを押してみて、どんな感じがするかチェックを。初心者の場合は、ツボにシールを貼って目印にするのもよい。

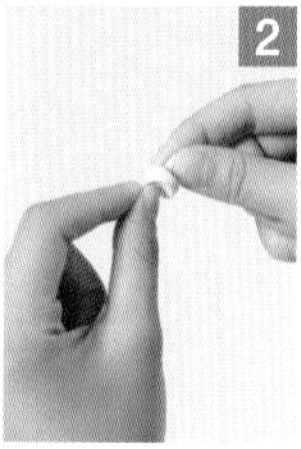

2 台座灸をひとつ取り出し、台座の裏側にあるシールをはがす。

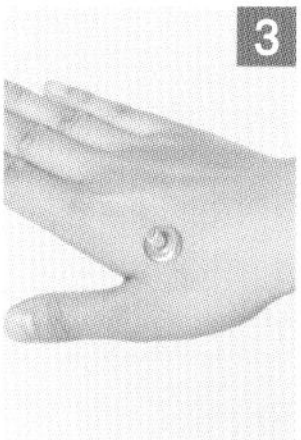

3 探し当てたツボに台座灸を貼りつけて、固定する。

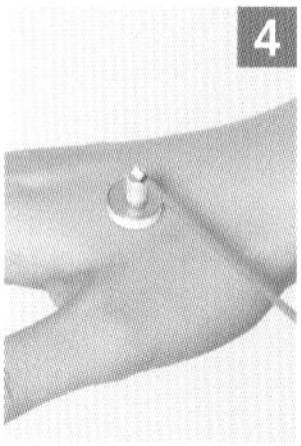

4 火をつけた線香で、台座灸に火を移す。このとき、ライターなどで直接火をつけるとやけどのもとなので注意を。気持ちいいぐらいの、ほどよい温かさを感じましょう。

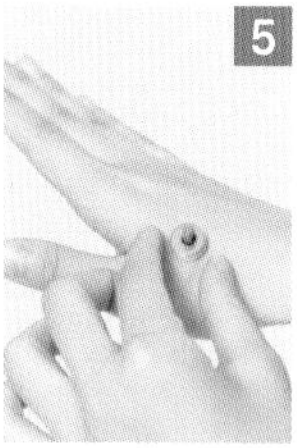

5 5分ほどして、台座を触っても熱くなければ取りはずす。

↓

終了

使い終わったお灸は水につけて完全に消火を。

熱すぎるお灸ははずす。そこにお灸は必要ありません

気になるツボを見つけたら、さっそくお灸をすえましょう。お灸の前にツボをさわってチェックをしてからはじめます。初心者でも気軽にできる台座灸がおすすめですが、慣れてきたらいろいろな種類を試してみるのもいいでしょう。

火をつけるときはライターなどで直接つけるよりは、線香の火を移すようにすると安心です。慣れてきて台座灸に直接火をつける場合でも、指先にシールをはがした台座灸をのせ、お灸を炎の横から出して、少しずつ火に近づけるように。

お灸は気持ちいいと感じる熱さが最適です。ピリピリしたり、「アチチ」となったら無理せず、すぐにはずしましょう。そのツボにお灸は必要ないということです。

ひとりすえ方いろいろ

リラックスした姿勢ですえるのがベストですが、一人灸ではすえにくいツボもあります。
また、背中は火を使わず貼るタイプをおすすめします。

◉寝た姿勢で
お灸はすえにくいツボ以外は、寝てすえるのが一番です。

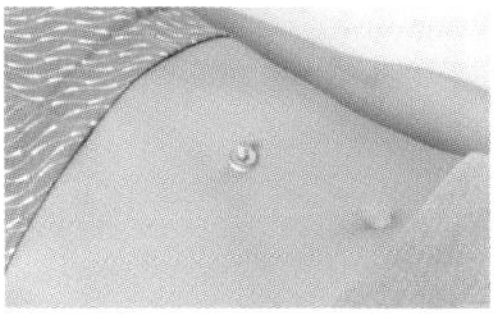

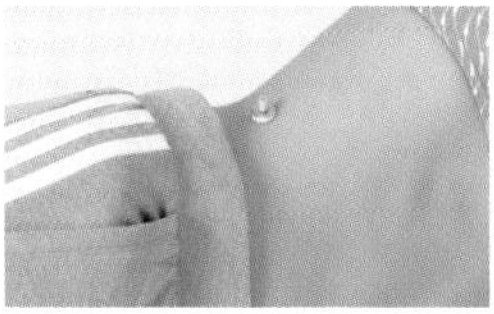

◉すえにくいツボ
「太谿」「崑崙」「失眠」「湧泉」などの足にあるツボはすえにくい。

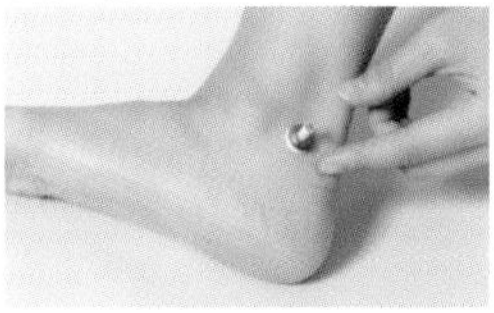

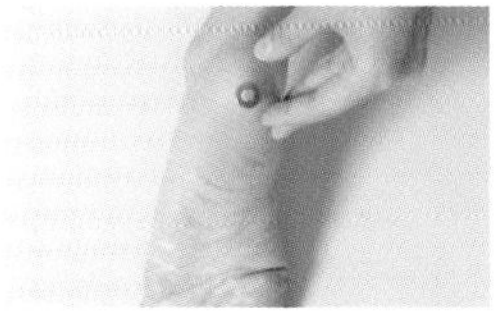

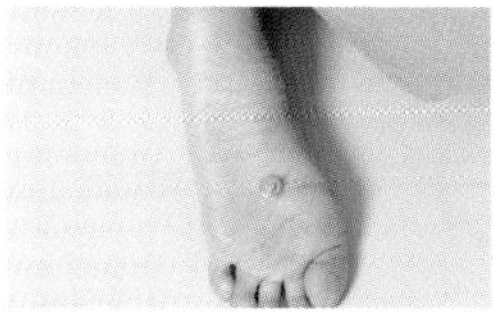

＊グリーンと赤の台座灸ですが、これらはプロ使用。赤は強いお灸で、かかと近くにあるツボ「失眠」に使います。

症状別お灸のツボ

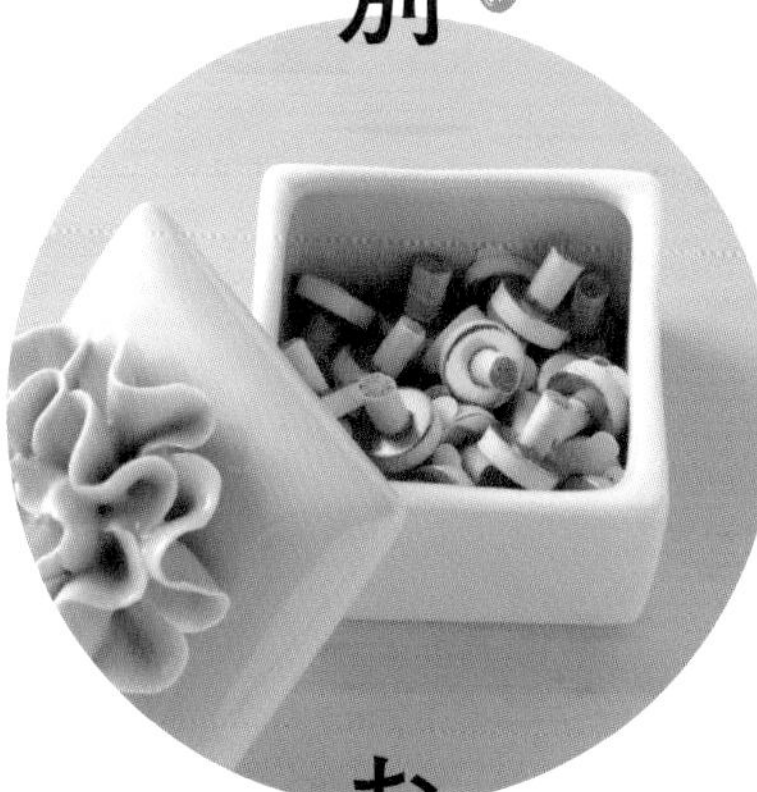

こんな症状はありませんか?

頭痛　疲れ目　視力低下　めまい　耳なり　歯痛　口臭・口中の不快感　多汗症
花粉症　肩こり　四十肩・五十肩　肩から背中のこり　胃痛　胃もたれ　食欲不振
吐き気・嘔吐　腹痛・下痢　便秘　腰痛　腱鞘炎　腕・ひじの痛み　足の疲れ・だるさ
ひざの痛み　冷え性　不眠　風邪のひきはじめ　咳・くしゃみ　ぜんそく　むくみ

症状別お灸のツボ

気になる不調

医者に診てもらうほどではないが、
気分がすぐれない原因かもしれない…。
そんなちょっとした体の不調に、
お灸は頼もしいヘルスパートナーです。

頭痛

zutsu

頭痛は軽んじず、病気のサインかもしれないので、まずは専門医の診断を受けましょう。頭痛とひと口にいっても、痛みを感じる箇所が頭頂部や前後と異なる場合もありますが、東洋医学ではその原因を3つに大別しています。

❶首・肩のこり
❷冷え
❸血・水の流れの停滞

ストレスや疲労、目の疲れも頭痛の原因になります。生活を見直してみることも大切です。

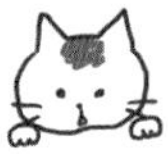

+care《プラス・ケア》

❶ぬるま湯にゆっくりつかる半身浴は、ストレスや肩こり、冷えに効果があり、症状を和らげてくれます。

❷軽い脱水状態が頭痛をまねくことが案外多く、水分を多く含むスイカ、キュウリ、トマトで水分補給を。とくにスイカは頭痛を和らげるマグネシウムを含むので最適です。

肩・首のこりを軽減

○肩井【けんせい】

頭痛の原因になる肩や首のこりをほぐして、筋肉の緊張をとき、気の流れをよくしてくれるツボが肩井。頭痛以外に、高血圧や腕が上がらないといった症状にも役立つツボです。

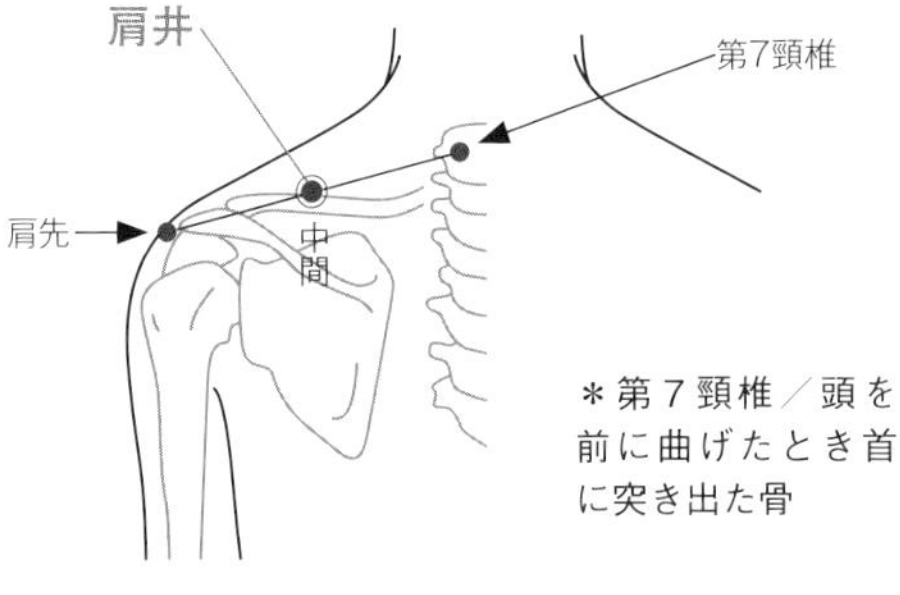

＊第７頸椎／頭を前に曲げたとき首に突き出た骨

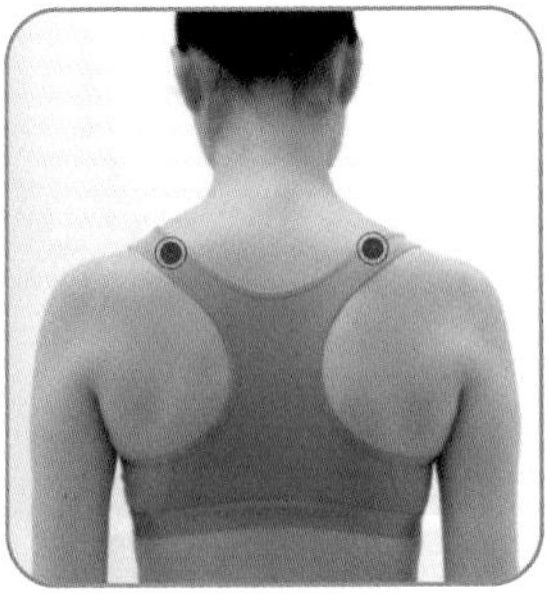

見つけ方

第７頸椎と、左右の肩先を結んだ線の中央あたりの一番盛り上がったところ。

水分代謝を改善

○崑崙【こんろん】

「崑崙」は高く大きくそびえる山の名前。高いところから水が流れるという意味で、膀胱に通じるツボ。水や気のめぐりをスムーズに整えます。肩や背中のこり、腰痛にも効果があります。

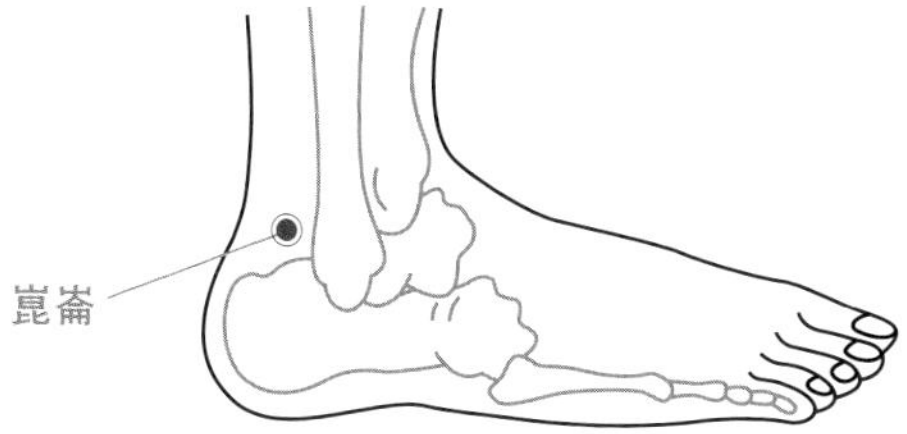

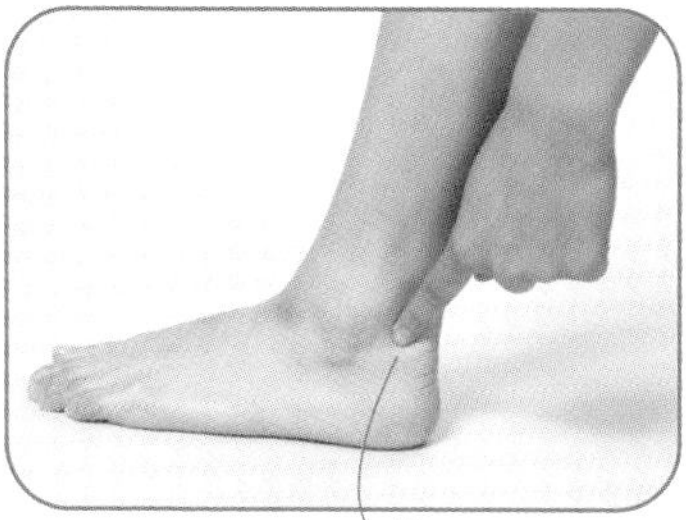

見つけ方

外くるぶしとアキレス腱の間にあるくぼみにある。

偏頭痛

henzutsu

脈に合わせてズキン、ズキンとした痛みの偏頭痛は、頭部の血管が拡張し、炎症を起こして痛みが発生する頭痛で、男性より女性に多いといわれます。

偏頭痛ツボ

◦陽輔【ようほ】 ◦陽陵泉【ようりょうせん】

「陽」とは足の外側部を指し、どちらのツボも足の外側にあります。代謝を高め、体をあたためてくれる陽陵泉は痛みを緩和する働きが、陽輔は水や気の流れをよくする働きがあり、どちらも頭痛に効果的なツボです。

+care《プラス・ケア》

偏頭痛を誘発する食べ物は、赤ワインやチョコレートなどのポリフェノールが豊富な食べもの。頭の血管を拡張するためといわれます。

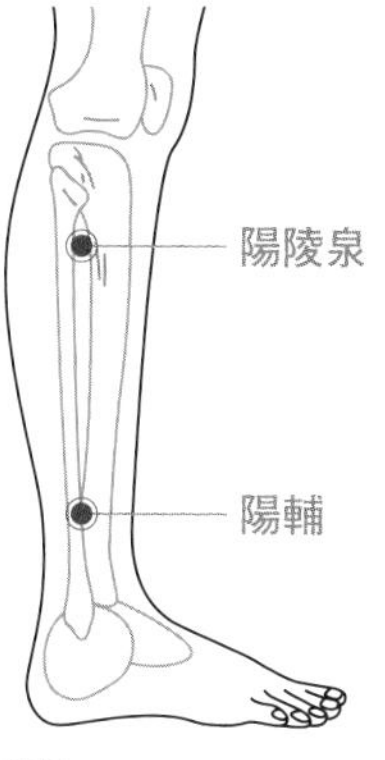

見つけ方

陽陵泉▶ひざの外側にある、飛び出した大きな骨のすぐ下にあるくぼみ。

陽輔▶外くるぶしの上部から指4本分上にいったところ。

疲れ目

tsukareme

パソコン作業や携帯電話の操作、室内の空調による乾燥など、目に悪い環境の中での日常生活。目がショボショボしたり、かすんだりする目の疲れは、目の調節機能の低下や肩こりなどによる血行不良が原因と考えられます。お灸で目に優しいケアを日頃から心がけてください。

目の疲れ全般のツボとしてよく知られているのが合谷。外出先やオフィスで、目の疲れを感じたら、ここを押すだけでも疲れが和らぐでしょう。

+care《プラス・ケア》

目の健康に必要とされる栄養素はビタミン。とくに、疲れ目解消によいといわれるビタミンを紹介しましょう。

ビタミンA／目にうるおいを与える。うなぎ、ニンジン、小松菜など。

ビタミンB／視神経の働きを活発に。牡蠣、アサリなど。

ビタミンE／血行を促進する。アボカド、アーモンドなどの果実類。

目の疲れに最強のツボ

○合谷【ごうこく】

合谷は大腸につながるツボで、「顔と目は合谷におさむ」といわれ、目の疲れ以外にも、鼻づまり、歯痛、肌あれなどにも効果的です。左右の手のツボにしてください。

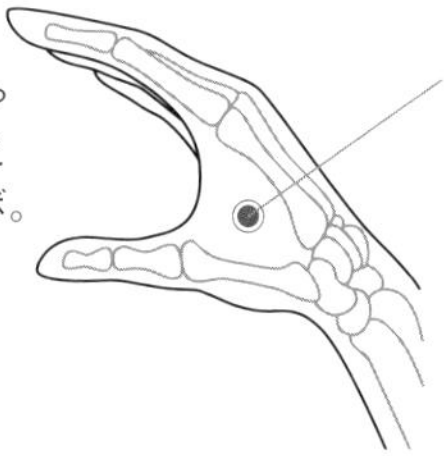

ツボの周辺にへこみやくすみがあれば、そこがあなたの合谷のツボ。

見つけ方　親指と人差し指の骨が出合う、人差し指側のくぼみ。

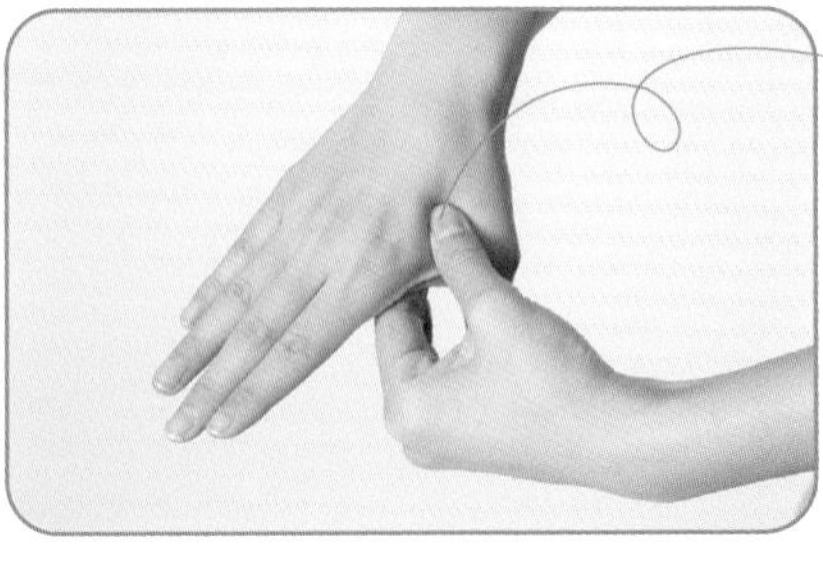

押すとへこみを感じるところ

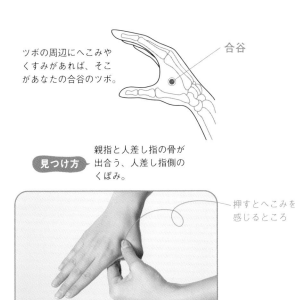

肩のこりをほぐす

○手三里【てさんり】

長時間同じ姿勢を続けることで起こる肩や首のこり。肩こりは目の疲れの原因にもなります。肩がこっていると感じたら肩こりに有効な手三里にお灸をし、こりをほぐして血行をよくしましょう。

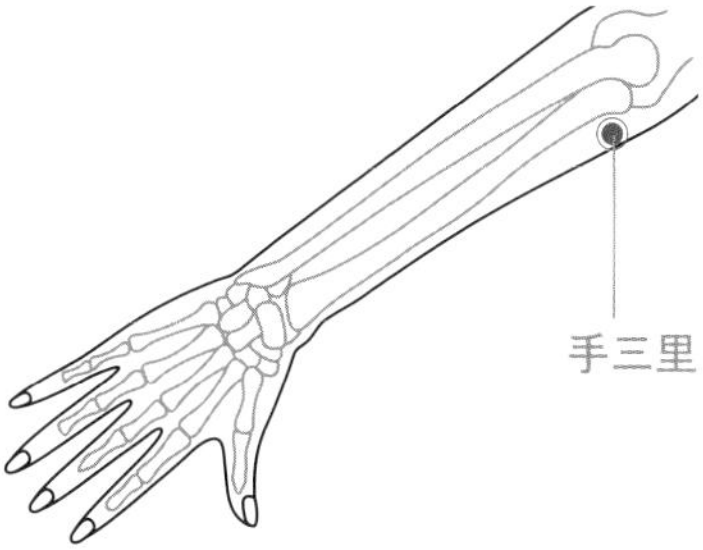

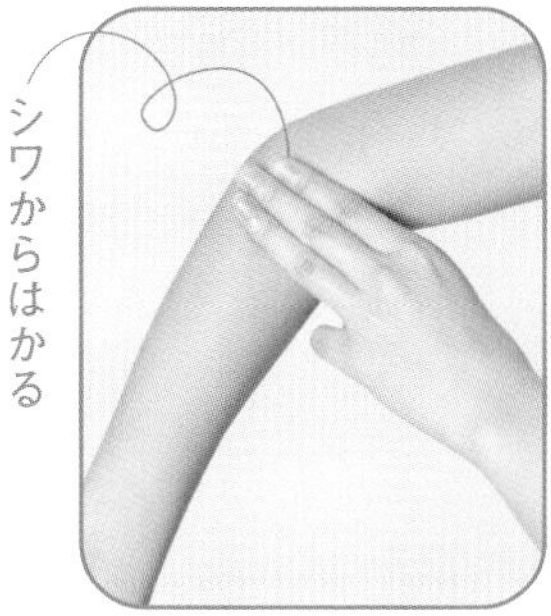

見つけ方

ひじを曲げてできるシワに人差し指を当て、指３本分、手首寄りの骨のきわ。

目に栄養を与える

○太衝【たいしょう】

気・血の流れをよくする肝機能に働きかけるツボで、目に栄養を与え、視力の回復をサポートします。自律神経にも影響し、ストレスやイライラ解消にも役立ちます。

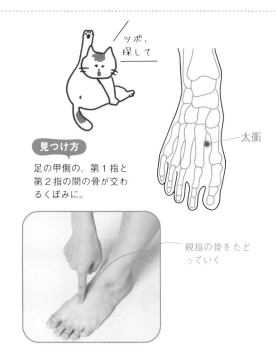

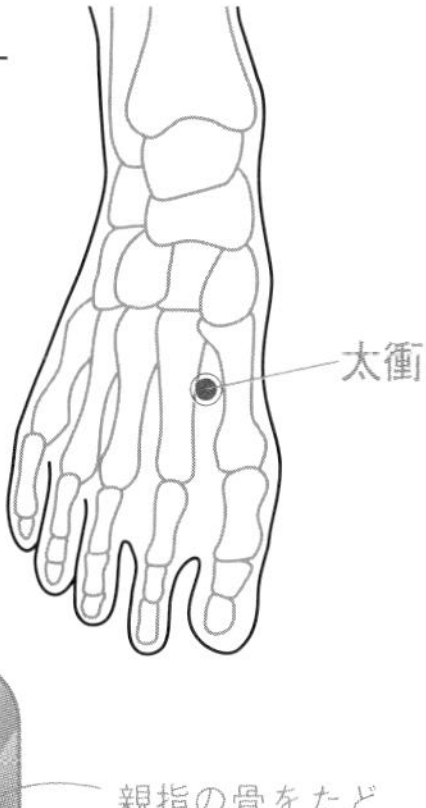

見つけ方

足の甲側の、第１指と第２指の間の骨が交わるくぼみに。

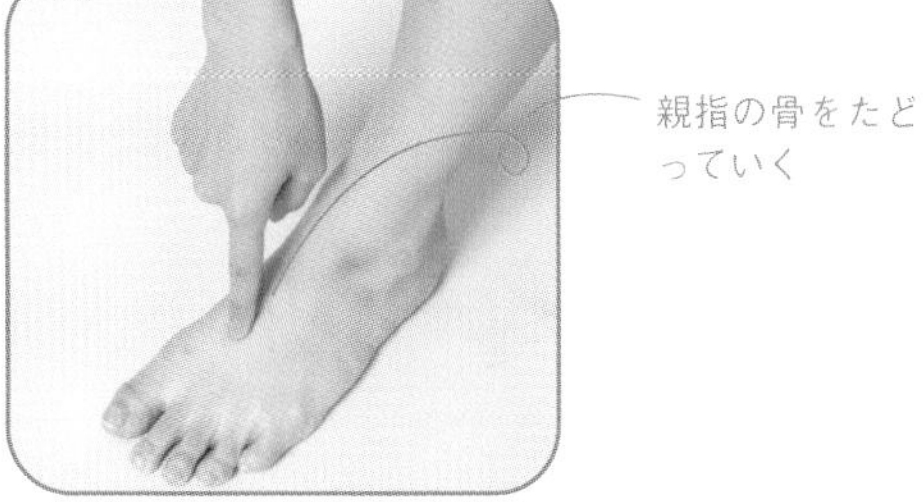

視力低下

Siryokuteika

「よく目を細める」「文字や物が見づらくなった」「目が疲れやすい」と感じることはありませんか。これらは視力低下の症状。急激な視力低下は白内障などの病気も考えられますので、専門医の診断を。スマホやパソコンのやり過ぎから、視力を落とす人が最近は増えています。こうした人にはお灸によるケアをおすすめします。

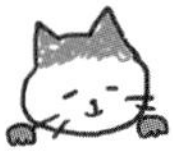

+care《プラス・ケア》

視力回復に注目されている栄養素が「ルテイン」です。ルテインはカロテノイドの一種で、緑黄色野菜に多く含まれます。

疲れからくる視力の低下に

○光明【こうめい】

遠くのものが見えにくくなったり、疲れからくる視力の低下には、足にある光明にお灸を。目に光明を与えることから名づけられ、目のかゆみにも効くツボです。

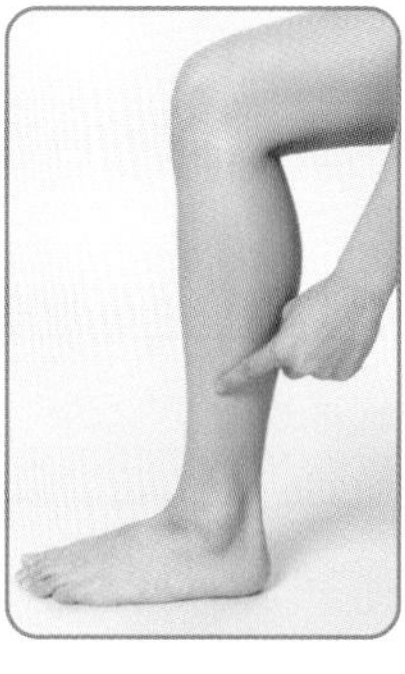

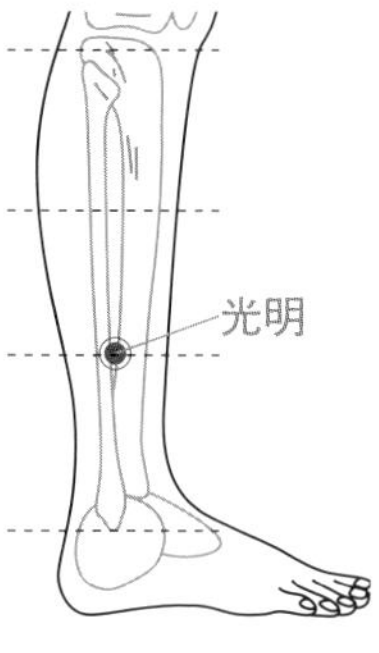

見つけ方

足の外くるぶしとひざのシワの外側との間の、下1/3のところ。

筋肉のはりを軽減

○陽陵泉【ようりょうせん】

光明と同じ「足少陽胆経」に属し、筋肉の疾患によく使われるツボです。目が疲れるとまわりの筋肉が張ってきます。そのはりを軽減して、視力低下の原因を改善します。

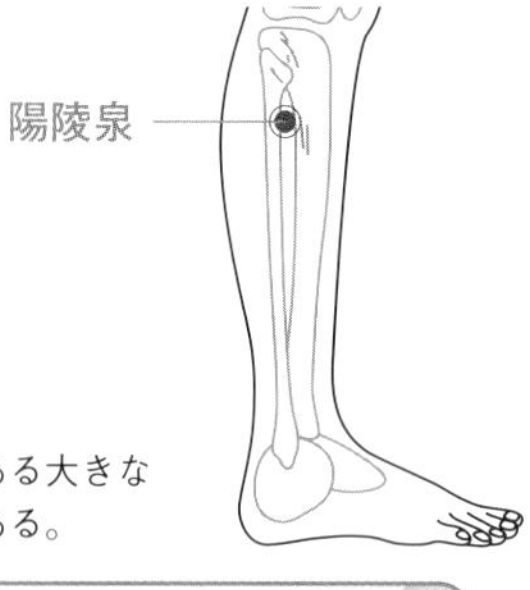

見つけ方

ひざの外側にある大きな骨のすぐ下にある。

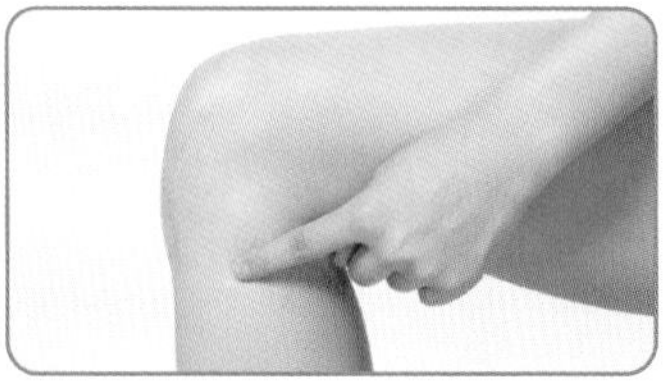

めまい

memai

めまいは、動脈硬化や突発性難聴など病気の前兆の場合があるので、まずは専門医の診断を受けましょう。
ひどい肩こりやストレス、水の流れの停滞が原因でもめまいは起こります。そんなめまいには、「血・水」の流れをスムーズにし、ストレスにより不安定になった「気」の流れを調整しましょう。

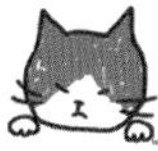

プラス・ケア
+care

質のよい睡眠や入浴で、ストレスや「気・血・水」の流れを改善しましょう。

ストレスを緩和

○内関【ないかん】

手首近くにある内関は、不安やイライラなど日常生活に起こりやすい「心痛」のツボといわれ、急なめまいや立ちくらみを和らげます。乗りもの酔いにも活用されるツボです。

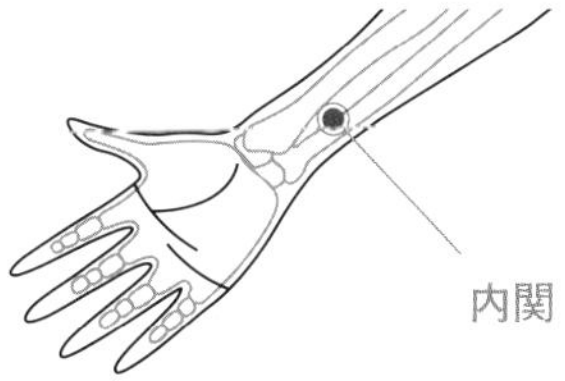

見つけ方　手のひらを上にして、手首のシワからひじに向かって指３本分とった中央。

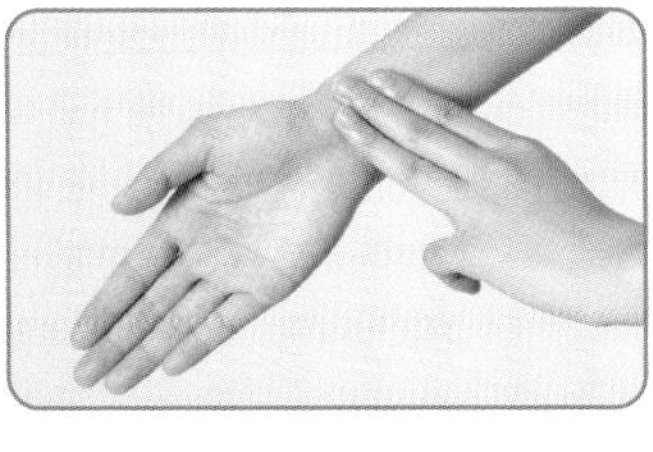

肩のこりを解消

○肩井【けんせい】

首や肩のこりに有効なツボで、肩こりが原因のプチ不調に、よく使われツボです。腕が上げられないときもこのツボが活躍します。

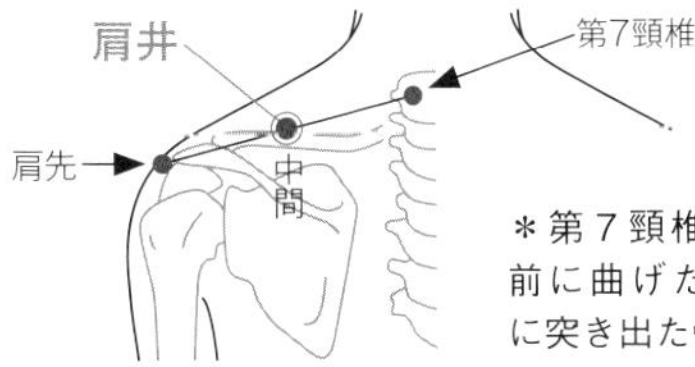

＊第７頸椎／頭を前に曲げたとき首に突き出た骨

見つけ方　第７頸椎と、左右の肩先を結んだ線の中央あたりの一番盛り上がったところ。

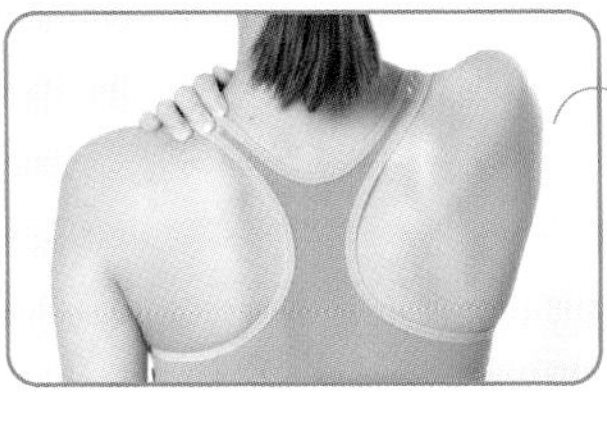

肩に手を置いて、中指がふれるあたりの周辺を押して、痛く感じるところがツボ

耳なり

miminari

耳なりは、中耳炎や脳腫瘍など病気が原因の場合もあるので、まず、専門医の診察を受けましょう。

原因がはっきりしない場合は、ストレスなどが原因で、頭部への気・血・水の流れが停滞し、滋養が不足したからと考えます。腎気の衰えを回復し、血・水の流れをスムーズにします。

+care《プラス・ケア》

日常の生活で、ストレスを溜めないようにしましょう。睡眠不足も、耳なりの大敵です。

腎臓の働きをアップする

○ 腎兪【じんゆ】

老化現象の改善にも効果的といわれる腎兪は、腎臓につながるツボ。腎臓の活力が低下すると耳なりや難聴を引き起こします。水分代謝をスムーズにします。

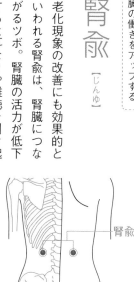

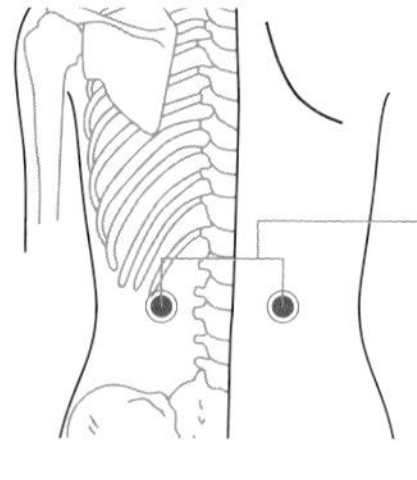

肋骨の一番下の高さのところで探して

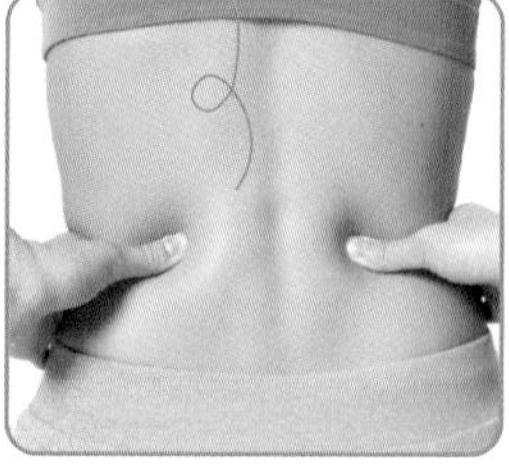

見つけ方

第２腰椎と第３腰椎の間から指２本分外側。

耳なり・難聴に有効なツボ

○ 中渚【ちゅうしょ】

手の甲側にあるツボで、「渚」とは水に浮かぶ小さな島を指し、耳なりのほかに軟聴にも有効。頭痛、のどの腫れ・痛みにも効果的なツボです。

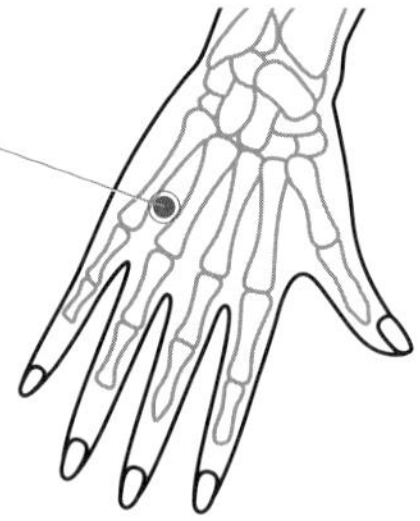

見つけ方

手の甲にある。小指と薬指の関節の間で、少し手首より。

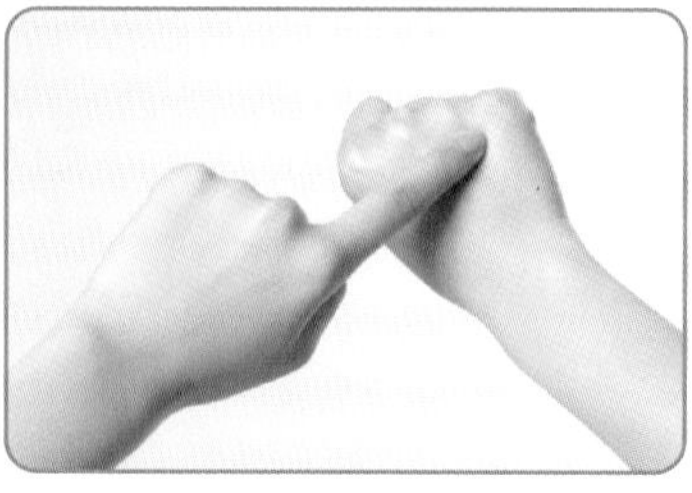

歯痛

sitsū

歯痛の主な原因は虫歯で、虫歯の場合は歯科医師の診断を受けましょう。虫歯以外にも、肩こりや疲れが原因で歯が痛むことがあります。その場合は、歯の痛みを緩和しながら、その原因を解消しましょう。

急な歯の痛みには合谷のツボが効果的です。外出先なら押すだけでも効果が期待できます。また、歯ぐきの腫れからくる痛みにも、合谷は役に立つツボです

上歯の痛みを和らげる

○ 解谿【かいけい】

解谿は「足陽明胃経」に属するツボで、足陽明胃経は上の歯を通る経脈。ストレートに刺激をします。足の関節痛にも効果的なツボです。

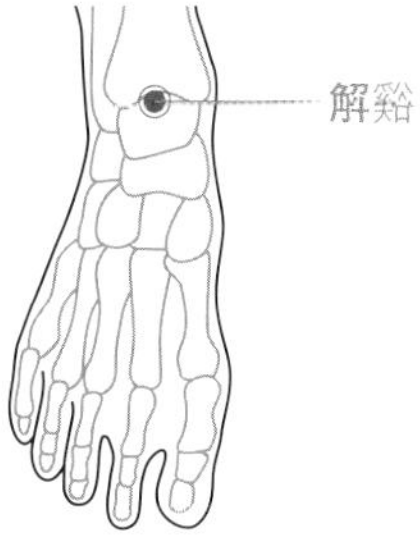

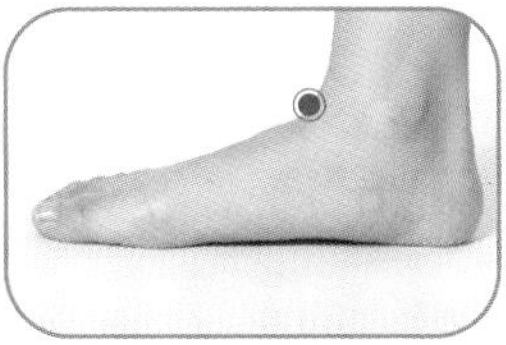

見つけ方

足首の前面のほぼ中央。上に曲げると現れる2つの腱の間。

下歯の痛みに有効

○ 温溜【おんる】

温溜は「手陽明大腸経」に属し、下の歯に有効なツボです。また、速やかに痛みを軽減する力を持ち、急に痛みがひどくなったときにおすすめのツボです。

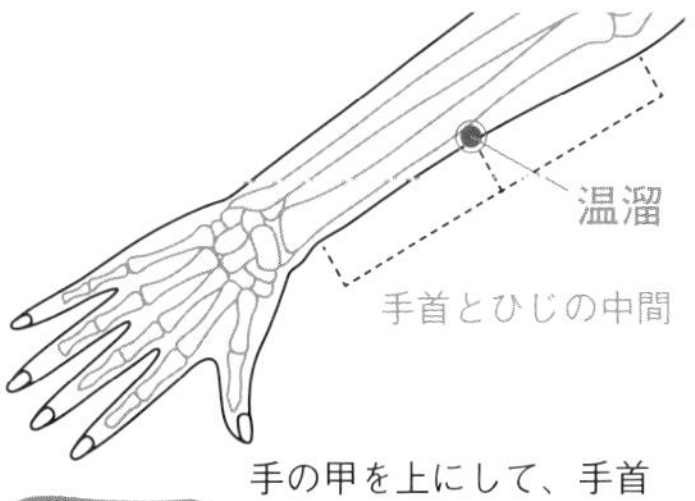

見つけ方

手の甲を上にして、手首とひじの親指側を結んだ線の中間点。

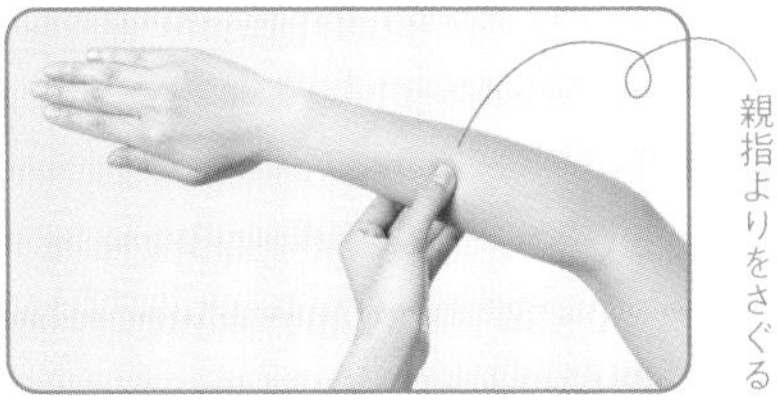

口臭 口中の不快感

kōshu fukaikan

口臭の原因は歯槽膿漏や虫歯などの口腔内のトラブルが一番多いのですが、加えて消化不良などの胃腸の不調も口臭の原因になります。口腔内に問題がない場合は、胃腸を疑ってみましょう。また、口中がねばねばしたり、苦く感じたりする不快感の原因も、消化機能の不調やストレスが考えられます。

ここでは胃腸が原因の口臭と口中の不快感を解消するツボを紹介します。

消化器系機能をアップさせる

○ 中脘【ちゅうかん】

胃の中心にあるのでこの名がついた、消化器系の働きを整えるツボです。胃痛、胃もたれなどの消化器全般の症状に活躍します。

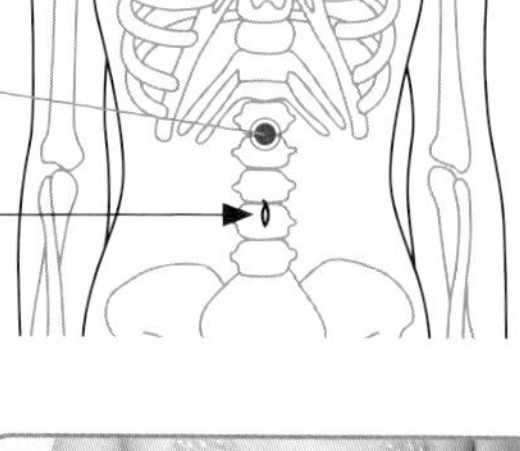

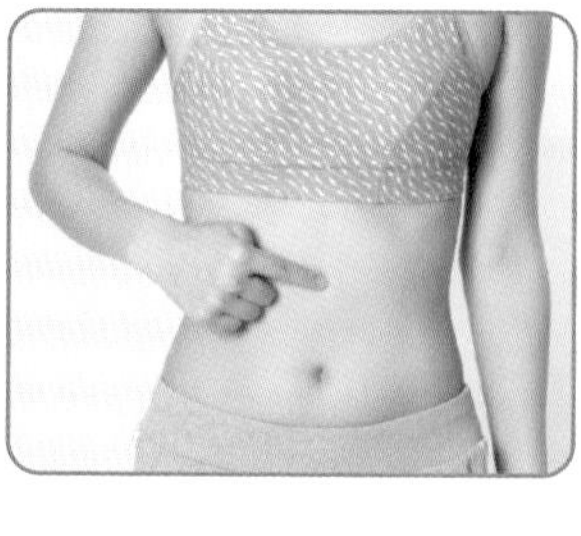

見つけ方

身体の中心線上、おへそとみぞおちの中央。

体に活力を与える

○ 足三里【あしさんり】

足三里は「足陽明胃経」に属し、消化機能をアップさせるツボとして、口臭や口中の不快感に働きます。気と水の流れをスムーズにし、体を元気にしてくれるツボでもあります。

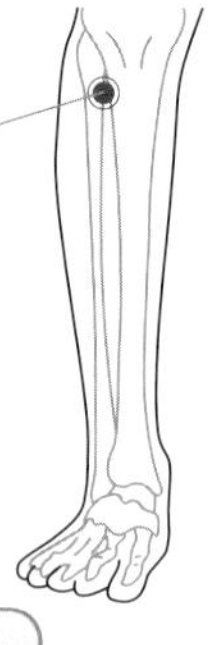

見つけ方

ひざの外側にあるくぼみから指４本分下がったすねの縁に。

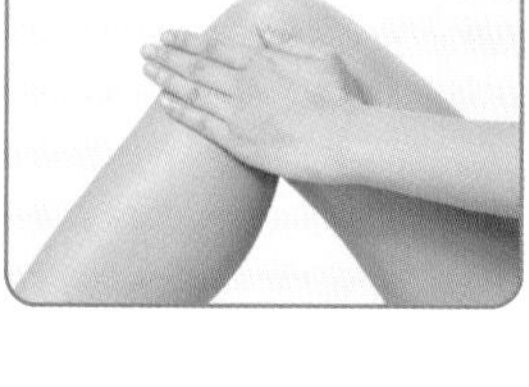

多汗症

takanshō

心臓を動かす、汗をかく、食べたものを消化するなどの働きのある臓器をコントロースするのが自律神経です。自律神経のバランスが乱れると、身体に様々な不調が現われます。手のひらや腋の下、顔など汗をかく場所は異なっても、多汗症もそのひとつです。気・血の流れをスムーズにして、自律神経のバランスを整えるツボにお灸をしましょう。

+care プラス・ケア

多汗症の人は、辛い・酸味が強い・甘すぎる・濃い味つけのものは避けましょう。

○陰郄【いんげき】

気血の流れをスムーズにする

陰郄とは、気・血が集まるところを指し、気・血の流れをスムーズにするツボです。汗をしずめる働きがあり、寝汗や動悸にも効果的です。

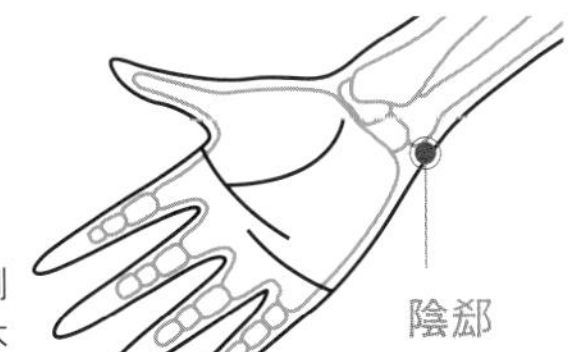

見つけ方

手のひらの小指側の手首から指1本分、ひじに向かったところ。

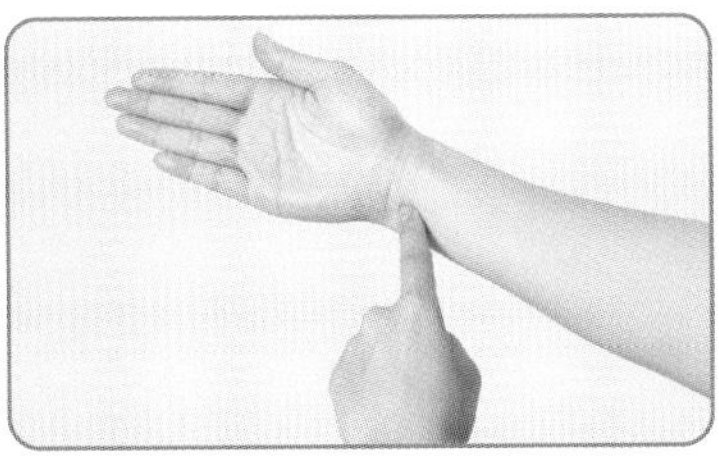

○三陰交【さんいんこう】

内臓の働きを活発にする

肝・脾・腎の三経が交わるところにあるツボで、内臓の働きを活発にします。また、冷え症や月経不順など女性の不調全般に効く、女性にとり重要なツボでもあります。

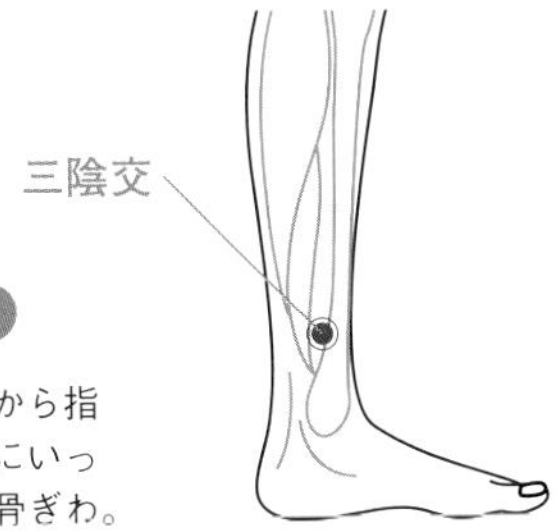

見つけ方

内くるぶしから指4本分、上にいったところの骨ぎわ。

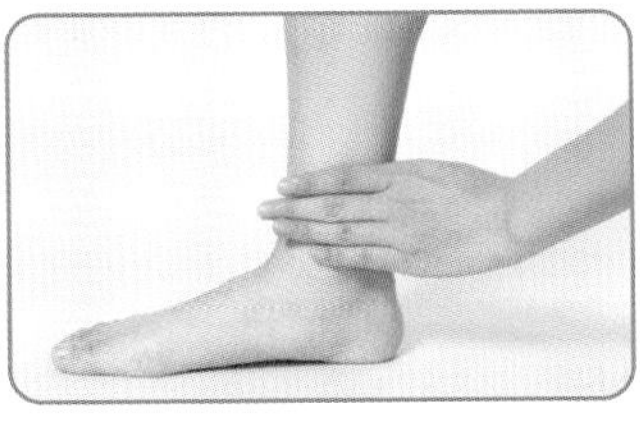

花粉症

Kafunshō

花粉症にかかる人は年々増えていますが、その症状は主に目・鼻・気管支に出ます。

❶鼻：くしゃみ、鼻水、鼻づまり
❷目：目のかゆみ、充血
❸気管支：咳やのどの不快感

全ての症状に効果的なツボは合谷で、症状によりツボをプラスしましょう。それぞれのツボは、鼻は淵腋、目は合谷、気管支は肩髃です。毎年、花粉症に悩まされる人は、その時期の半年ぐらい前から合谷へのお灸を始め、自然治癒力を高めておくとよいでしょう。

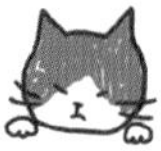

+care《プラス・ケア》

花粉症には目や鼻、のどの炎症を悪化させる強い香辛料のものや、粘膜を充血させる甘いものは控えましょう。逆に花粉症によい食べものは、症状が鼻に出る場合は長ネギ、生姜、気管支に出る場合はシソ、ギンナンがよいといわれます。

すべての症状に対応

○合谷【ごうこく】

鼻や目、気管支の症状を和らげる合谷は、花粉症には頼もしいツボです。とくに目には効果大で、また、鼻のつまり解消にはつまってる鼻と同じ側の合谷がツボです。

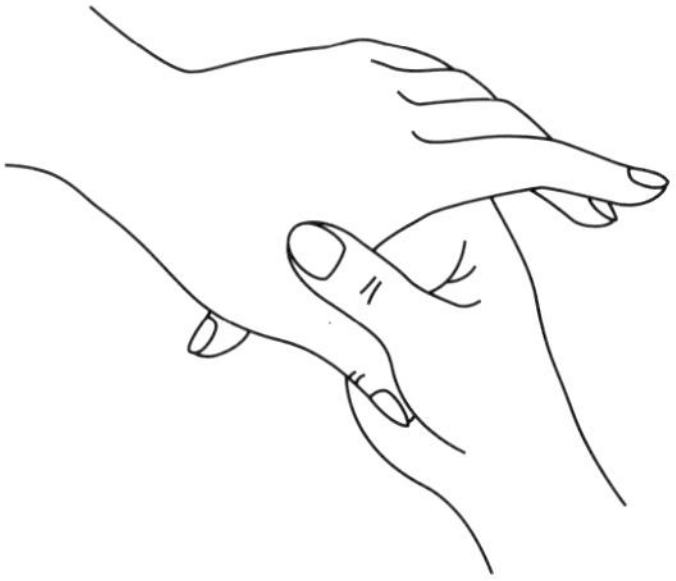

見つけ方 親指と人差し指の骨が出合う、人差し指側のくぼみ。

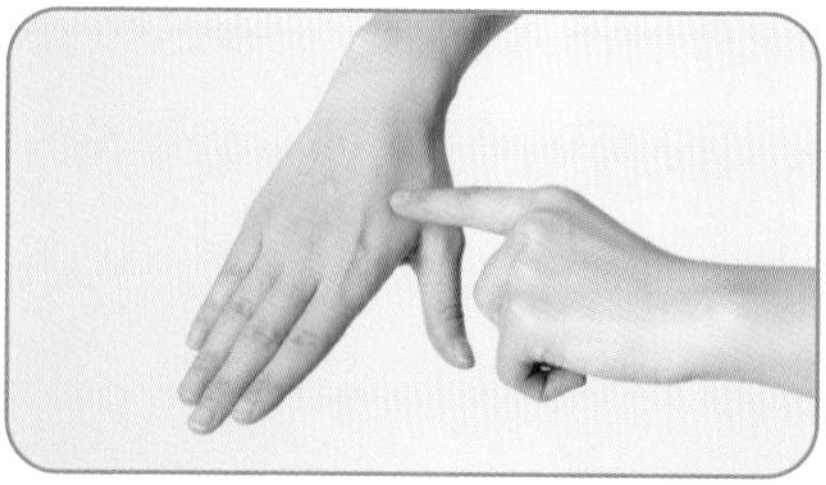

鼻水・鼻づまりを解消

○淵腋【えんえき】

腋の下にあり、左の鼻がつまったら右の淵腋、右の鼻がつまったら左の淵液がツボになります。緊急のときは、お灸より「圧」を与えるほうが効果的です。肋間神経痛などにも効果があるツボです。

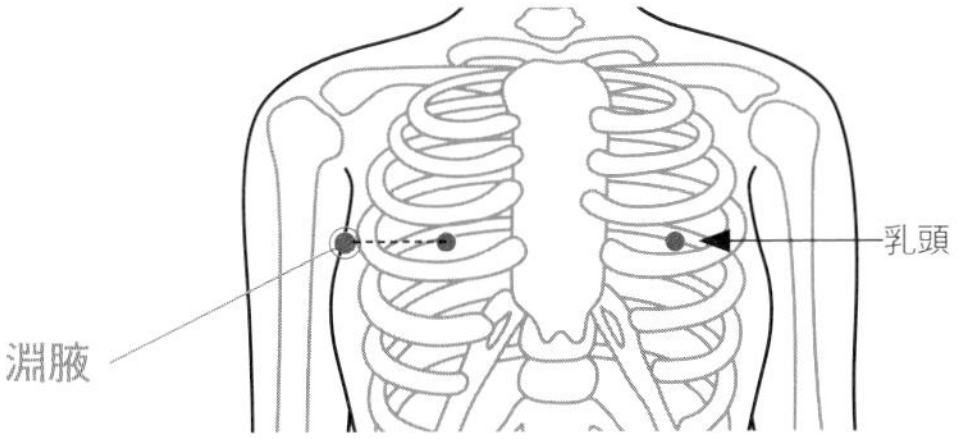

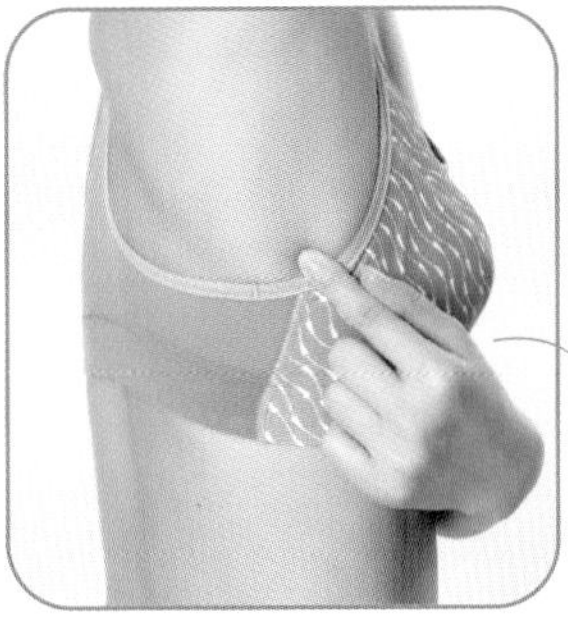

見つけ方

乳首から腋の下にかけて引いた線上の、腋の下の中央にあります。

乳頭の線上にある

咳やのどの不快感

○肩髃【けんぐう】

肩甲骨と上腕骨のくぼみにあるのでこの名がついたツボです。「手腸明大腸経」に属し、停滞した気の流れを調整。痰を出やすくし、咳やのどの不快感を軽減します。

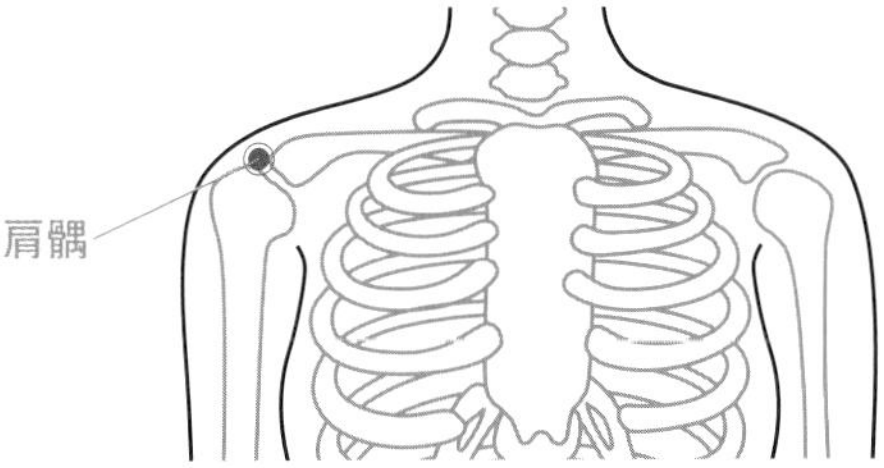

見つけ方

肩甲骨と上腕骨のくぼみにある。「髃」は骨と骨の間の隙間を指す言葉。

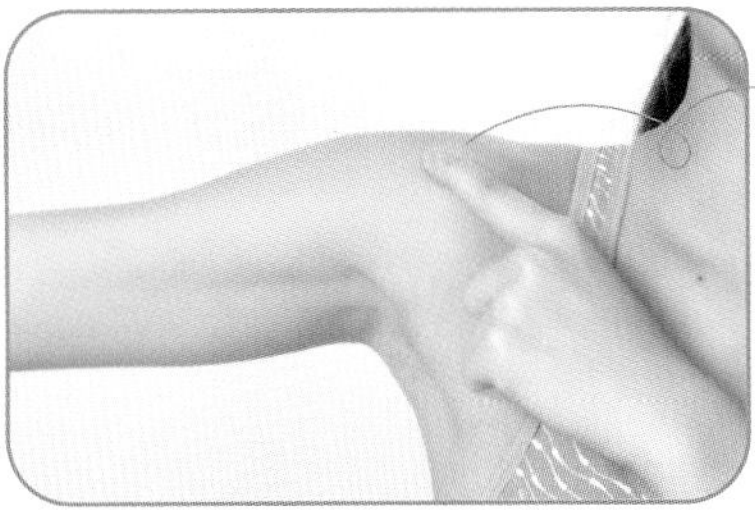

ふたつのへこみの前

肩こり

katakori

デスクワークなどで同じ姿勢を長時間続けると、特定の筋肉だけが伸びたり縮んだりして、これが肩こりの原因に。また、長時間の緊張も肩をコチコチにします。こうして起こる肩こりの原因は大きく3つに分けられます。

❶肩や首の血行が悪くなる
❷イライラや緊張により気の流れが滞る
❸風邪や冷えなどが原因

こりを感じる部位により効果的なツボがありますが、肩こり一般に有効なツボは、肩井と天宗。まず、肩井と天宗にお灸をし、特に痛みを感じる部位へのお灸をプラスしましょう。

+care《プラス・ケア》

長時間同じ姿勢を続けるのは避けましょう。30分ごとに、腕を回したり、肩を上げ下げするなどの運動を心がけましょう。

ダイレクトにほぐす

○肩井【けんせい】

「足少陽胆経」に属し、この経脈はぎっくり腰やめまいなどの症状に効果があります。肩井も、その名の通り、慢性的な肩こりや首・背中の痛みを緩和します。五十肩や頭痛にも使いたいツボです。

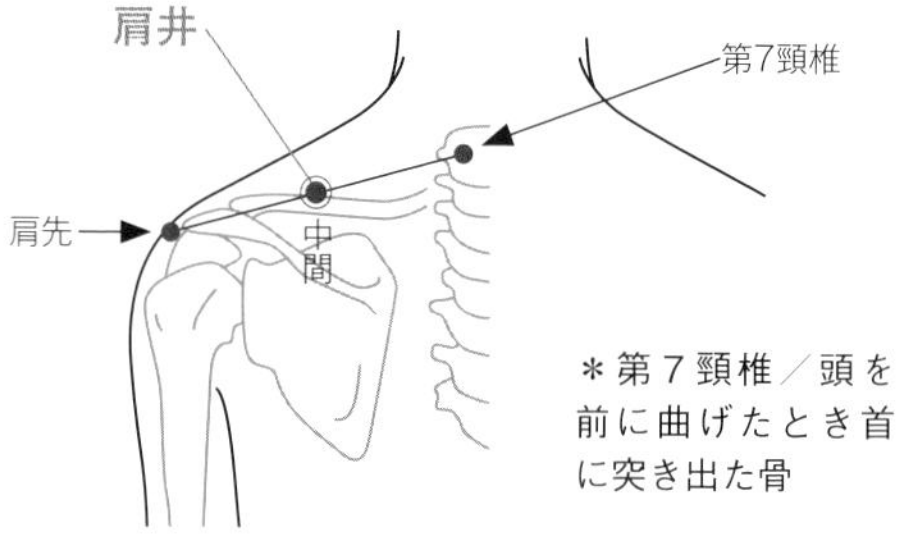

＊第７頸椎／頭を前に曲げたとき首に突き出た骨

見つけ方 第７頸椎と、左右の肩先を結んだ線の中央あたりの一番盛り上がったところ。

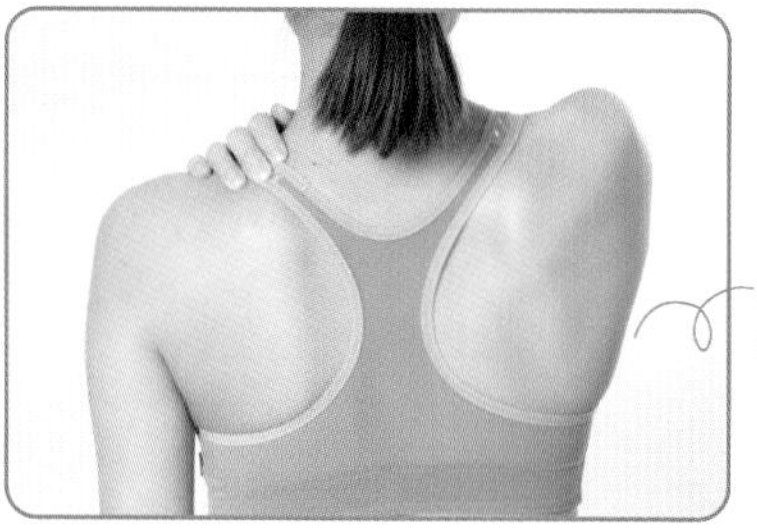

肩に手を置いて、中指がふれるあたりの周辺を押して、痛く感じるところがツボ

気血を整えのびやかにする

○天宗【てんそう】

天宗が属する「手太陽小腸経」はテニスひじや五十肩、耳なりなどに効く経脈です。体内に清い気を取り入れ、気・血の流れをスムーズにし、筋肉や関節のこわばりをゆるめ、のびやかにします。また、けいれんを抑える働きもあります。

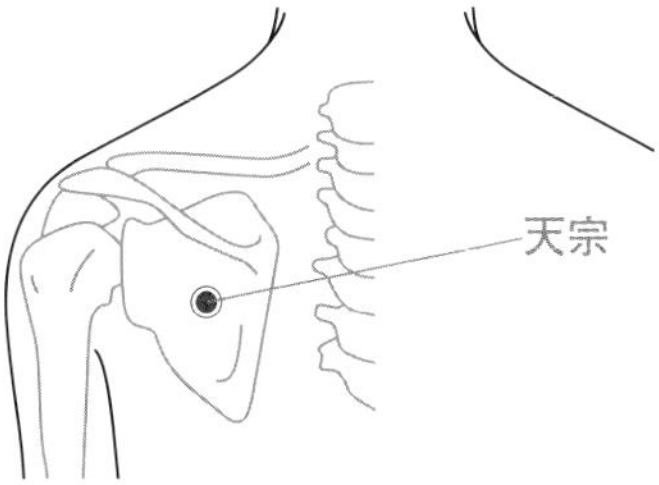

見つけ方 背中側の脇のシワの端から背中の中央に向かって指4本いった位置。

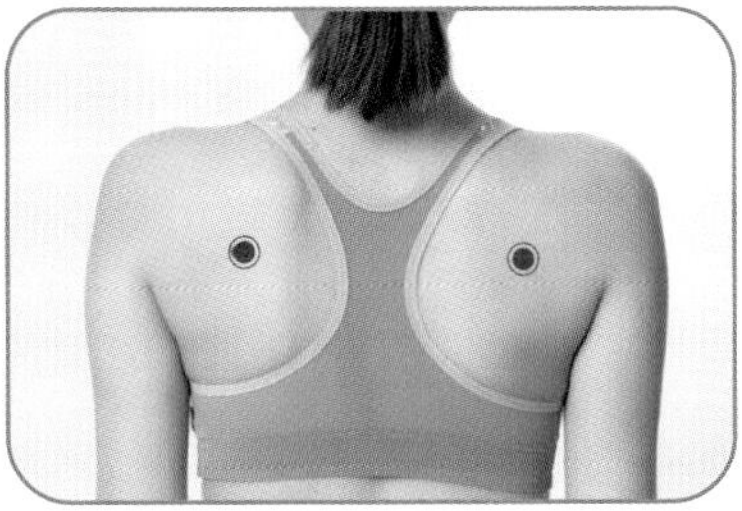

肩のこりを感じる部位別のツボ

katakori

人によりとくにこりがきつい部位があるでしょう。肩井、天宗にプラスしてお灸をしてみてください。

肩甲骨まわりのこり

養老

養老は昔から老化により起こる未病や若返りによいといわれるツボで、血行をよくする働きがあります。

肩の真ん中のこり

外関［がいかん］

気の流れをよくして、肩のこりを和らげたり、めまい、頭痛、耳なりにも効果があるツボ。

肩の前のこり

偏歴［へんれき］

気の流れを整え、肩こり以外に手の指の腱鞘炎、手首の関節炎、鼻血の止血にも効果があります。

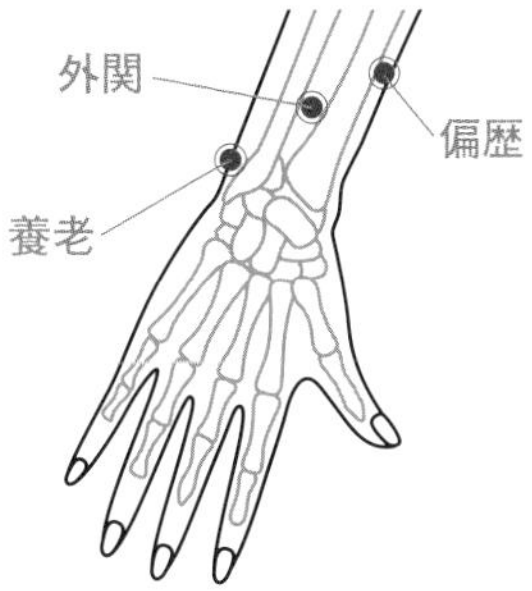

見つけ方

養老▶甲側、小指側の下に突き出ている骨の上にあるくぼみ。

外関▶甲側の手首のシワの中央から指3本分、ひじに向かったところ。

偏歴▶甲側の親指側の手首のくぼみの中心から指4本分、ひじに向かったところ。

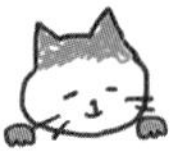

プラス・ケア
+care

患部を温めたり、冷やしたりすることは避け、また、痛くても軽く動かすことは続けるようにしましょう。

四十肩 五十肩

shijyūkata gojyūkata

腕が上がらなくなったり、後ろに回せなくなる四十肩、五十肩は、肩関節周辺の組織の変化や炎症などが原因で起こると考えられます。

肩井のツボが効果的で、肩から上腕部の痛みに効くツボ肩髃をプラスするといいでしょう。

肩の筋肉をほぐす

○ 肩井【けんせい】

肩にあるツボで、慢性的な肩こりや首・背中の痛みを緩和します。五十肩や頭痛にも使いたいツボです。

＊第７頸椎／頭を前に曲げたとき首に突き出た骨

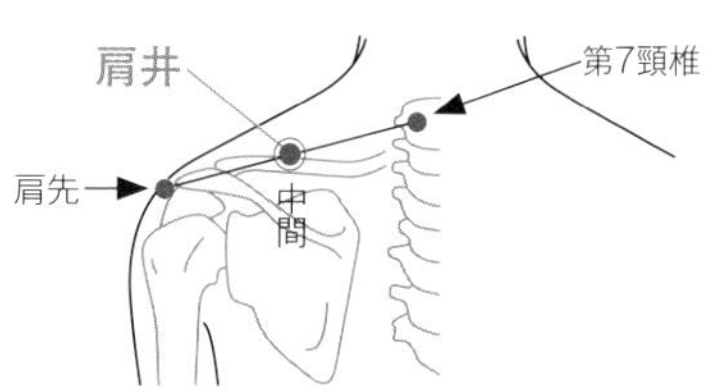

見つけ方 第７頸椎と、左右の肩先を結んだ線の中央あたりの一番盛り上がったところ。

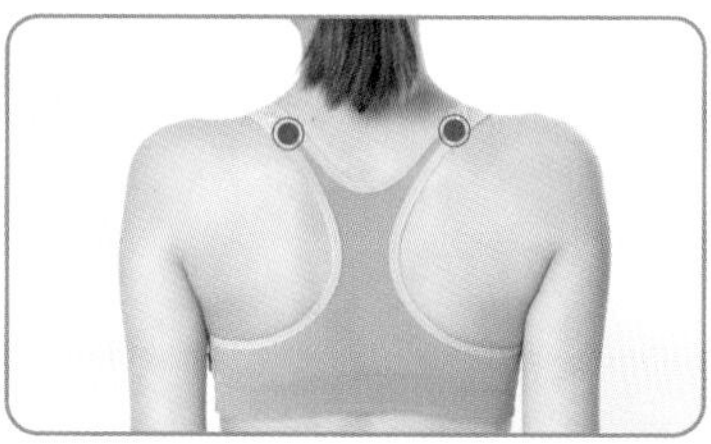

気の流れを整える

○ 肩髃【けんぐう】

肩甲骨と上腕骨のくぼみにあるのでこの名がついたツボ。停滞した気の流れを調整し、肩から上腕部の痛みを和らげます。

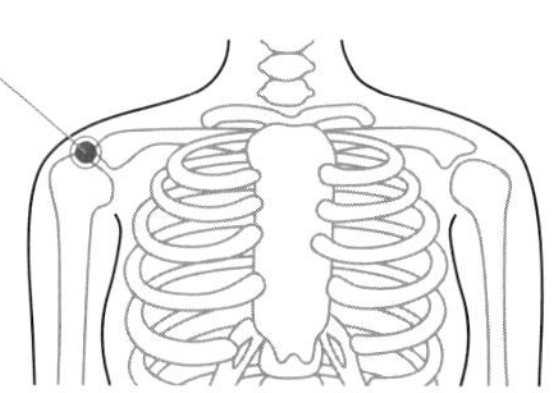

見つけ方 腕を肩まで平行にあげたときにできる、肩甲骨と上腕骨のくぼみの中に。

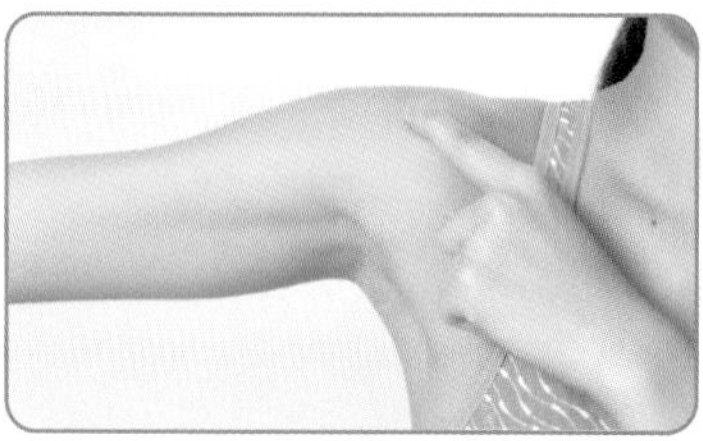

肩から背中のこり

kata senakanokori

背中が痛いという症状は、内臓に病気があることも考えられるので、専門医の診断を受けましょう。

疲労や姿勢の影響、胃腸が弱っていると、肩から背中にかけてこりが生じる場合もあります。そうした症状では、肩井や中脘にお灸をしましょう。

また、肩から腕にかけての痛みには、曲池（ツボの位置はｐ１１０参照）が効果的です。

肩のこりをほぐす

○肩井【けんせい】

肩こりにはなくてはならないツボ。肩のこりだけでなく、首や背中のこり・痛みを緩和し、頭痛にも有効なツボです。

＊第７頸椎／頭を前に曲げたとき首に突き出た骨

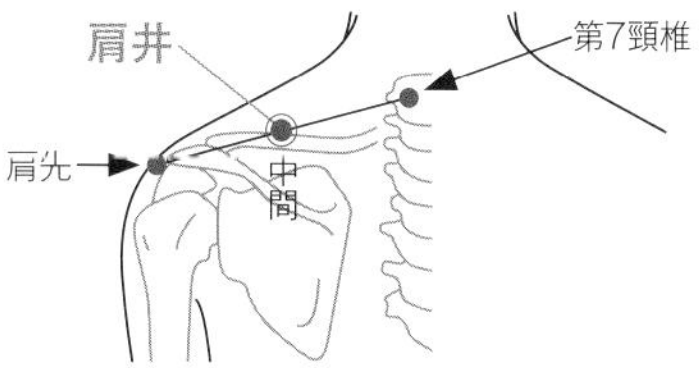

見つけ方　第７頸椎と、左右の肩先を結んだ線の中央あたりの一番盛り上がったところ。

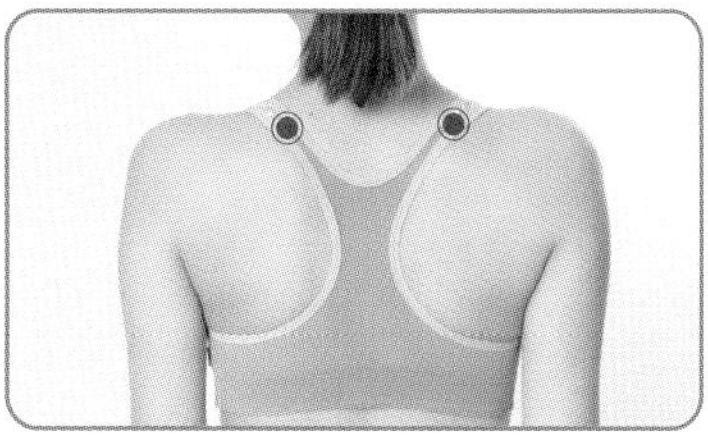

胃腸を元気にする

○中脘【ちゅうかん】

胃の中央にある中脘は、胃腸障害に効果を発揮するツボです。胃腸が弱くなり起こる背中のこりや痛みには、このツボをプラスしましょう。

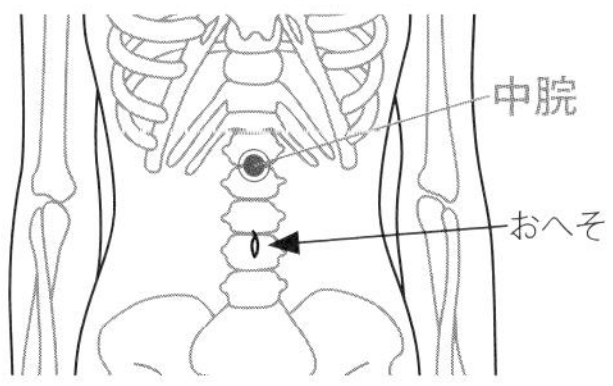

見つけ方　みぞおちとおへその中間、胃の中央に位置する。

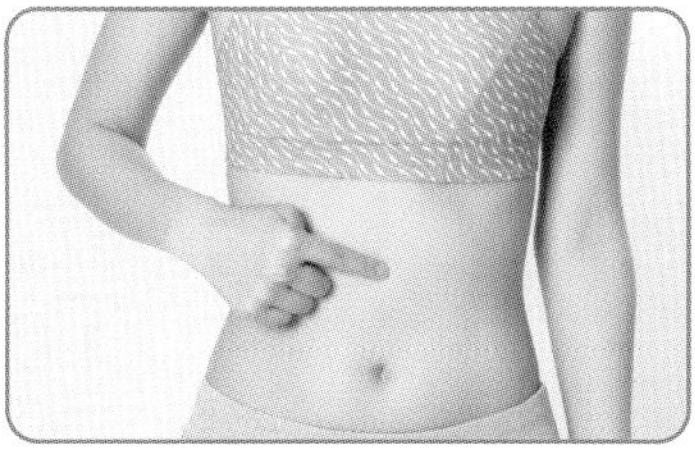

胃痛

itsu

東洋医学では、胃痛の原因を４つに分けています。

❶生まれつき胃が弱い
❷冷え
❸精神的影響
❹暴飲暴食

以上のような原因が組み合わさって胃痛を起こすケースが多いので、役立つツボをセットでトライしてみましょう。胃腸が弱い、暴飲暴食の場合は消化機能を助け、胃を元気にするツボを、ストレスが原因の場合は気の流れをよくするツボを紹介します。時間がないときや、急な胃痛には足三里をおすすめします。

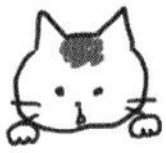

+care《プラス・ケア》

胃痛のときに控えたい食べものは、胃粘膜を刺激するレモンや柑橘類、酢のものなど酸味の強いもの、コーヒーや緑茶などカフェインが多いものは避けて。反対に消化機能を改善するダイコンやニンジンはおすすめです。

消化器系を整える

○足三里【あしさんり】

足三里は胃腸・脾臓につながるツボで、消化器系を整え、気・血の流れをよくします。ストレスや食べ過ぎによる下痢を止め、胃痛以外にも、胃腸を整える働きも。食欲不振にも効果的です。

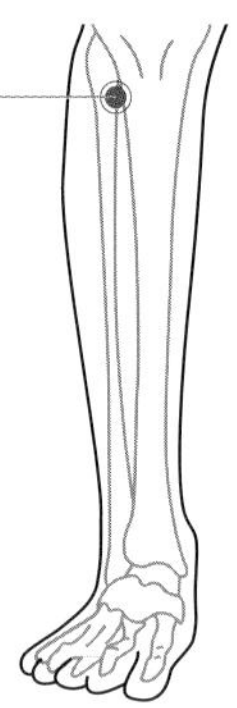

見つけ方

ひざの外側にあるくぼみから指４本分下がったすねの縁に。

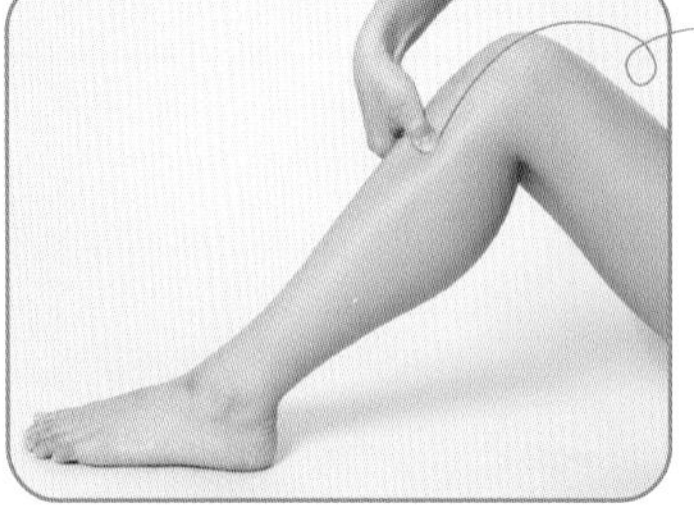

ひざのくぼみから指４本分

胃の不調に有効

○胃兪【いゆ】

背中にはすべての内臓につながるツボがあり、「兪」の字がつきます。胃兪は胃につながるツボで、生まれつき胃の弱い人向きのツボ。食欲不振や胸やけ、胃もたれにも効果的です。

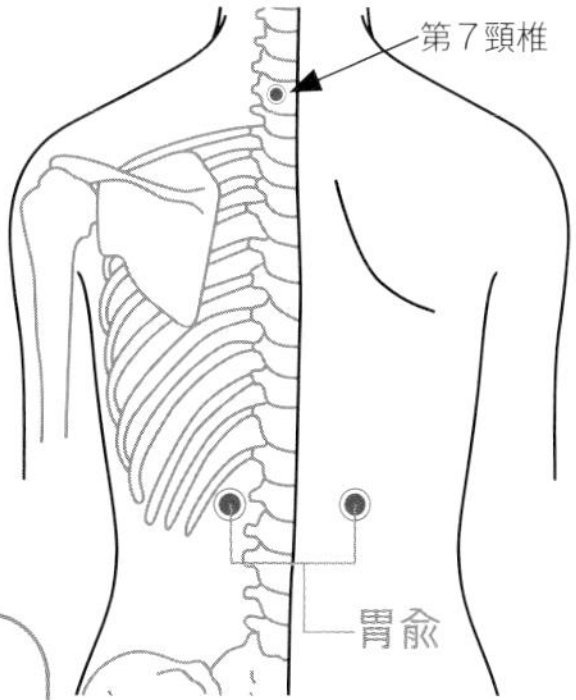

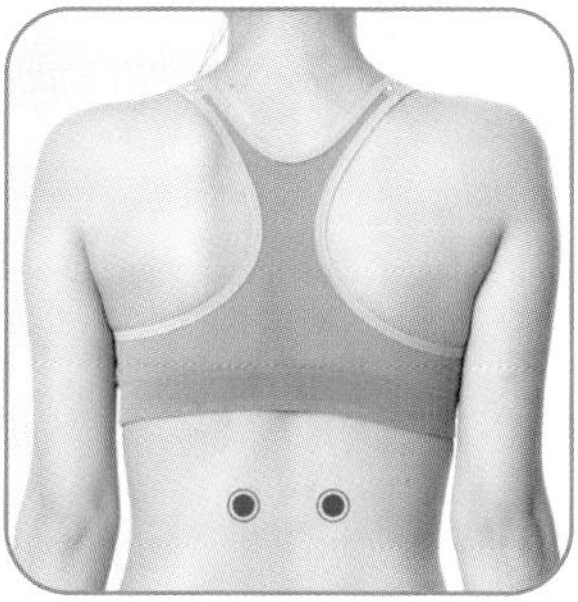

見つけ方

首を前に曲げてできた一番大きな突起から、13番目の、外側に指2本分とった位置。

ストレスを緩和

○内関【ないかん】

内関が属する「手厥陰心包経」は「心」に通じ、精神や意識などもコントロールします。内関は精神を安定させ、気を整えて痛みを軽減させます。ストレスが症状の原因になりやすい現代では、覚えておくと役立ちます。

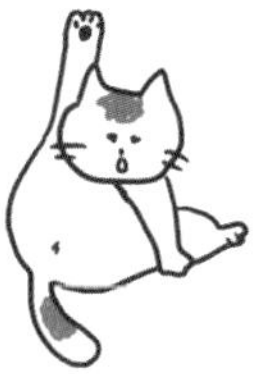

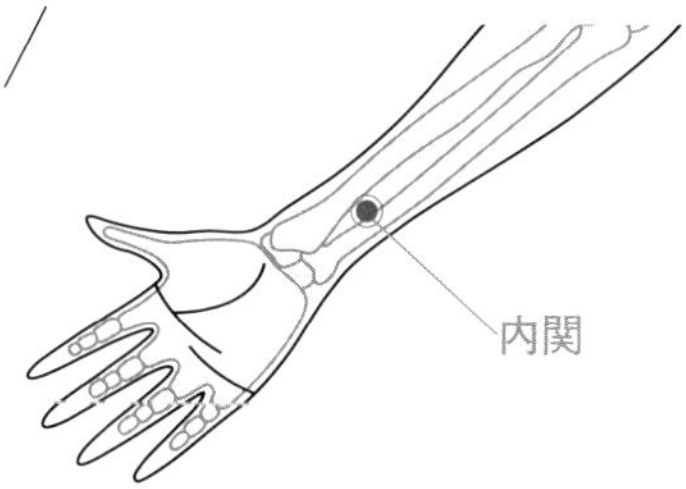

見つけ方

手のひらを上にして、手首のシワからひじに向かって指3本分とった中央。

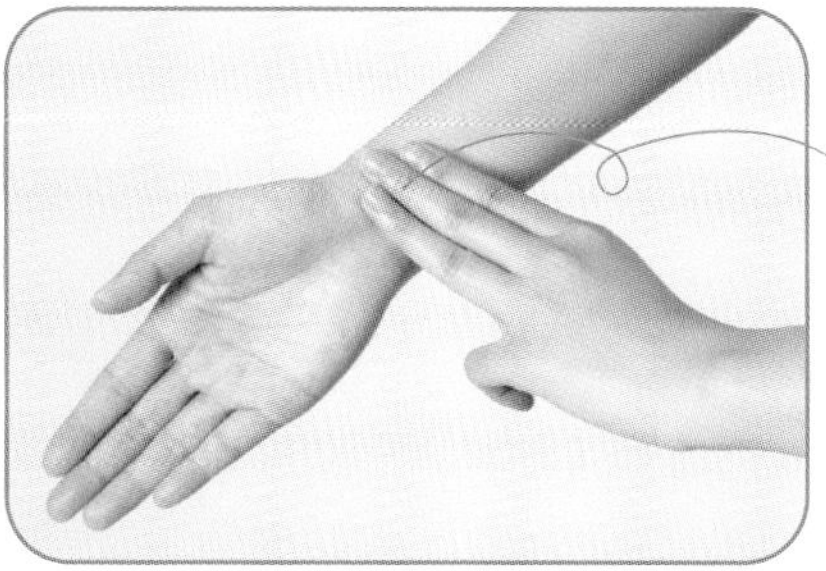

胃もたれ

imotare

食べ過ぎやストレス、生まれつき胃が弱いなどにより起こる胃もたれ。消化機能の働きを助けるツボにお灸をします。

消化機能に強い

○足三里【あしさんり】

気と水の流れをスムーズにし、消化機能に働きかけるツボ。胃痛、胃もたれ、食欲不振、下痢などに効果があります。外出先やオフィスでなら、椅子にかけて、ツボを強く押すだけでも効果が期待できます。

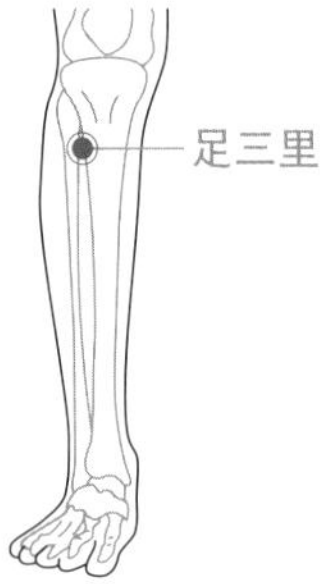

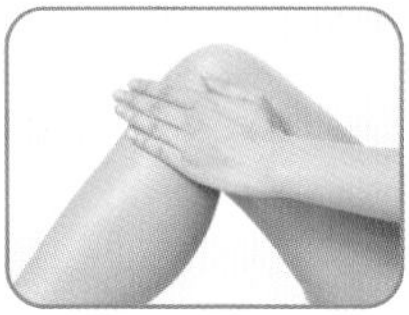

見つけ方

ひざから指４本下がった突起した骨から、指２本分外側へいったところ。

食欲不振

syokuyokufushin

暴飲暴食や、冷たいもののとり過ぎなどによる食欲不振には、胃腸障害に効く足三里や中脘のツボにお灸をします。胃もたれで紹介した足三里も、効果的です。

胃に活力を与える

○中脘【ちゅうかん】

胃の中央に位置し、消化器系の働きを維持し、食欲増進をサポートします。嘔吐や下痢、消化不良にも活躍するツボです。

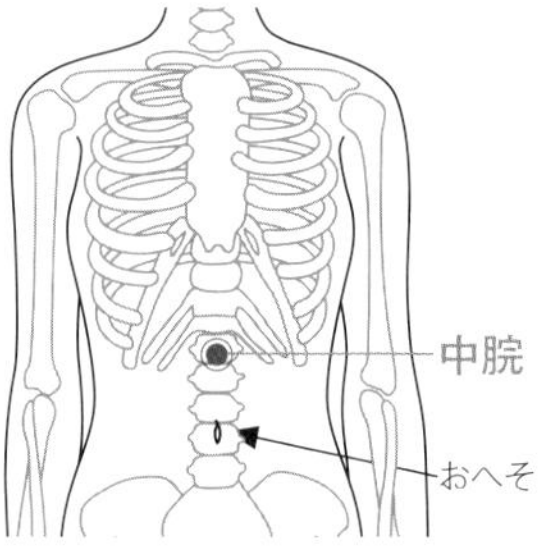

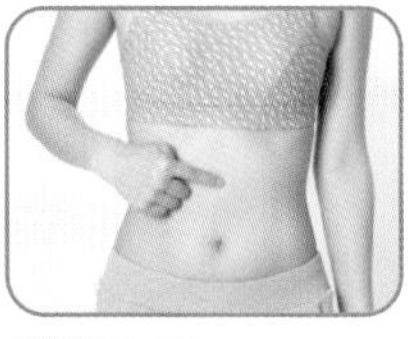

見つけ方

体の中心線上、おへそとみぞおちの中間。

吐き気・嘔吐

hakike / outo

食べ過ぎ、飲み過ぎ、食あたり、風邪、つわりなどが原因で起こる吐き気、嘔吐。胃の機能が正常に働かなくなり、胃の気が逆上して起こると考えられるので、心を安定させ、胃の気を下げ、水分代謝をよくするとおさまります。

急な吐き気におそわれたら、郄門や手三里を強めに指圧しましょう。

気の流れを整える

○郄門【げきもん】

手首とひじの中間ぐらいの位置にあり、気・血が集まるツボ。精神状態を落ち着かせ、気の流れを整える働きがあり、吐き気を抑えたり、心痛、胸痛にも役立ちます。

胃腸の働きを改善

○手三里【てさんり】

疲れ目に有効なツボとして紹介した手三里は、弱った胃腸の働きを改善する働きもあります。二日酔いや腹痛にも役立つツボです。

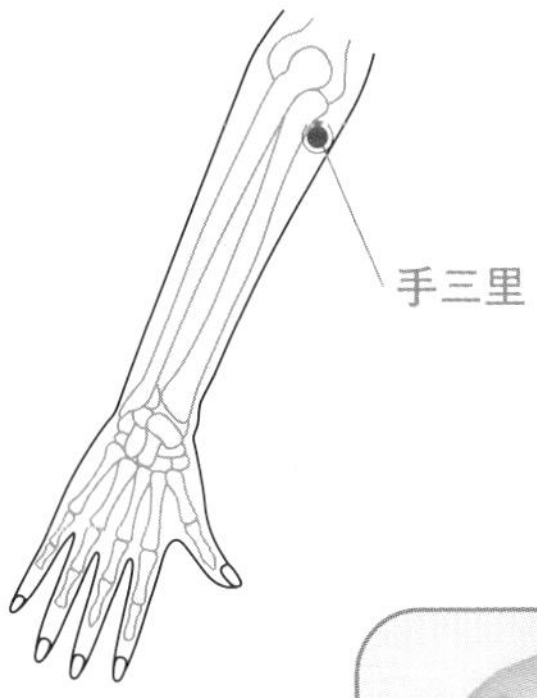

あっ、大変！

突然、吐き気におそわれたら、郄門のツボを、親指で強く押す。30秒ぐらい押したら、一度離し、また30秒を3回繰り返して。

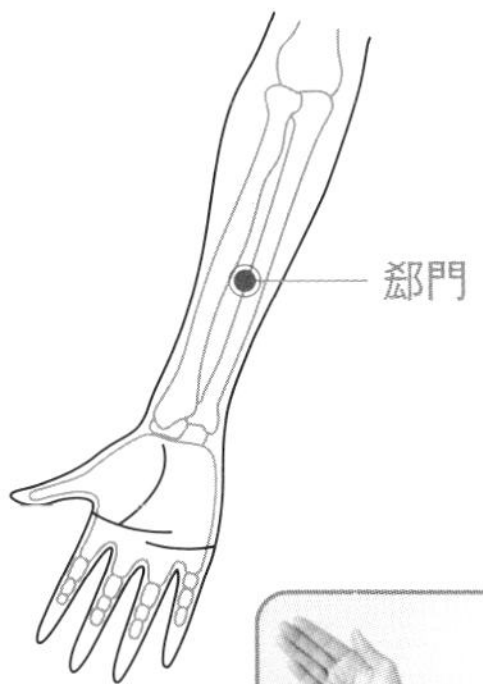

見つけ方

ひじのシワから手首に向かって指３本分いった親指側。

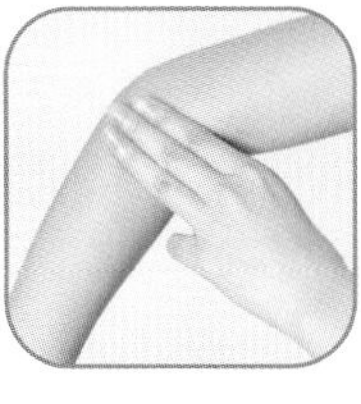

見つけ方

内側の手首からひじに向かって、指４本分と３本分とったところ。

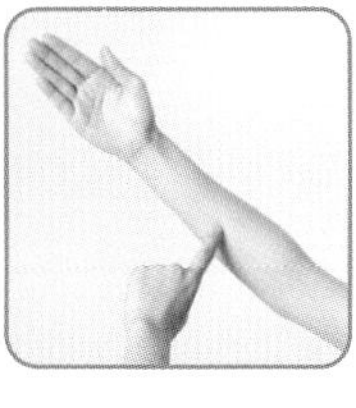

腹痛・下痢

fukutsū geri

腹痛や下痢の症状が起こる原因を挙げてみましょう。

❶水分のとり過ぎ
❷冷え
❸脂っこいものの過剰摂取
❹ストレス
❺風邪

様々な原因が考えられますが、とくに体力が弱っているときは注意が必要です。外出先での突然の腹痛や下痢には、万能ツボといわれる合谷への指圧をおすすめします。

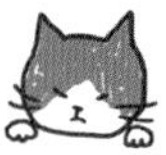

+care《プラス・ケア》

食べ過ぎや飲み過ぎなどに心あたりがない腹痛や下痢は、冷えや水分代謝が悪い、あるいはストレスが考えられます。その場合は腹部全体を温め、植物繊維の多いものや刺激のある食べものは控えましょう。

胃腸全般を改善

○中脘【ちゅうかん】

みぞおちとおへその中間にあり、胃腸全般に働くツボで、お腹から気をめぐらして機能回復をはかります。胃腸が弱く、ときどき腹痛や下痢を起こす人は、予防としてのお灸をおすすめします。

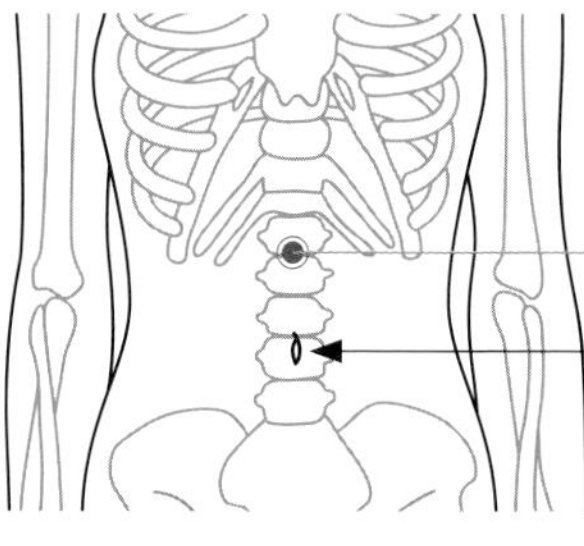

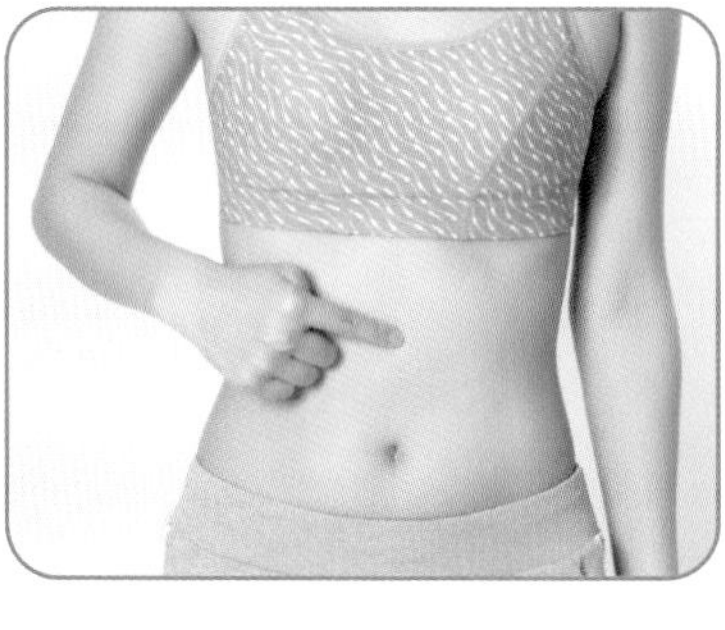

見つけ方

みぞおちとおへその中間、胃の中央に位置する。

初期の腹痛や下痢に

○天枢【てんすう】

おへその近くにあり、「足陽明胃経」に属し、胃に通じるツボ。消化器系の疾患全般に効果があります。下痢ぎみというぐらいなら、このツボだけでOK。便秘にも効力があります。

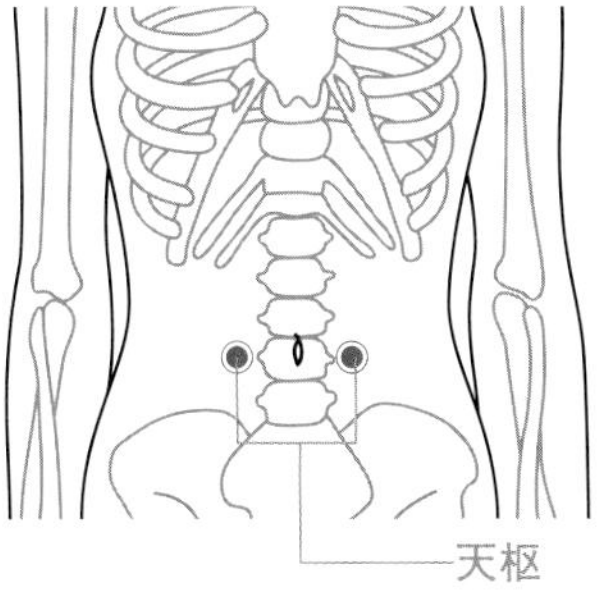

見つけ方

おへそから左右に指2本いった、腹筋の最も高いところ。

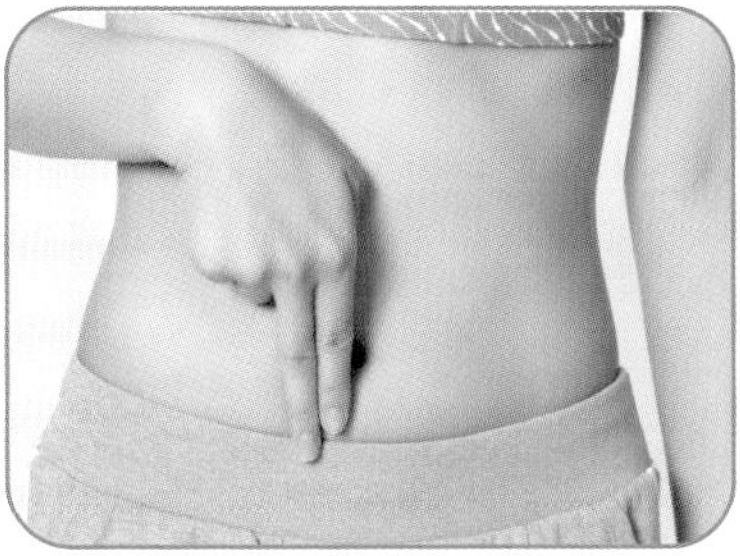

胃腸の熱や湿気をとる

○胃兪【いゆ】 脾兪【ひゆ】

胃腸に湿熱があって下痢を引き起こしている場合は、胃兪と脾兪へのお灸が効きます。胃兪と脾兪はセットで消化器系全般をコントロール。下痢ではないが軟便の場合もこれらのツボが効果的です。

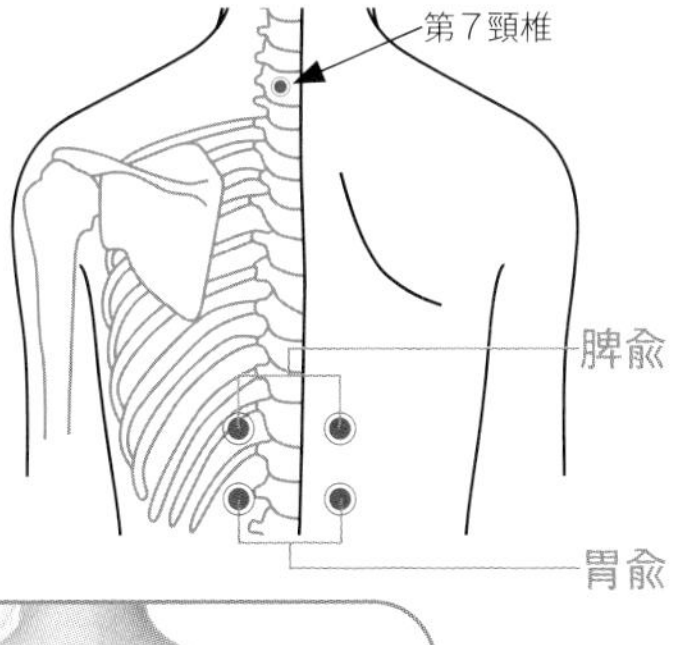

見つけ方

脾兪／首を曲げてできた一番大きな突起（第7頸椎）から背骨を11個下がり、左右外側に指2本ずれた位置。胃兪／第7頸椎から13個下がり、左右外側に指2本ずれた位置。

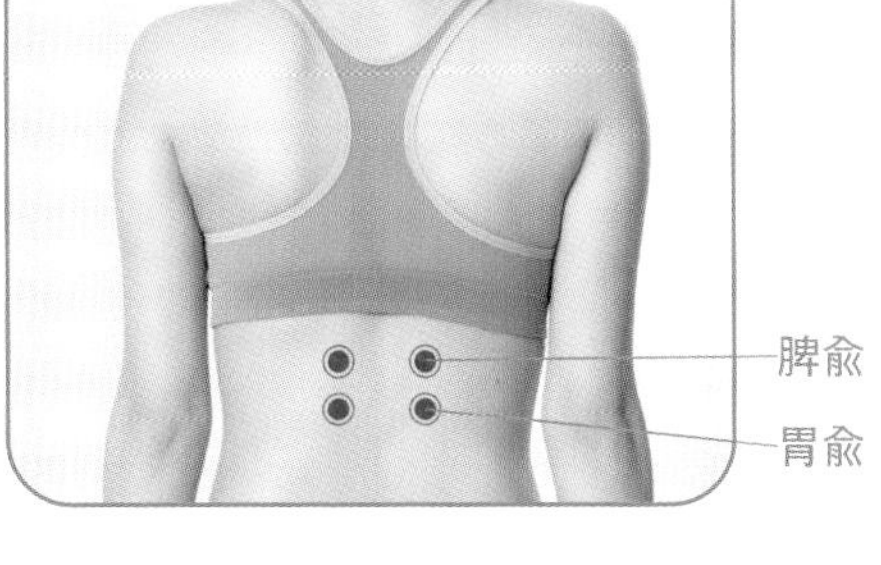

便秘

benpi

便秘は、女性にとり美の大敵です。肌あれや肥満の原因にもなるからです。腸の動きが悪いうえに、腸内の水分不足、緊張状態が続くと便秘になりやすくなります。

また、お腹が張っているような症状も便秘が原因と考えられます。腸の動きを活発にし、気分をリラックスさせるツボにお灸をしましょう。

プラス・ケア
+care

便秘改善にお助けの食べものは、大腸の働きを活発にする食物繊維です。食物繊維には水溶性と不溶性があり、それぞれの役割を理解し、バランスよくとることが肝心です。

水溶性／柔らかい便を作り、リンゴ、海藻類、こんにゃくなど。

不溶性／便のかさを増やして腸のぜん動運動を高める働きがあり、ゴボウや大豆、イモ類に多く含まれます。

大腸の動きを活発に

次髎【じりょう】

臀部にあるツボで、骨盤内臓器に起こる症状に有効なツボ。便がつまりやすい大腸の部分が丁度、骨盤の反対側にあたり、このツボの刺激が大腸部分に伝わり、便秘解消につながります。

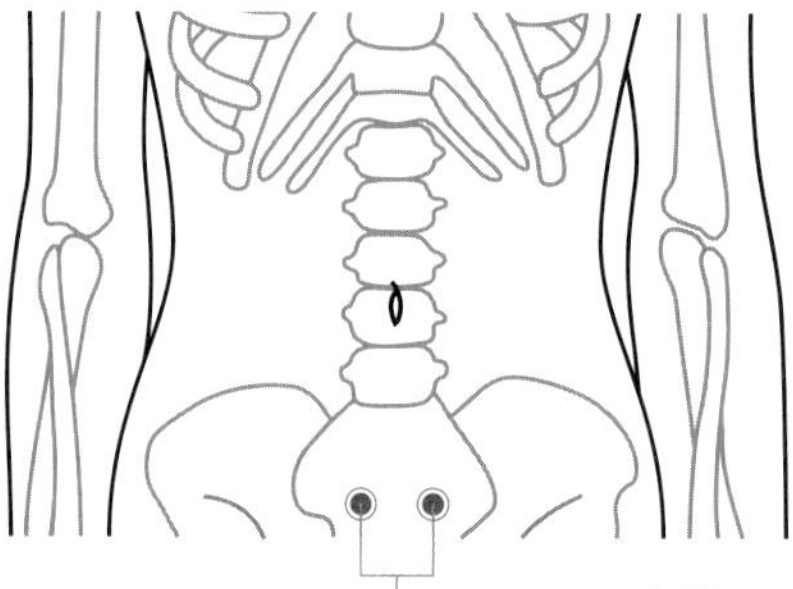

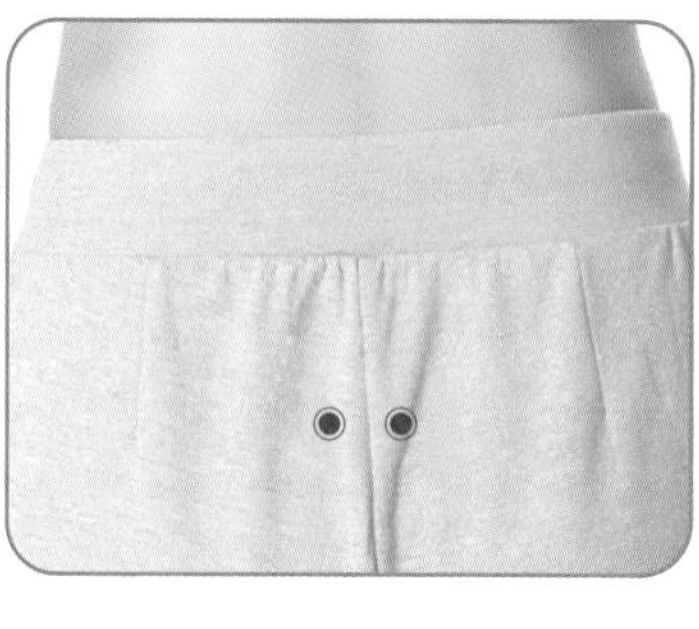

見つけ方
仙骨（臀部）にある上から２番目のくぼみ。

大腸の機能を改善

○天枢【てんすう】

腸に直接働きかけ、大腸の機能を回復させるツボです。慢性的便秘やお腹の張りにも効果的。人によっては直ぐに便意を感じる即効性のあるツボ。便秘とは逆の下痢にも効くツボです。

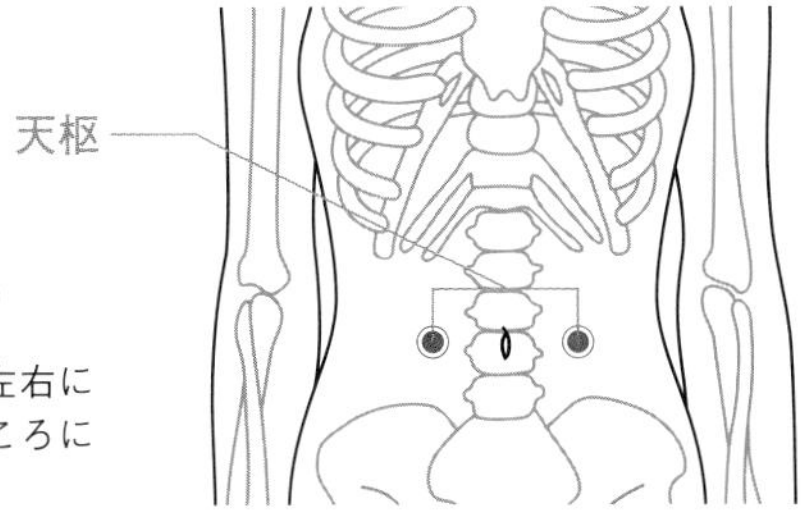

見つけ方

おへそから左右に指2本のところに位置する。

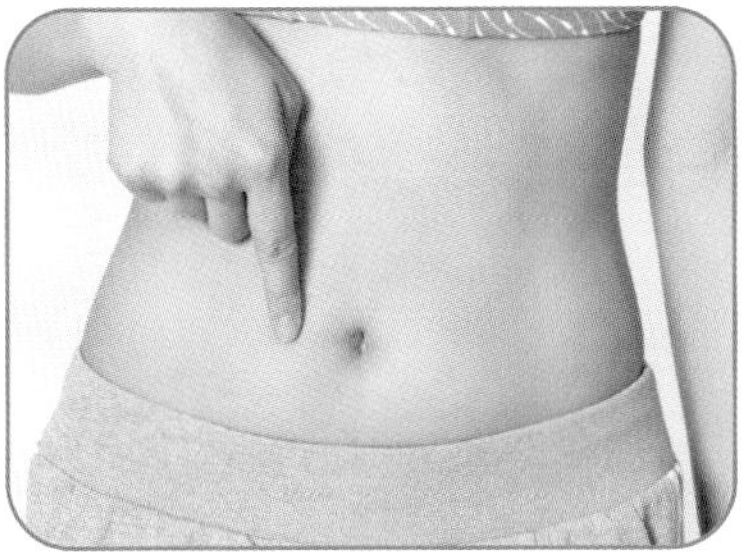

消化器系の働きを促す

○足三里【あしさんり】

「足陽明胃経」に属し、胃腸の働きを整える代表的なツボ。胃痛、食欲不振にも効果的で、元気になるツボでもあります。

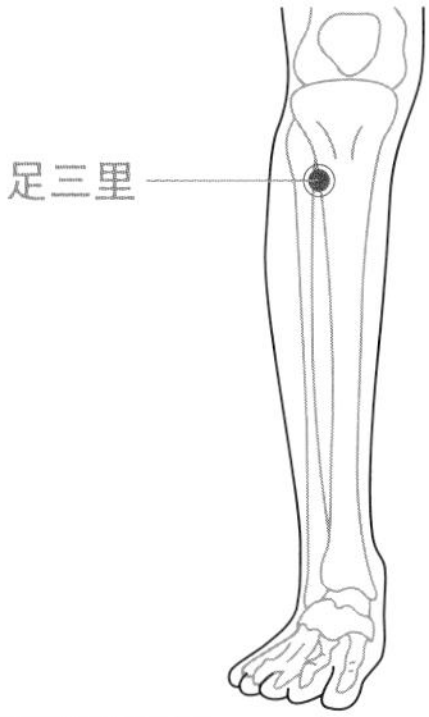

見つけ方

ひざの外側にあるくぼみから指4本分下がったすねの縁に。

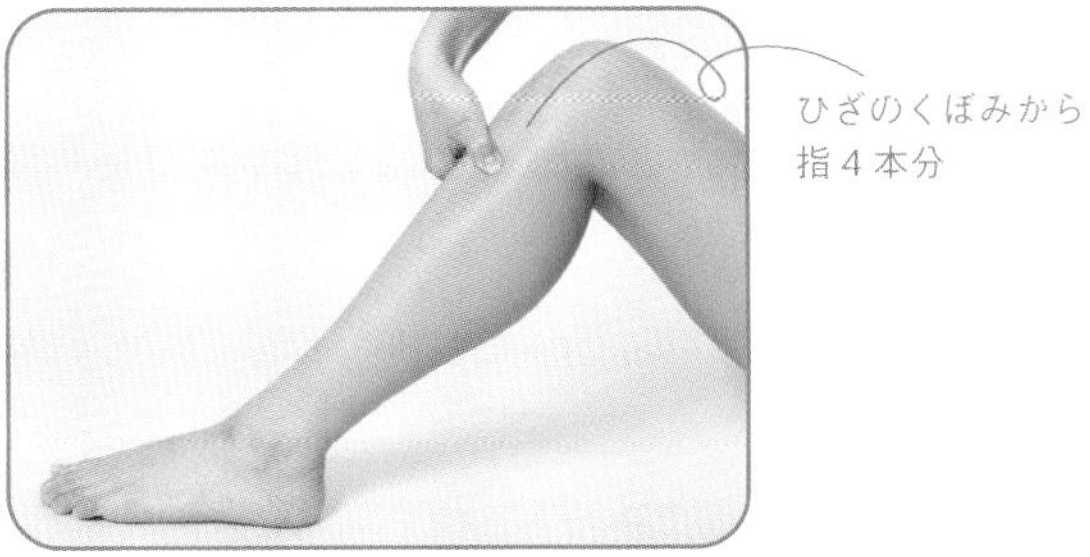

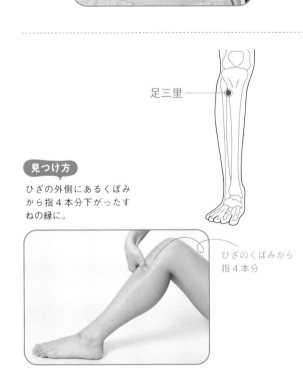

腰痛

yōtsu

デスクワークなどで同じ姿勢を続けたり、体を冷やしたりで、高齢者のみならず腰痛に悩む若い人が多いようです。東洋医学では腰痛の原因を3つ挙げています。

❶寒邪が体に入る（寒さや冷え）
❷湿邪が体に入る（湿度が高い時期に余分な水分が体に滞る）
❸元気のもとである腎気が不足する

この3つの原因を軽減させるツボと、軽い腰痛におすすめのツボを紹介しましょう。

+care《プラス・ケア》

腰痛の予防としてすぐにできることは姿勢への配慮です。とくに長時間のデスクワークをする人は、座った姿勢が腰痛の原因になりやすいので注意を。ポイントは腰がそらないように、骨盤を立てて、背筋を伸ばして座ることです。上半身はリラックスを。

だるさ・軽い痛みを解消

○委中【いちゅう】

不要な水を体外に排出する膀胱経の経路にあり、滞った血・水の流れを調整し、血行をよくするツボです。だるさを感じる軽い腰痛やひじの痛みにも効果があります。

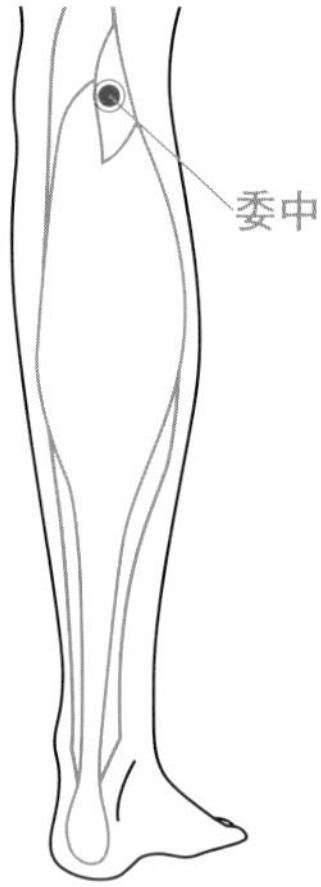

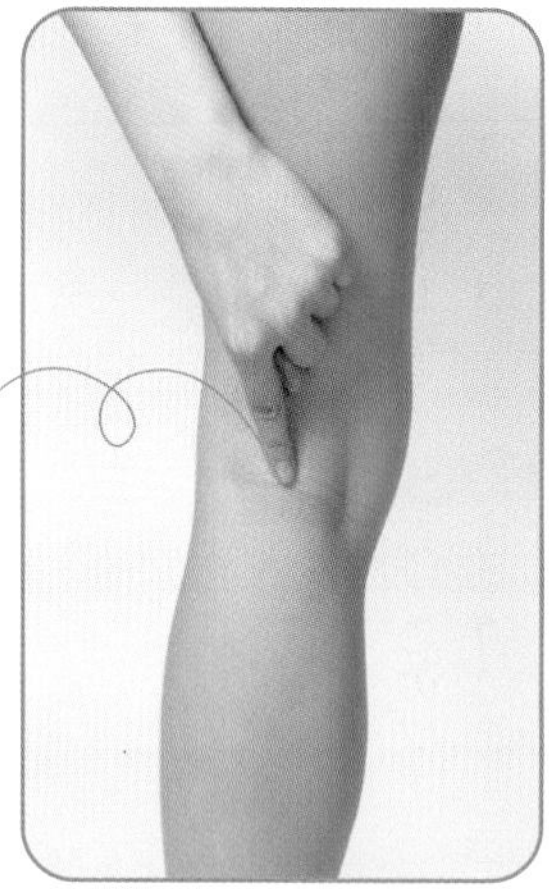

見つけ方

ひざ裏にあり、ひざを曲げたときの中央あたりの位置。

腰痛のポイントを刺激

○腎兪【じんゆ】

腰痛の人はそり腰が多く、その位置が丁度、腎兪に近いのでこのツボを刺激します。また、先天の気の不足も腰痛の原因であり、先天の気をつかさどる腎兪を刺激して先天の気を補います。

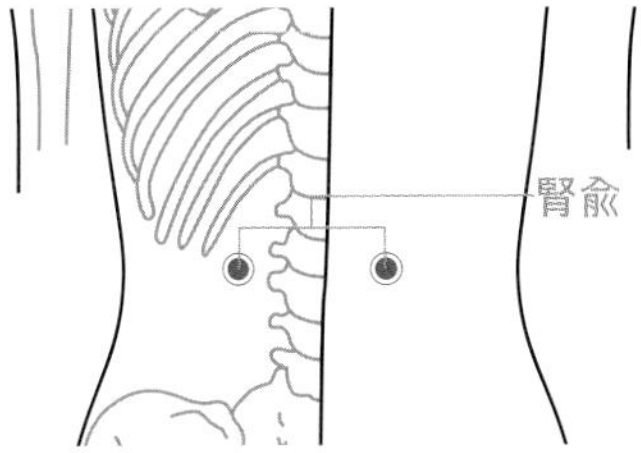

見つけ方 第２腰椎と第３腰椎の間から指２本分外側。

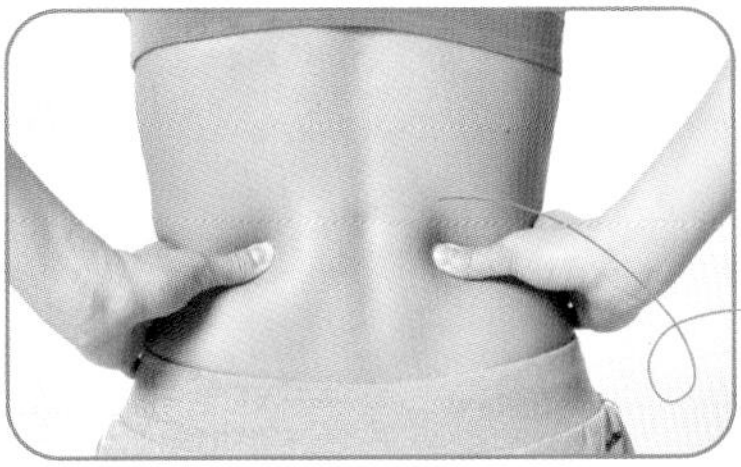

肋骨の一番下の高さのところで探して

元気を養う腎気を補う

○太谿【たいけい】

気・血の流れを促して腎気を補ってくれるツボです。足腰の弱いタイプや高齢者は、習慣的にお灸をするとよいでしょう。また、このツボは不眠やなかなか寝つけないときにも効果的です。

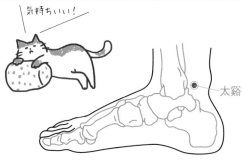

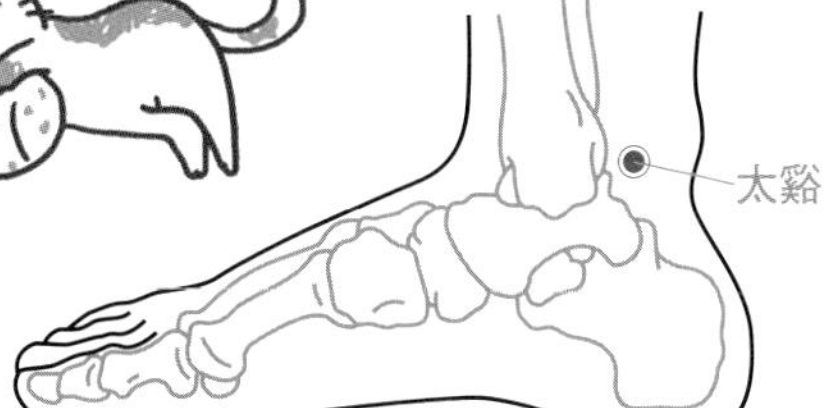

見つけ方 内くるぶしとアキレス腱の中間のくぼみ。

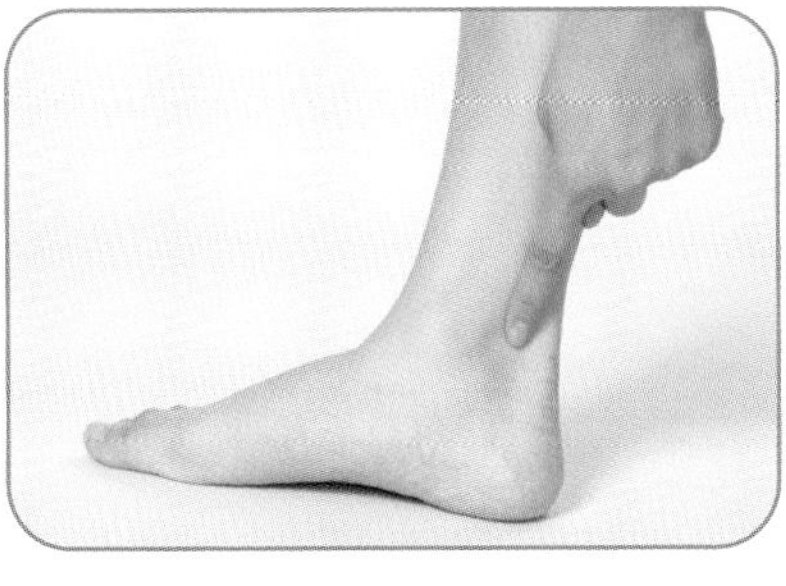

腱鞘炎（手首）

kensyôen

手や指、腕に同じ動作を長時間強いたために、筋肉疲労が蓄積。そのために筋肉が硬くなって血流が悪くなり、腱鞘という部分に炎症を起こすのが腱鞘炎です。使いすぎによるだけでなく、老化現象でなる場合もあります。

筋肉も一連のつながりがあるので、痛みが強いときは患部は避けてお灸をしてください。

手首の緊張を和らげる

○手三里【てさんり】

吐き気・嘔吐で紹介した手三里は、邪気を廃し気の流れをよくして、手首の痛みを和らげます。手首の緊張をほぐす働きのほかに、手指のしびれや痛みに効くツボです。

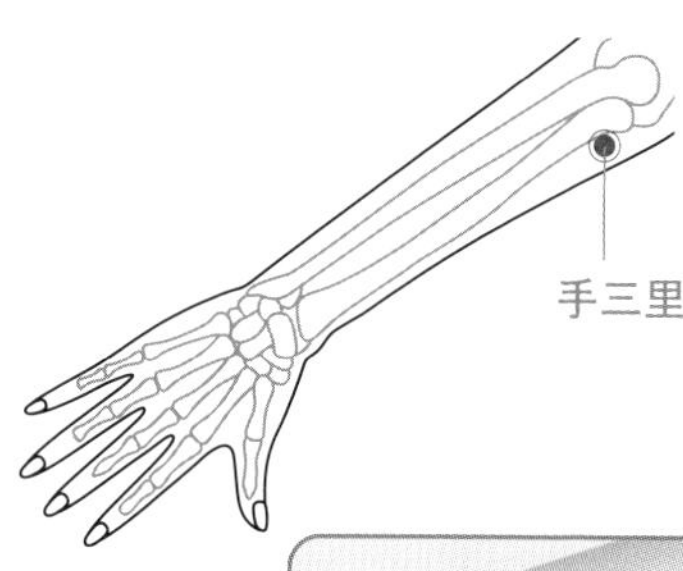

見つけ方

ひじのシワから手首に向かって指３本分いった親指側。

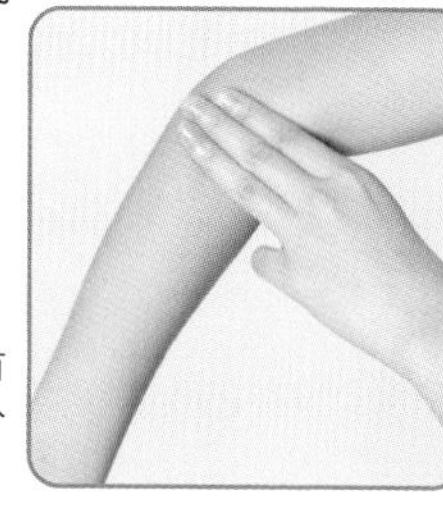

腕や肩の筋肉をほぐす

○膈兪【かくゆ】

血の流れの悪いところを改善する作用があり、腕や肩の筋肉をほぐし、手首への負担を軽くします。嘔吐やしゃっくりを止めるのにも、食欲減退にも効くツボです。

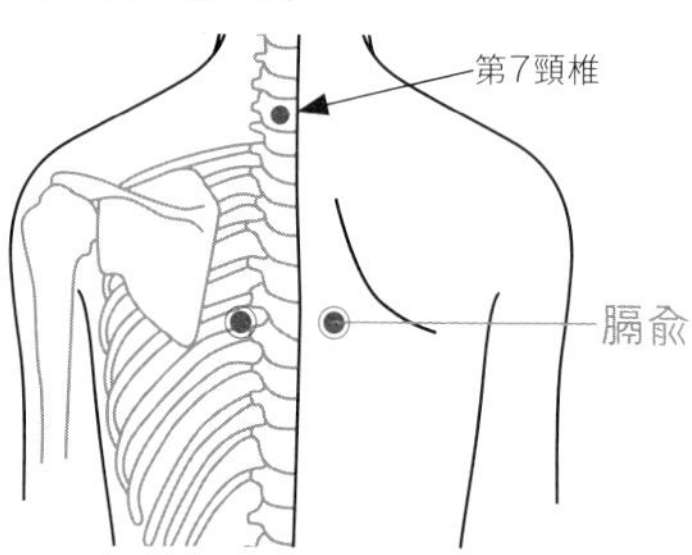

見つけ方

頭を前に倒し、首の付け根に突き出た骨から背骨を７つ下がり、そこから左右に指２本分いったところ。

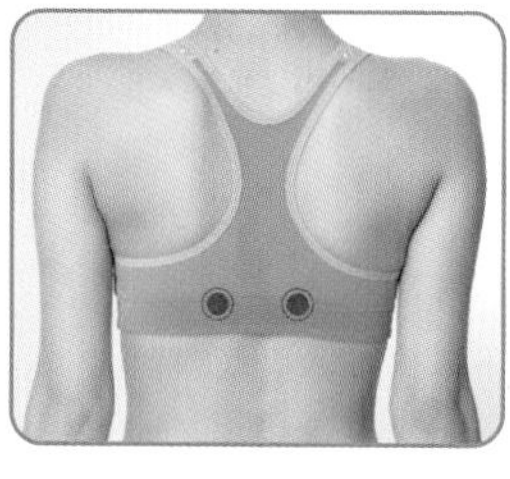

腕・ひじの痛み

ude・hiji

重いものを持ったり、スポーツなどでひねったりして生じた痛みやテニスひじに効くツボは、少海と膈兪です。背中は膈兪付近にお灸をすることで痛みを和らげ、ひじ周辺の痛みは少海でケアします。

腱鞘炎で紹介した手三里も有効なツボです。また、手首よりの痛みには神門（p99参照）をケアしてください。

気の流れをよくして痛みを和らげる

○少海【しょうかい】

ひじにあり、気の流れを促進して血行をよくする働きがあるツボです。手指からひじまでの痛み、しびれ、手のふるえに効果があります。

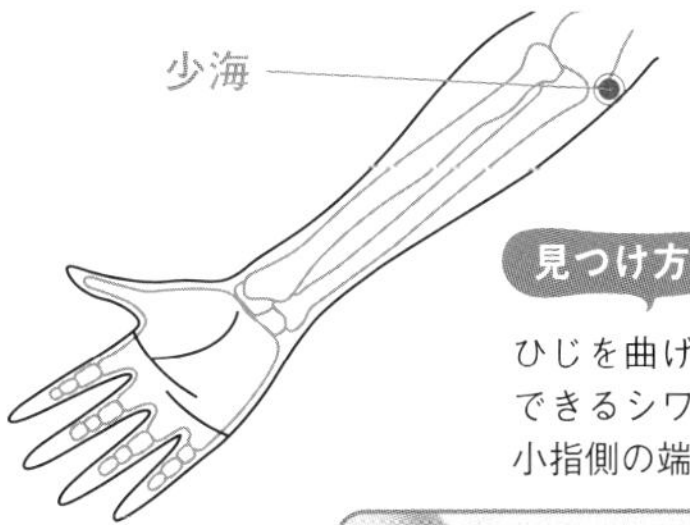

見つけ方

ひじを曲げたときにできるシワの線上の、小指側の端にある。

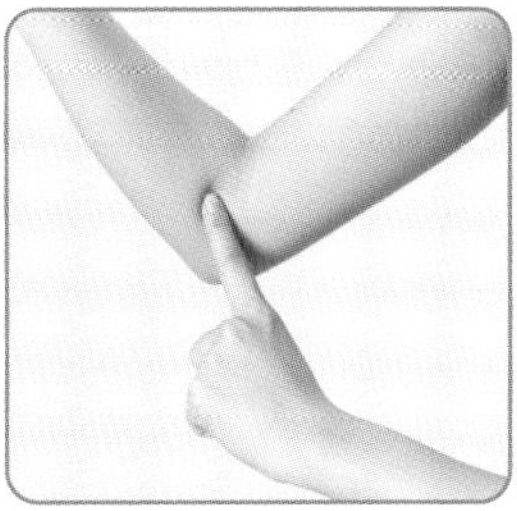

腕や肩の筋肉をほぐす

○膈兪【かくゆ】

血の流れの悪いところを改善して、腕や肩の筋肉をほぐし、手首への負担を軽くします。嘔吐やしゃっくりを止めるのにも、食欲減退にも効くツボです。

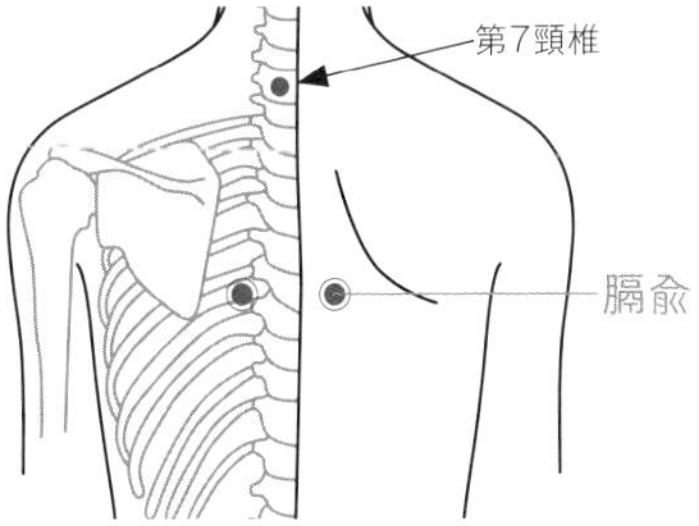

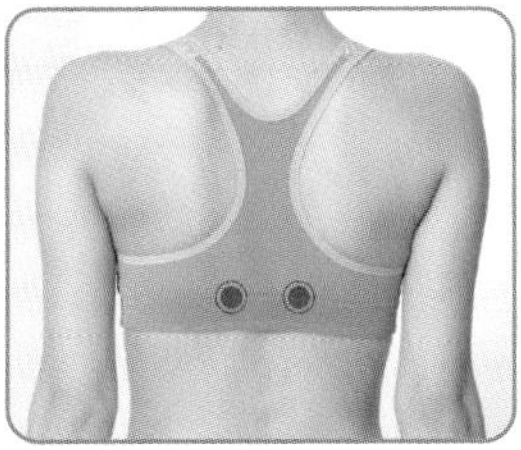

見つけ方

頭を前に倒し、首の付け根に突き出た骨から背骨を7つ下がり、そこから左右に指2本分いった位置。

足の疲れだるさ

ashinotsukare darusa

長時間の立ち仕事や長い距離歩いた後、スポーツ後に感じる足のだるさや疲れ。足の筋肉がこわばり、血流が悪くなったのが原因です。

疲れをとるときだけではなく、疲れやすい場合は、日頃からのお灸ケアが予防となります。

また、筋肉痛の場合は、筋肉のひきつりを軽減するツボ陽陵泉（p79参照）へのケアを。ひざの外側近くにあるツボです。

身体の元気を回復する

○ 足三里【あしさんり】

足の疲れでも、身体全体の治癒力を高めることが大切です。足三里は、気・水の流れをスムーズにし、体の抵抗力を高めます。体のむくみ、花粉症など様々な症状に役立つツボです。

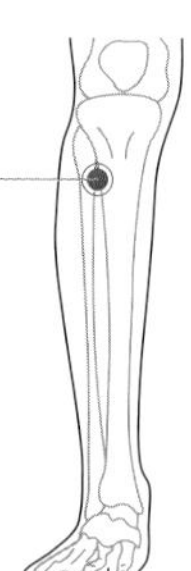

見つけ方 ひざの外側にあるくぼみから指４本分下がったすねの縁に。

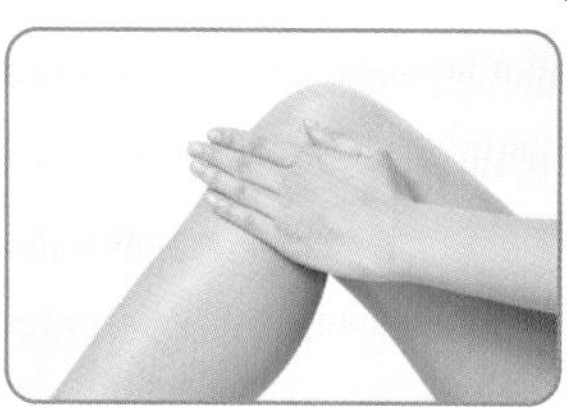

足腰の疲れをとる

○ 湧泉【ゆうせん】

腎の気が湧き出るところからこの名がついたそう。気・水の流れを整え、身体に活力を与えるツボで、足腰の疲れ解消にも効果的。

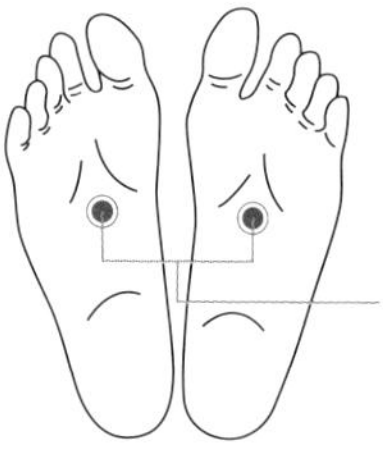

見つけ方 足裏のつま先からかかとの間、1/3のところにあるくぼみ。

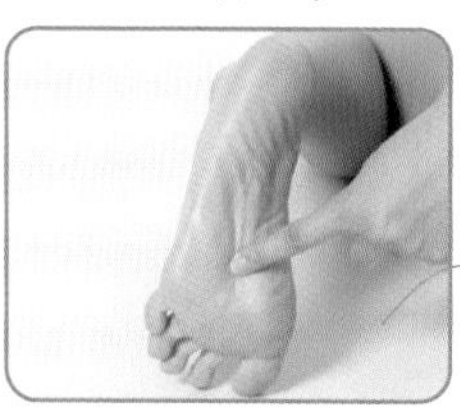

ひざの痛み

hiza no itami

ひざの痛みの原因は大別して3つ考えられます。

❶スポーツなどで使いすぎて炎症を起こす
❷水が溜まる
❸冷え

炎症による痛みは、ひざの周辺にお灸をして炎症を鎮めましょう。水が溜まっての痛みは、余分な水分の排出を促し、冷えが原因の場合は、患部を体温程度の温かさで保温します。

血行をよくする

○血海【けっかい】

その名前からもわかるように、血行を促すツボ。血の滞りを取り除き、痛みを緩和します。全身に血液をめぐらせて体を温める働きも。

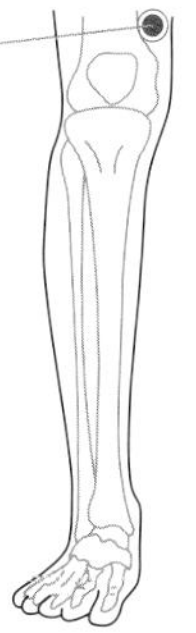

見つけ方

ひざのお皿の内側から指3本分上にいったところ。

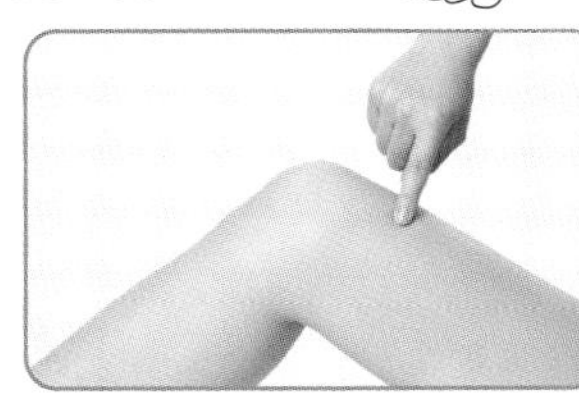

あっ、大変！

ひざに水が溜まったら、膝眼にお灸を。膝蓋骨のすぐ下の左右のくぼみにあるツボで、ひざの痛みにも対応。

筋肉の緊張をほぐす

○陽陵泉【ようりょうせん】

ひざの外側にあるツボで、筋肉の疾患によく使われます。ひざまわりの筋肉の緊張をほぐし、ひざのはれや痛みに対応します。足全体のだるさにも効果があります。

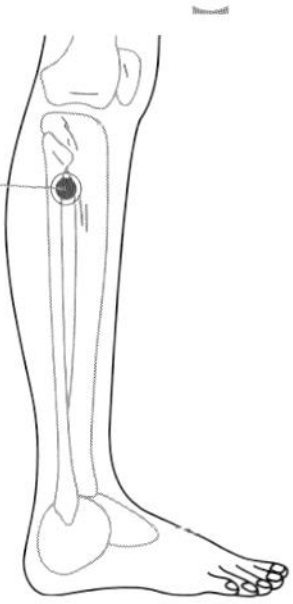

見つけ方

ひざの外側にある大きな骨のすぐ下にある。

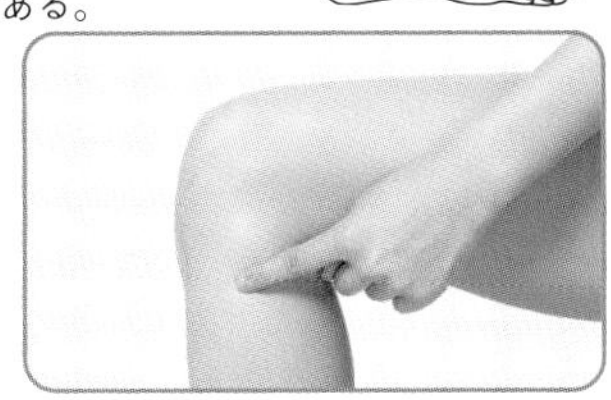

冷え症

hieshō

冷え症で悩む女性は多く、冷えは頭痛や腹痛、めまい、疲れやすい、肌あれなど様々な不調をまねきます。冷え症の原因は、「胃腸が弱い」「腎・膀胱系が弱い」「婦人科系が弱い」といった、大きく3つに分けられます。

❶胃腸が弱い：下痢をしやすい、下腹部が冷えるなど胃腸が弱い人は、胃腸を整え、気・血のめぐりをよくします。

❷腎・膀胱系が弱い：トイレが近い、下半身が冷えてだるいなどは水分代謝が悪いために起こる症状。水の流れを改善します。

❸婦人科系が弱い：月経不順や月経痛などがある場合は婦人科系が弱いことが原因の冷えかもしれません。内臓機能を向上させ血の流れをよくします。

それぞれに効くツボを紹介しょう。

冷えの特効ツボ

○ 失眠【しつみん】

14経脈に属さず、独特の効果を持っているツボが奇穴ですが、失眠もそのひとつ。「不眠」と「冷え」の特効ツボです。このツボには熱さを感じるほどの強いお灸が適しています。

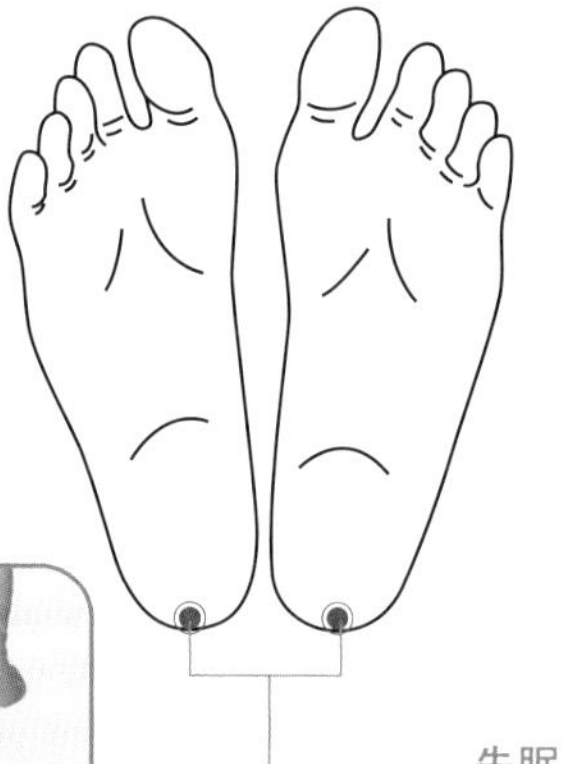

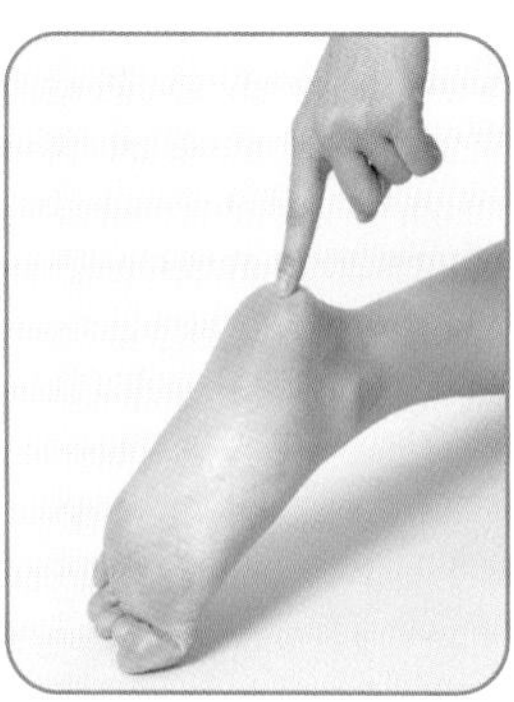

見つけ方

かかとのちょうど真ん中あたり。

胃腸を改善する

○足三里
【あしさんり】

胃腸に働きかけ機能をアップさせるツボ。体のむくみや花粉症にも効果があり、弱っている身体に活力を与える万能のツボといわれ、本誌にもよく登場します。（P27参照）

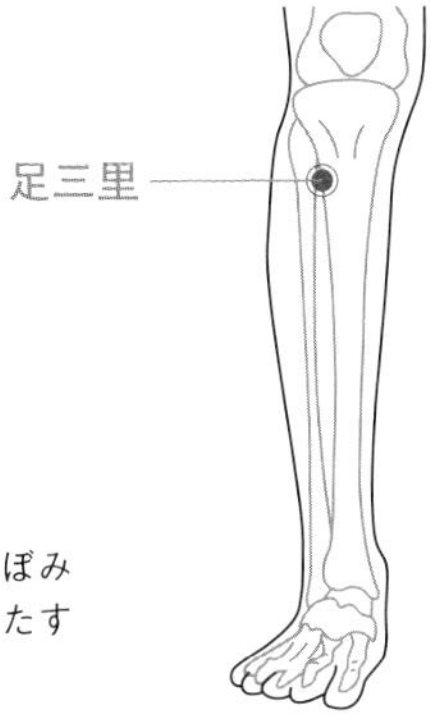

見つけ方

ひざの外側にあるくぼみから指４本分下がったすねの縁に。

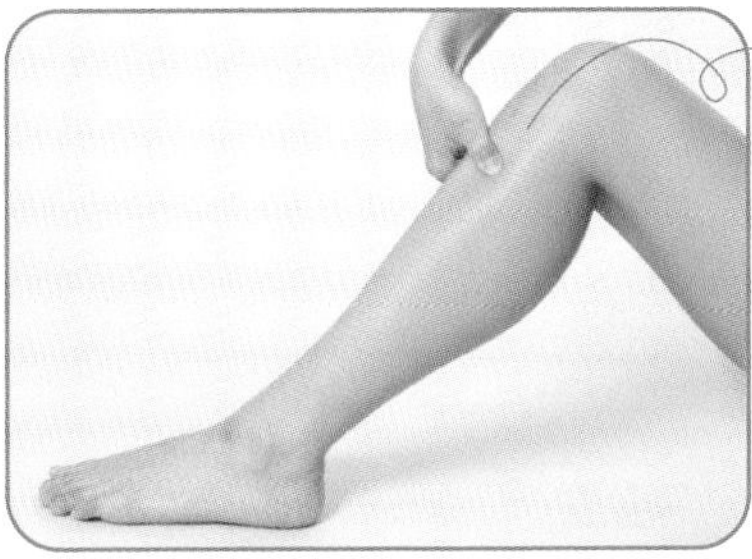

婦人科系を改善する

○三陰交
【さんいんこう】

別名「女性のツボ」といわれ、生理不順など女性特有の症状に効くツボです。また、三経（肝・脾・腎）の交わるところにあり、お灸で流れをスムーズにして、内臓の働きを活発にします。

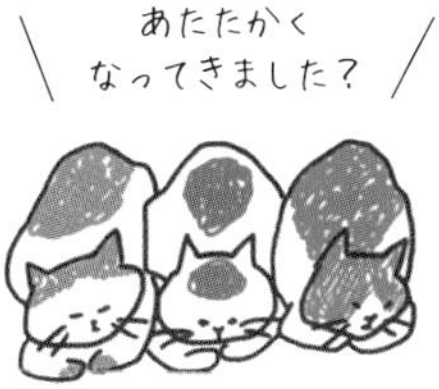

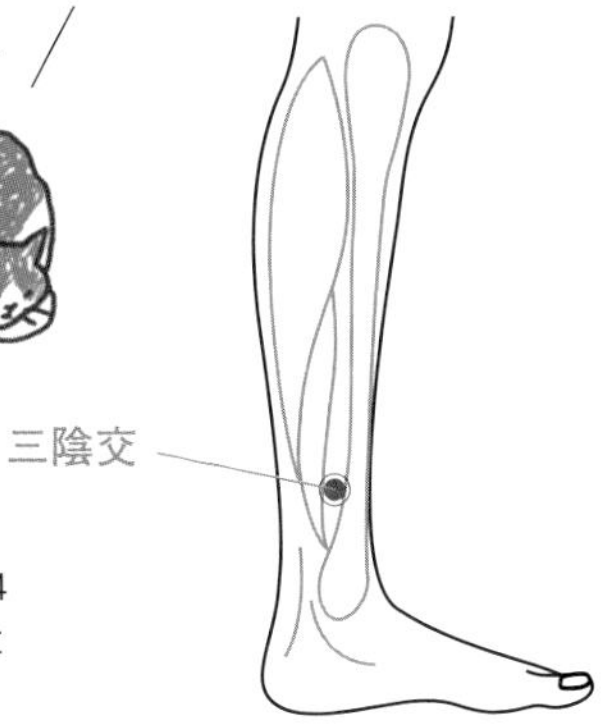

見つけ方

内くるぶしから指４本分、上にいったところの骨のきわ。

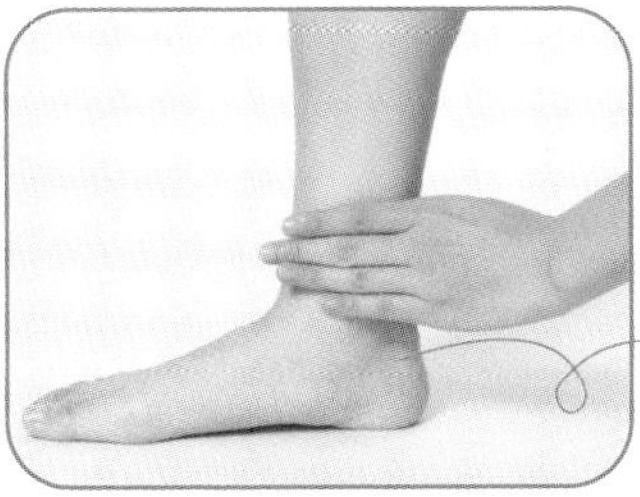

不眠

fumin

不眠とひと言でいっても、「寝つきが悪い」「眠りが浅く目覚めても倦怠感がある」「すぐに目が覚めてしまう」などその症状は様々です。ただ、その原因は「気・血・水」の流れが滞って起こると考えられています。

体を横にしたとき、血液が手足の先まで流れていき、気が滞りなくめぐるように、お灸でサポートしましょう。

+care《プラス・ケア》

❶「安眠」のツボをご存じですか。名前の通り眠りを誘うツボです。耳の後ろの出っ張った骨の下にあり、そこをつまむとよいでしょう。

❷就寝の30分から1時間前に、ぬるめのお湯で半身浴を。リラックスできるとともに、血液の循環がよくなります。

❸眠りに快適な環境作りも大切です。湿度は50%、温度は夏は約26度、冬は16～19度が快適とされています。

不眠の特効ツボ

○失眠【しつみん】

かかとの真ん中にあるこのツボは、どんなタイプの不眠にも適している、不眠の特効ツボとして知られています。イライラして寝つけないとき、頭が冴えて眠れないときなどにも効果的です。

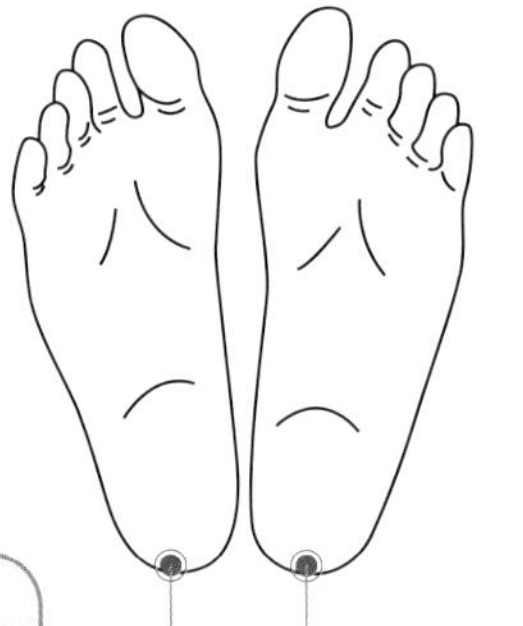

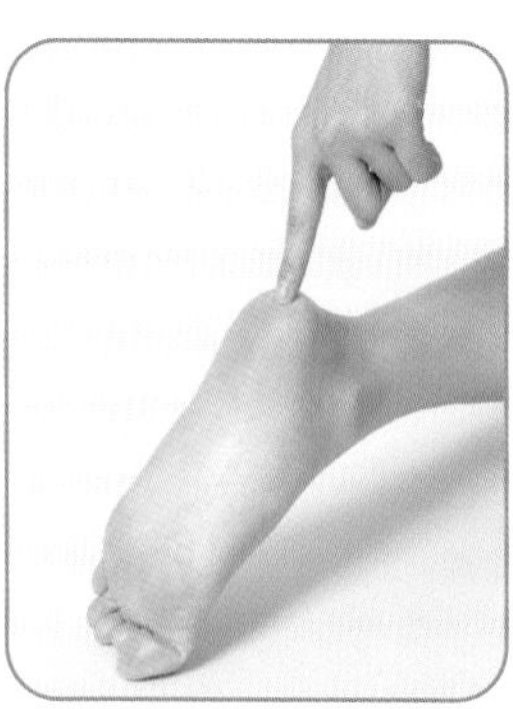

見つけ方

かかとのちょうど真ん中あたり。

浅い眠りに有効

○中脘《ちゅうかん》

おへそとみぞおちの中間にあり、胃腸の不調に対応するツボで、胃腸関係の様々な症状に効果がありま す。気・血のめぐりを整える働きがあり、深い眠りに誘います。

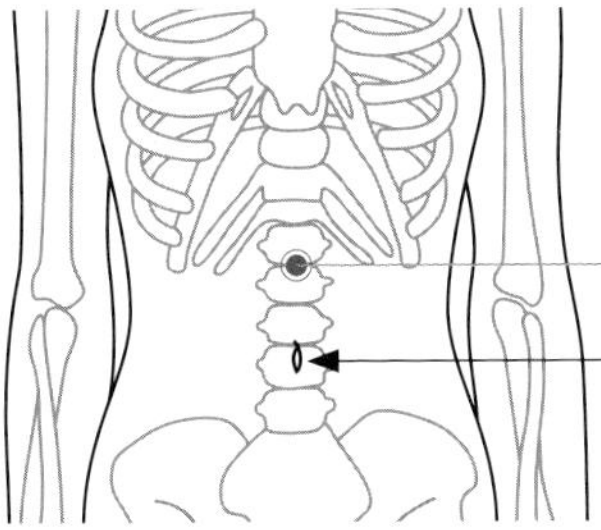

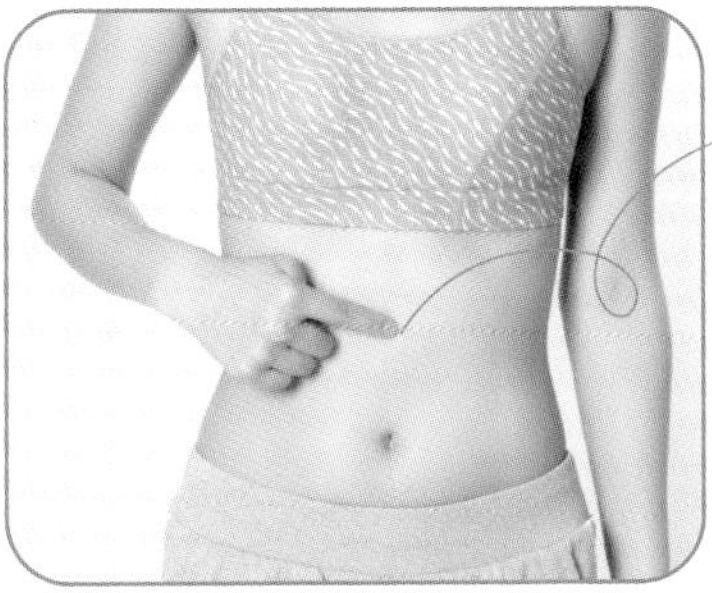

見つけ方
体の中心線上、おへそとみぞおちの中間。

寝つきが悪い *netsuki*

なかなか寝つけない原因を改善するツボを紹介します。

頭が冴えて眠れない
湧泉［ゆうせん］

脳が活発に働いている状態では、眠りにつけません。湧泉は全身のクールダウンを促す働きがあります。

見つけ方▶足裏のつま先からかかとまでの1/3のところにあるくぼみの中。

体が冷えて寝つきが悪い
三陰交［さんいんこう］

冷え症の改善ツボとして紹介した三陰交。血液の流れをスムーズにして、内臓機能をアップさせます。

見つけ方▶内くるぶしから指４本分、上にいったところの骨のきわ。

イライラして眠れない
太衝［たいしょう］

イライラなど、心の高ぶりを抑える働きがあるツボです。

見つけ方▶足の甲の、第１指と第２指の間の骨が交わるくぼみに。

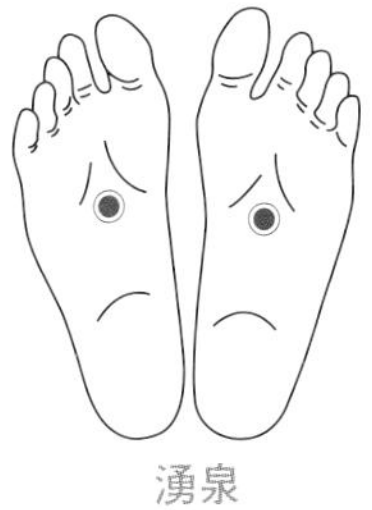

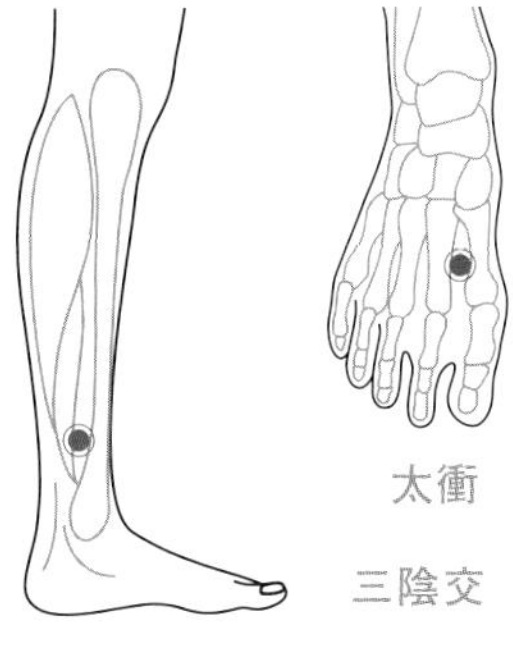

風邪のひきはじめ

kaze no hikihajime

風邪は、口や鼻から入ったウイルスにより粘膜が炎症して、のどの痛みや鼻水など様々な症状が現れます。東洋医学では、風邪は風邪（ふうじゃ）という邪気が首や肩、のどから入った状態と考えます。ひきはじめに首や肩のこり、のどの痛みが起こるのはこのためです。

ひどくならないうちに、邪気を追い払うのが治る近道です。

+care《プラス・ケア》

帰宅したら手を洗い、うがいをし、鼻まわりも洗うのはウイルスが口や鼻から入るからです。抵抗力をつけるために、タンパク質やビタミンを多くとり、良質の睡眠をとることは風邪予防につながり、また、ひきはじめの風邪退治に役立ちます。

抵抗力をつける

○ 合谷【ごうこく】

風邪のひきはじめに進行を抑えるには、抵抗力をつけることが大切です。合谷は抵抗力を高め、気の流れをよくする働きがある強い味方です。

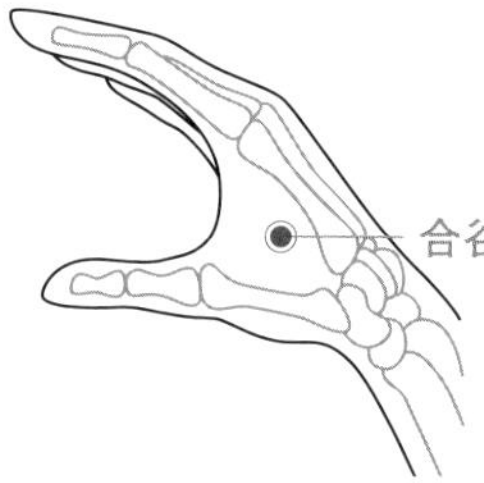

見つけ方 親指と人差し指の骨が出合う、人差し指側のくぼみ。

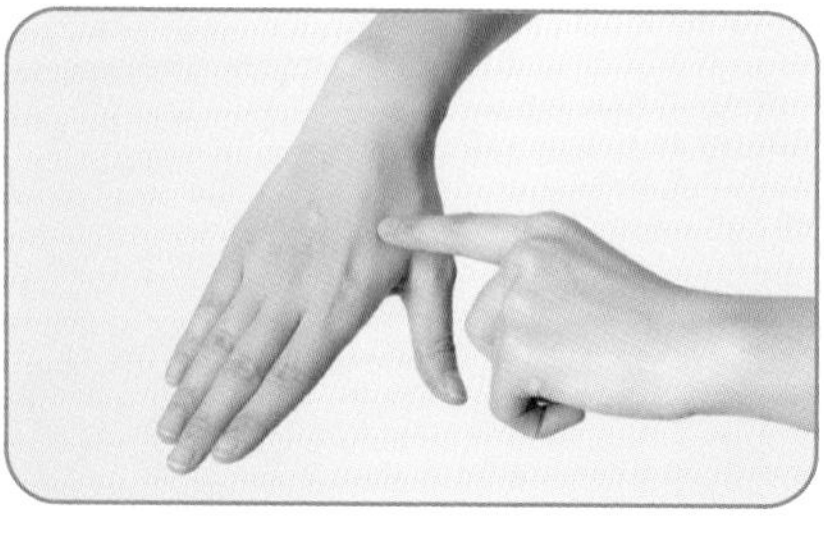

肩や首のこりをほぐす

○肩井【けんせい】

風邪のひきはじめには、肩や首のこり、頭痛の症状が現れる場合があります。肩井は気の流れを整え、肩や首のこりを軽減します。

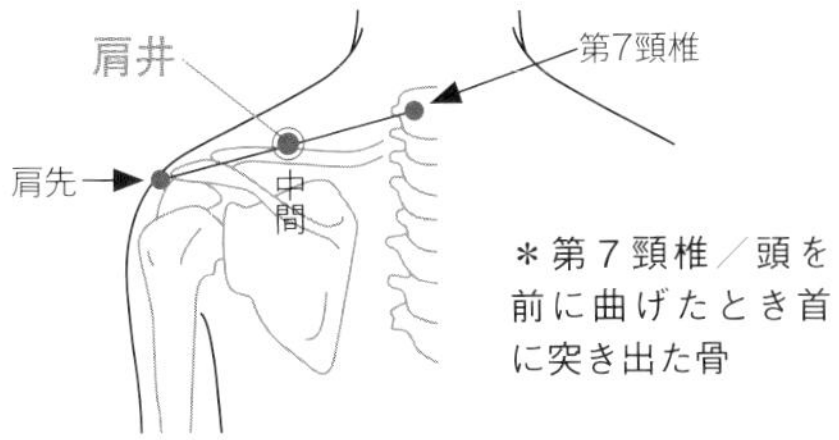

見つけ方 第７頸椎と、左右の肩先を結んだ線の中央あたりの一番盛り上がったところ。

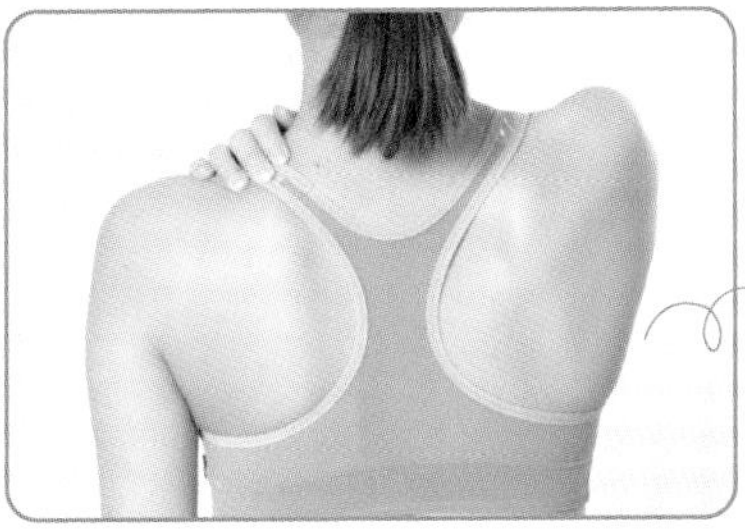

肩に手を置いて、中指がふれるあたりの周辺を押して、痛く感じるところがツボ

邪気の侵入を防ぐ

○大椎【だいつい】

自律神経のバランスを整えるとともに、邪気の侵入を防いでくれ、風邪のひきはじめに効果的なツボ。風邪の予防にもおすすめです。

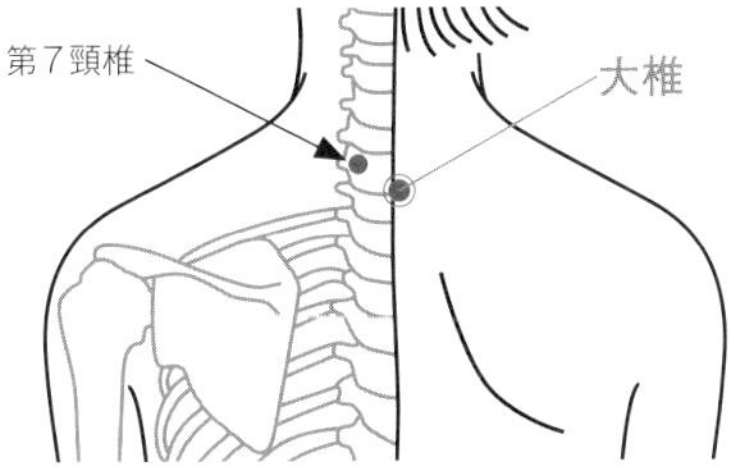

見つけ方 頭を前に倒したとき、首の下に突き出た骨は第７頸椎。そのすぐ下のくぼみ。

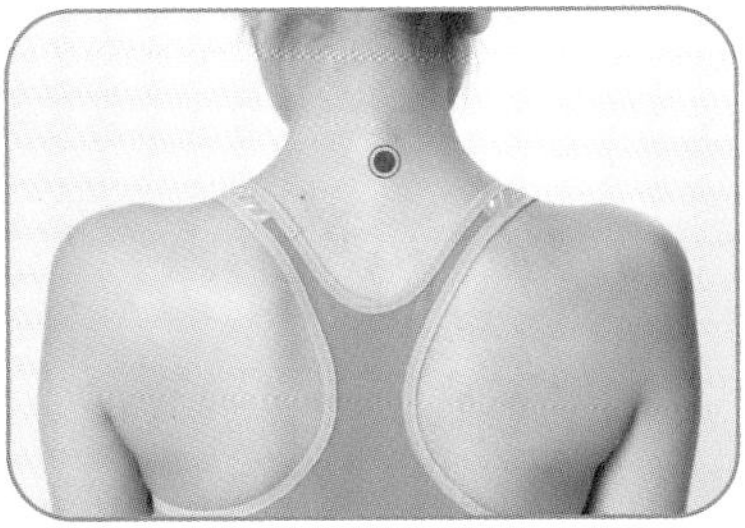

咳 くしゃみ

seki・kushami

風邪が原因の咳には、呼吸器の気・水の滞りを改善、肺の炎症を鎮める必要があります。

また、咳やくしゃみが起こるのは、ほこりなどの異物が入り、粘膜が刺激されると、それを外に出すための作用です。

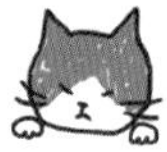

+care《プラス・ケア》

昔から伝えられている咳によい民間療法として、ダイコンやカリンの蜂蜜漬けがあります。ダイコンは輪切りにし、蜂蜜に2〜3日漬け、その汁を飲みます。

咳に速攻性がある

孔最【こうさい】

肺経のツボで、咳、ぜんそく、呼吸困難といった肺に関係する症状に効果的。急な咳こみや突然のくしゃみには指圧を。速効性があります。

慢性化した咳には

身柱【しんちゅう】

両肺、肩甲骨の真ん中に位置し、肩甲骨を支えているということで、この名がついたとか。咳、ぜんそくに効果があります。

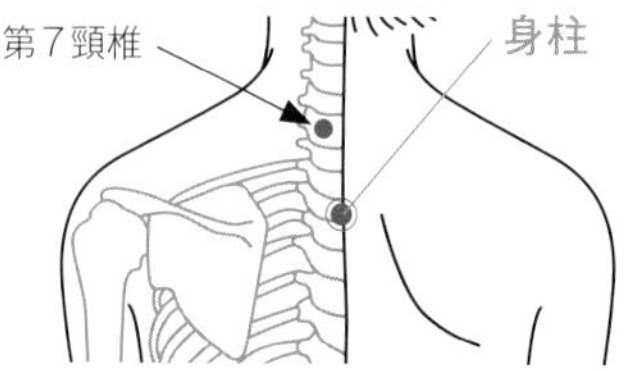

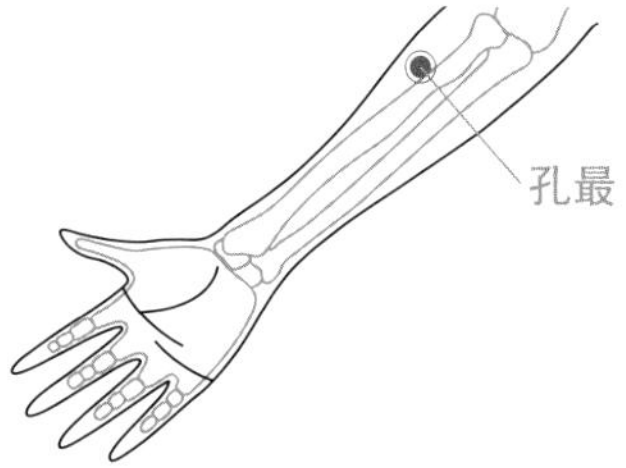

マッサージ！

慢性化した咳には、身柱と肩甲骨の間を、上から下の乾布摩擦がおすすめ。

見つけ方

頭を下にすると突き出る骨（第７頸椎）から３つ下の背骨のところ。

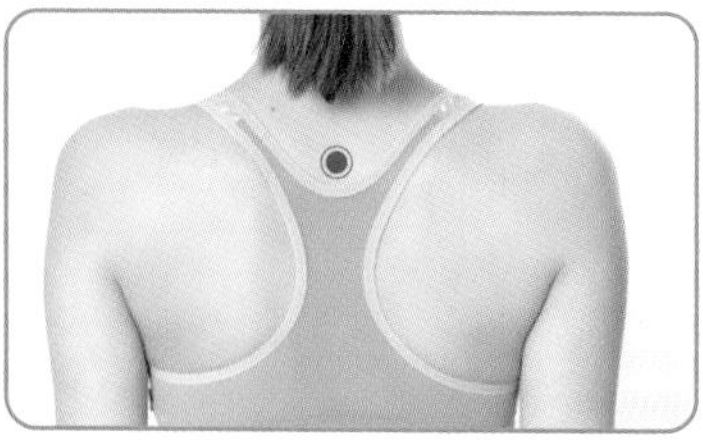

見つけ方

ひじを曲げたときにできるシワから指４本分、手首のほうへいった親指側。

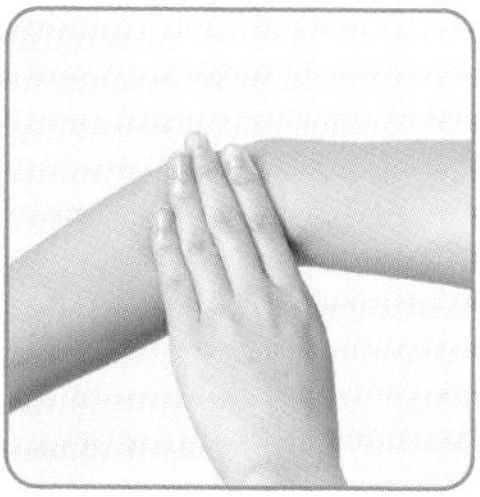

ぜんそく

zensoku

ぜんそくはまず、専門医の診察を受けましょう。アレルギー体質や肺の機能低下、外因としては寒さ、低気圧の接近やストレスなどが考えられます。発作の予防とともに体質改善をはかることが大切です。

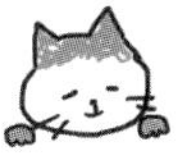

+care《プラス・ケア》

食べ過ぎは、実はぜんそくの発作を起こしやすい。胃がいっぱいになると横隔膜の機能が鈍くなり、呼吸運動が妨げられるからです。また、冷たい食べものや飲みものも気道を刺激するので控えましょう。

ぜんそくの特効ツボ

○定喘【ていぜん】

頭を前に下げて大きく飛び出した骨の下あたりにあるツボ。独特の効果を持つ奇穴のひとつで、ぜんそく、気管支炎の特効ツボです。

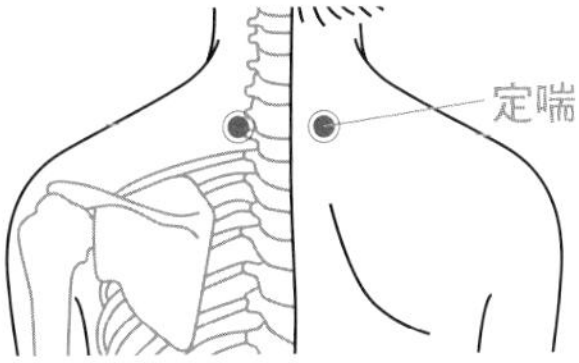

見つけ方 頭を前に下げて、大きく飛び出た骨（第７頸椎）の下から、左右に親指１本分いったところ。

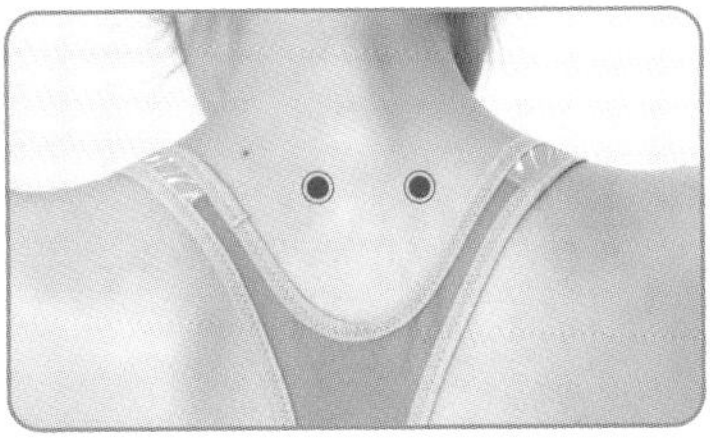

発作予防にもなる

○身柱【しんちゅう】

両肺、肩甲骨の真ん中に位置し、ぜんそくの発作予防に効果があります。咳のところで紹介しましたが、乾布摩擦も発作予防になります。

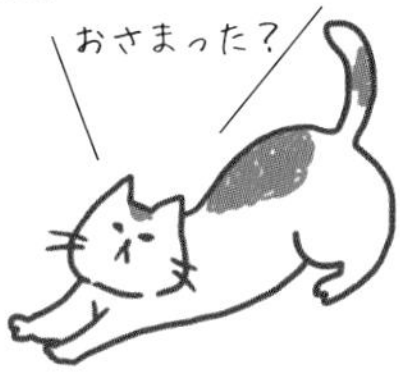

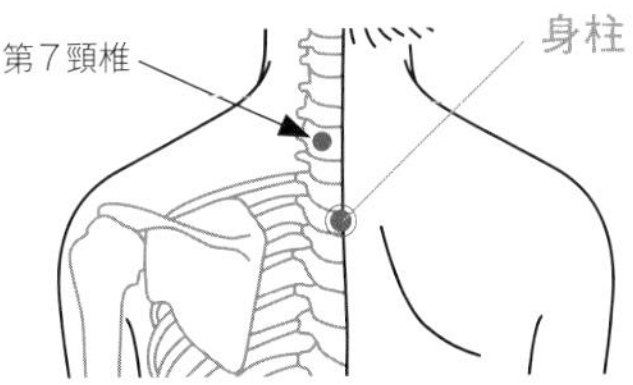

見つけ方 頭を下にすると突き出る骨（第７頸椎）から３つ下の背骨のところ。

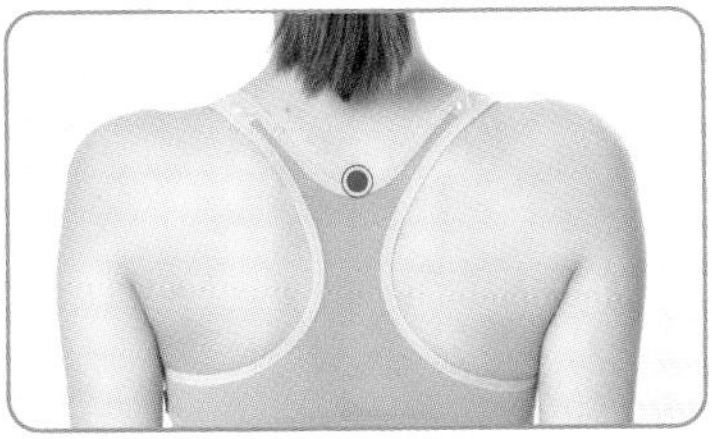

むくみ

mukumi

余分な水分が体外に排出されず、細胞内に溜まってしまうのがむくみです。血行不良と水分代謝の低下が考えられますが、心臓病や腎臓病、月経時のホルモンバランスが原因のこともあるので、ひどい場合は専門医の診断を。上半身のむくみには合谷、湧泉、足のむくみには足三里、三陰交が効果的です。足の場合はお灸にプラスして、マッサージも効果がありますす。足を下から上にもみ上げるようにします。

【むくみやすい人】

次に挙げるような生活習慣や症状の人はむくみやすいので、要注意を。

❶水分・塩分のとり過ぎ
❷体を冷やす食べものを多くとる。
❸すわりっぱなし、立ちっぱなしなど同じ姿勢を長時間とる
❹女性ホルモンの影響
❺運動不足
❻冷え症

体のむくみを解消

○湧泉【ゆうせん】

「足少陰腎経」に属するツボで、水が湧き出るところからこの名が。気・水のめぐりを調整して、新陳代謝を活発に促すツボです。

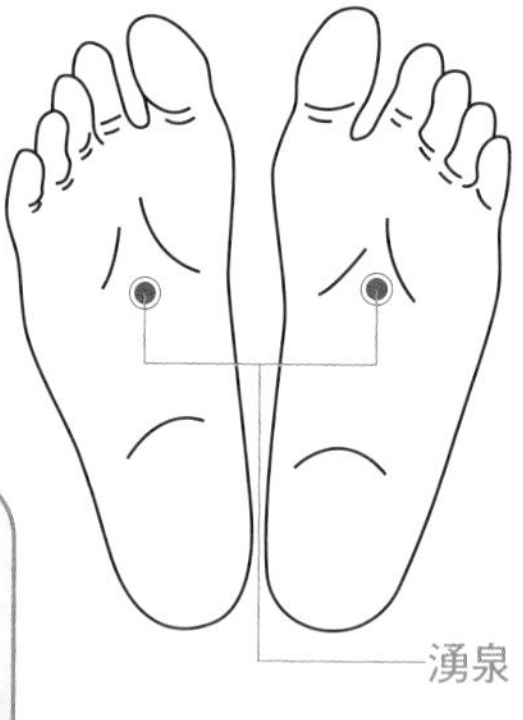

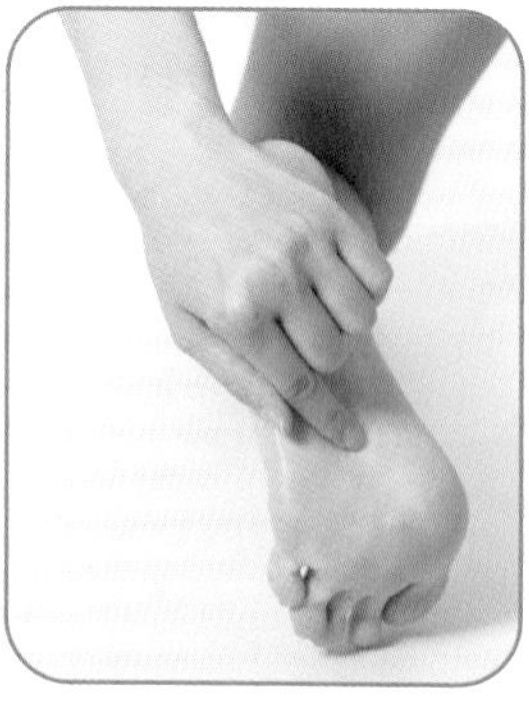

見つけ方

足裏のつま先からかかとまでの間、1/3のところにあるくぼみ。

血・水の流れを改善

○三陰交【さんいんこう】

女性特有の症状に効果的な三陰交は、血行を促進させるツボ。血行がよくなると、体に溜まった水分や老廃物の排出もスムーズになり、むくみ解消につながります。

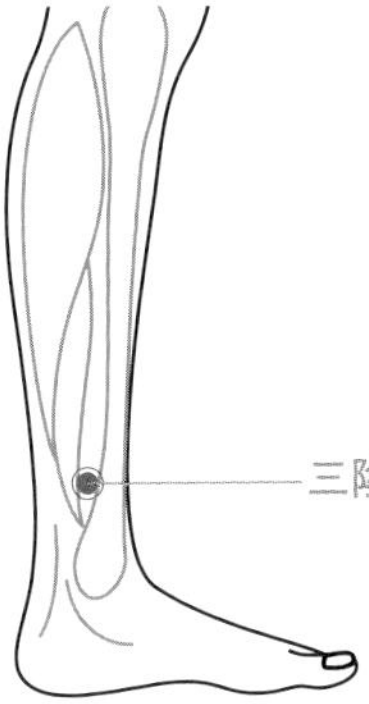

見つけ方

内くるぶしから指4本分、上にいったところの骨のきわ。

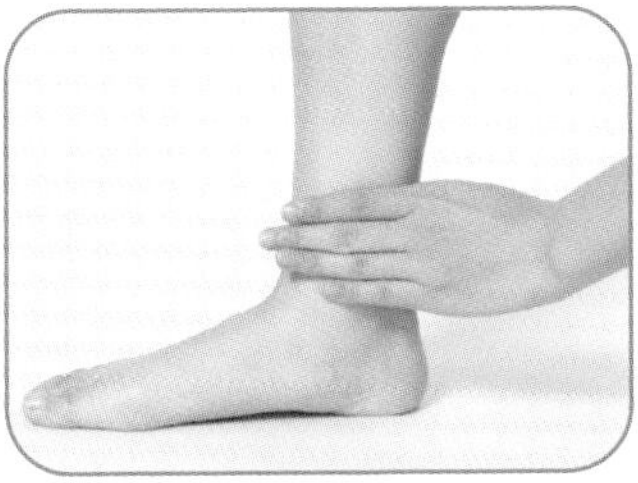

体を元気にする

○足三里【あしさんり】

胃腸の働きを回復させ、体に活力をもたらすツボ。胃腸が回復すれば新陳代謝もよくなり、気・水の流れを促し、むくみを改善。

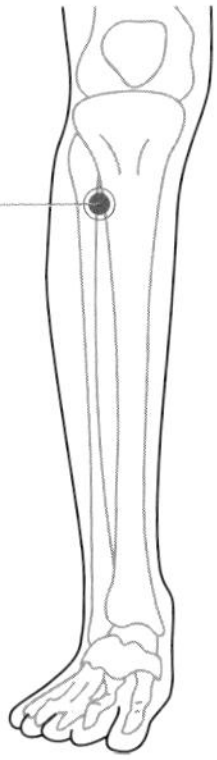

見つけ方

ひざの下の外側のくぼみから、指4本分下がったところ。

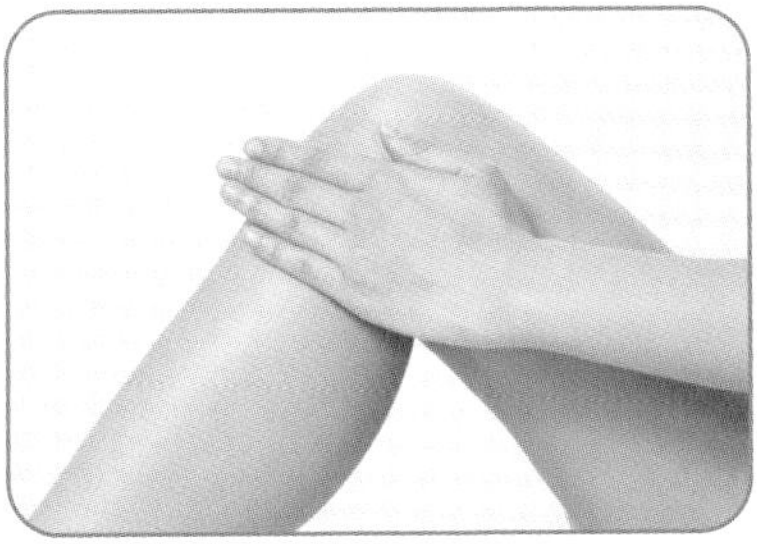

二日酔い

アセトアルデヒドという物質が血中に残り、二日酔いの主な症状である吐き気、頭痛の原因に。緊急対策のツボでは、吐き気には「手三里」、頭痛には「肩井」（p 50）がおすすめ。

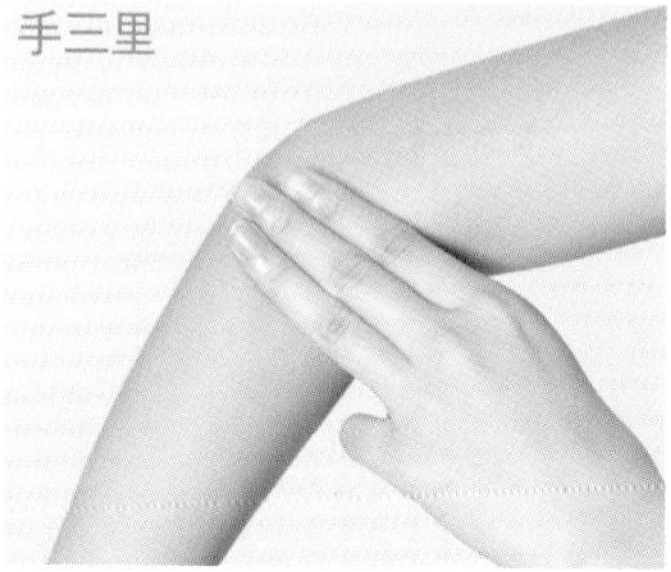

見つけ方

ひじのシワから手首に向かって指３本分いった親指側。

emergency

緊急！

こんなときはこんなツボ

朝起きたら、突然体に異変が…。
あるいは外出先で…。
そんな緊急時におすすめのツボを紹介。
外出先でなら指圧で対処を。

飲み過ぎによる 顔のむくみ

飲み過ぎた翌朝の顔のむくみは、水分のとりすぎによる、腎臓機能が低下したため。手の甲にある「中渚」は腎の機能を回復させ、水分代謝を促します。

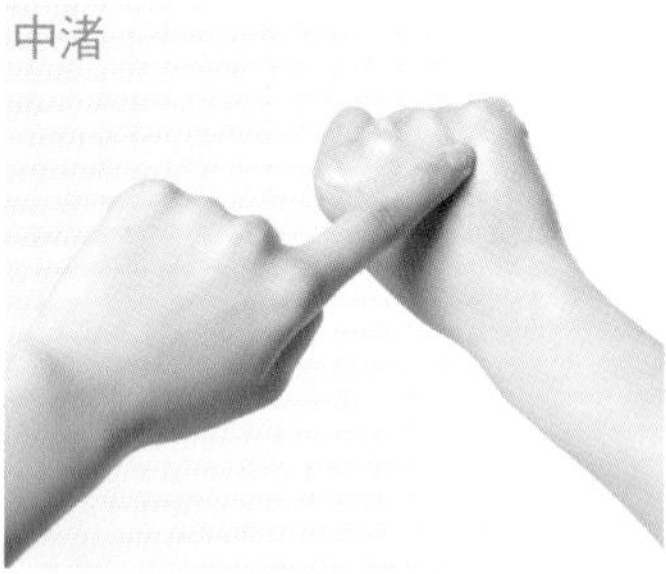

見つけ方

手を握ったとき、小指と薬指の間にあるくぼみ。

目の充血

疲れによる目の充血には、万能ツボの「合谷」に。合谷は手にあるツボなので、外出先でも OK。また、眉毛の内側にある「攢竹」（p 115 参照）は充血に作用するツボ。指圧で対処を。

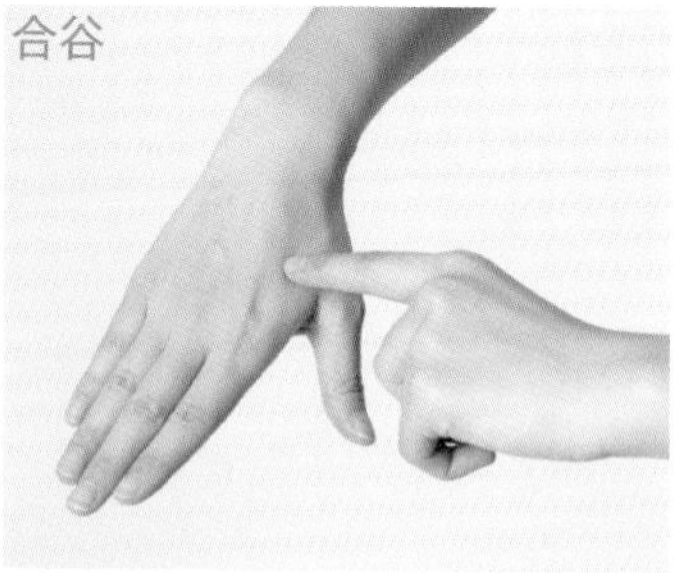

見つけ方

親指と人差し指の骨が出合う、人差し指側のくぼみ。

乗りもの酔い

乗りものの振動により内耳の器官が刺激を受けて、吐き気やめまいを起こします。一番のツボは「内関」。乗りものに弱い人は、内関にバンドなどで刺激を続けると予防になります。

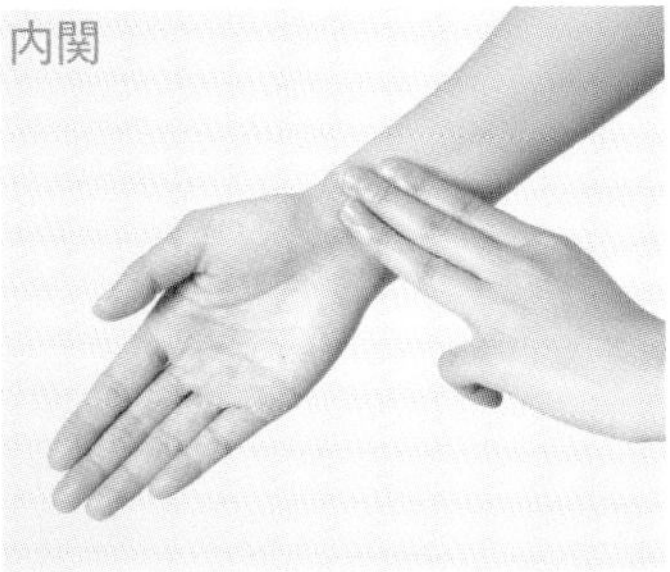

見つけ方
手のひらを上にして、手首のシワからひじに向かって指３本分とった中央。

寝ちがい

朝起きたら首がまわらない！こんな寝ちがいの主穴といわれるのが「落枕」。寝ちがいを「落枕」といいますが、まさに寝ちがいのためのツボ。首の痛みが和らぎます。

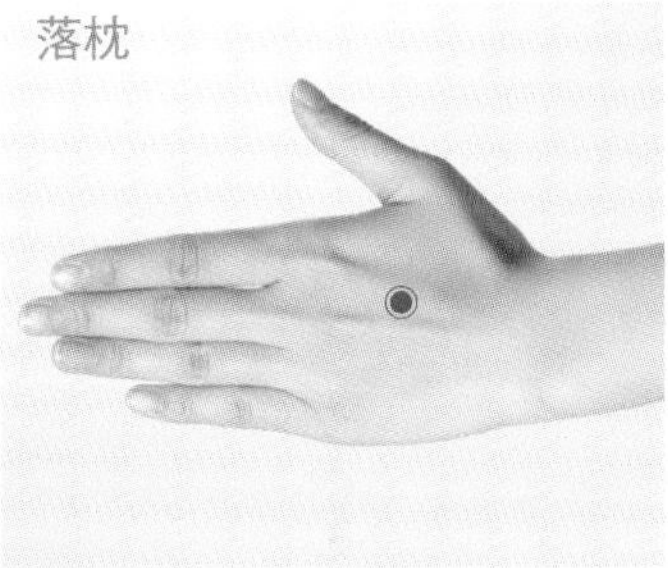

見つけ方
手の甲側、人差し指と中指の間を手首に向かって、骨にぶつかるくぼみ。

めまい

めまいはひどい肩こりやストレスなどが原因で、水の流れが停滞して起こります。「内関」「肩井」がそのツボですが、突発のときは「内関」への指圧をおすすめします。

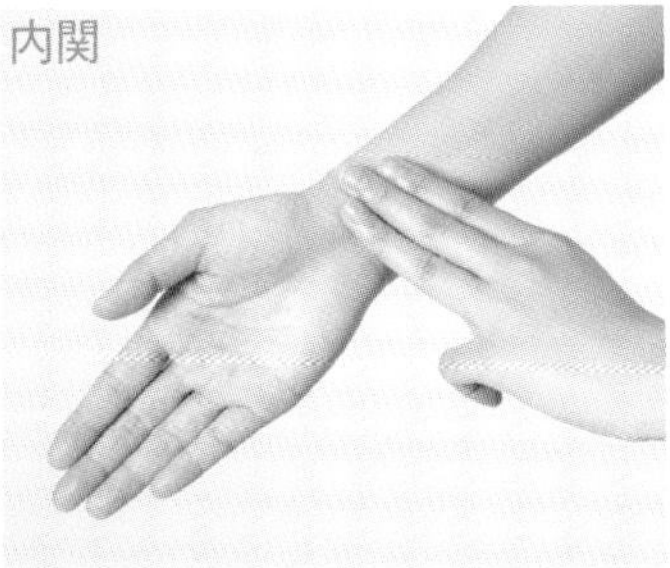

見つけ方
手のひらを上にして、手首のシワからひじに向かって指３本分とった中央。

こむら返り

ふくらはぎとすねにつながる筋肉が硬直し、痙攣を起こすこむら返り。突発な症状ですから、指圧で対処がいいでしょう。「委中」「陽陵泉」などがそのツボです。

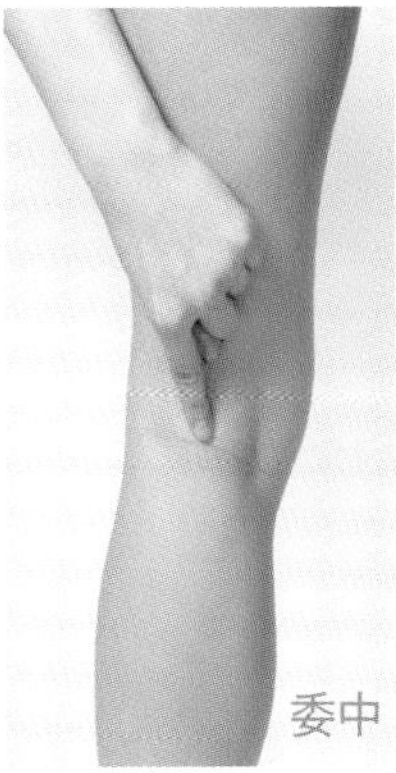

見つけ方
委中→ｐ 74 参照
陽陵泉→ｐ 79 参照

ぎっくり腰

突然痛みがはしるぎっくり腰。「腰腿点」（ようたいてん）はぎっくり腰の特効ツボ。押しただけでよくなる人もいます。安静にして患部をあたためるといいでしょう。

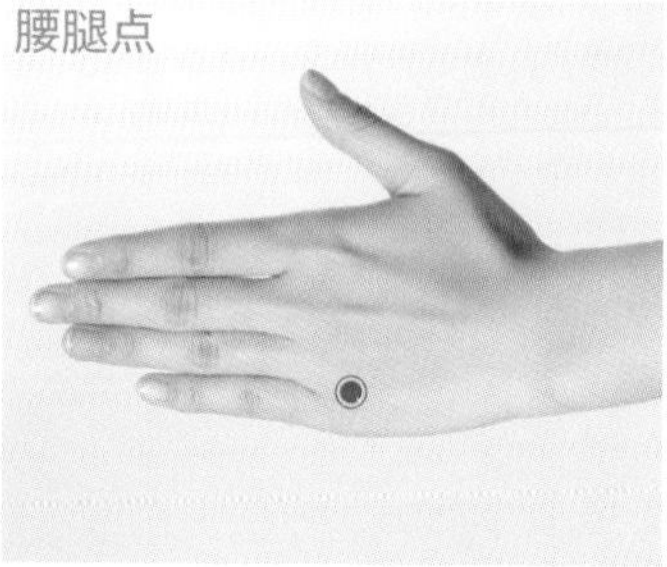

見つけ方

手の甲側、小指と薬指の間を手首に向かって、骨にぶつかるところのくぼみ。

胃痛・腹痛

自宅で胃痛や腹痛、下痢におそわれたら、「足三里」にお灸を。また、外出先での突然の腹痛や下痢には、万能のツボといわれの「合谷」（見つけ方はp90参照）に指圧をしましょう。

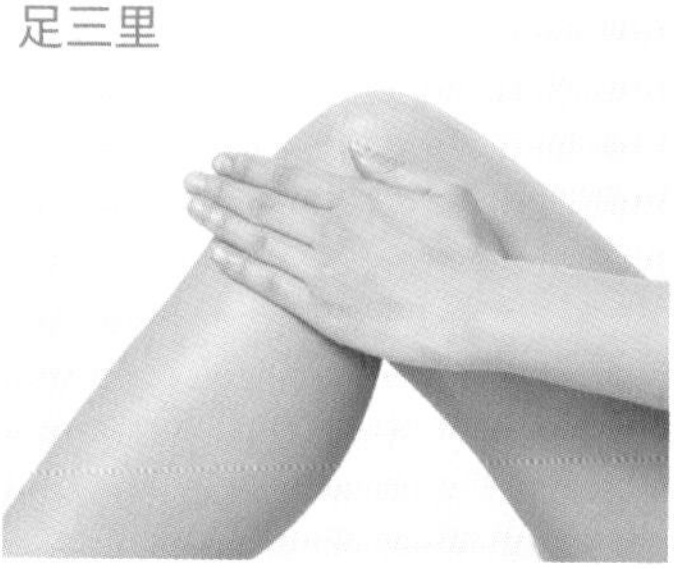

見つけ方

ひざの外側にあるくぼみから、指４本分下がったすねのきわ。

鼻づまり

花粉症や風邪、アレルギーなどが原因で起こる鼻づまり。鼻づまりに効果的なツボは「淵腋」です。右の鼻がつまったら左の淵腋、左の鼻がつまったら右の淵腋がツボになります。

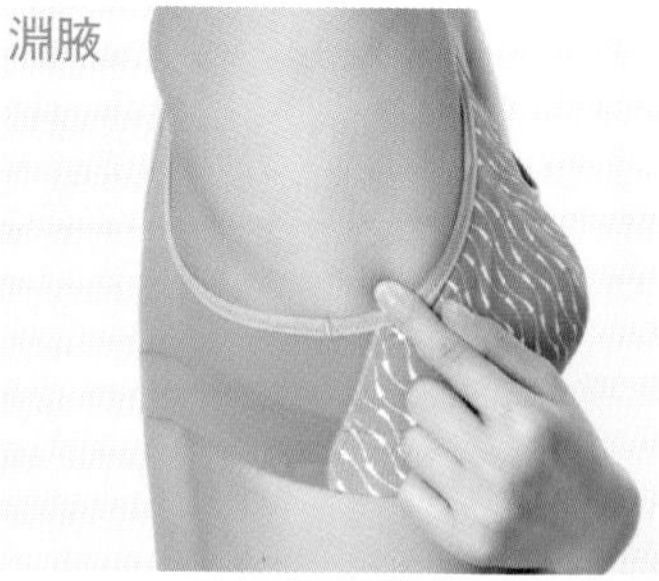

見つけ方

乳首から腋の下にかけて引いた線上の、腋の下の中央に。

腰痛

「腰痛は委中に求む」と昔からいわれている腰痛のツボが「委中」です。デスクワーク中に腰痛におそわれたら、まずここに指圧をしてみましょう。血行をよくして痛みを軽減します。

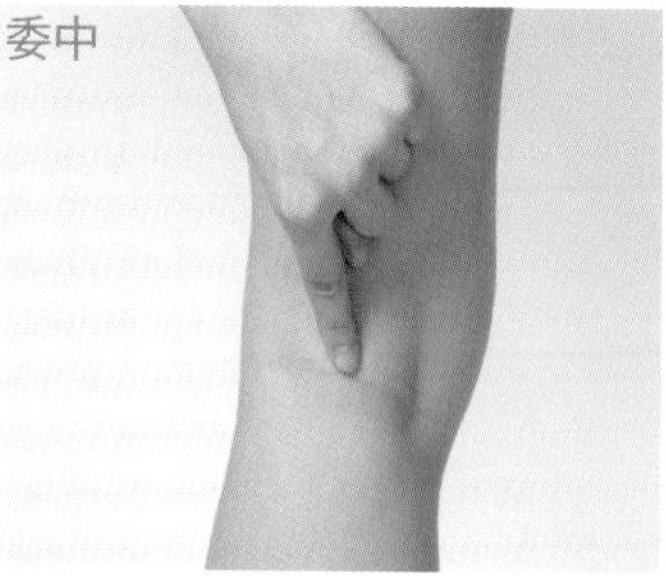

見つけ方

ひざの裏にあり、ひざを曲げたときの中央あたりの位置。

歯痛

夜中にあるいは旅先で、急に歯痛におそわれたら、2つのツボにお灸か指圧で刺激を。それは足裏にある「湧泉」と手にある「合谷」です。指圧は少し強めに。

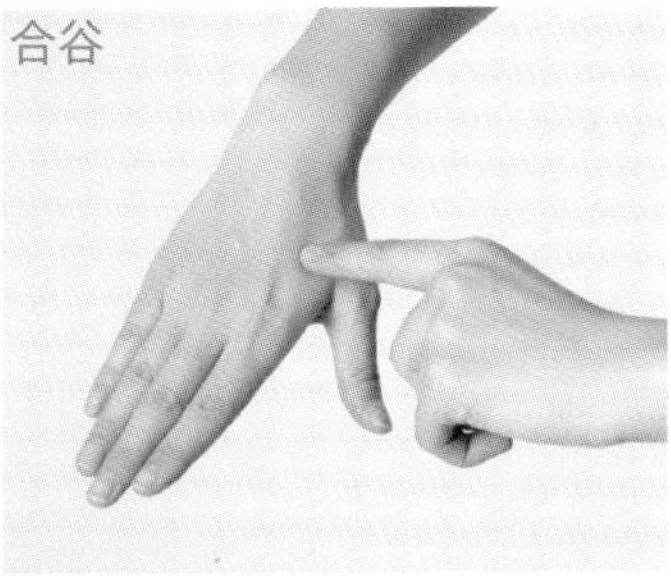

見つけ方
親指と人差し指の骨が出合う、人差し指側のくぼみ。

鼻血

突然の鼻血は、まず万能ツボの「合谷」を刺激しましょう。「大椎」も効果的なツボ。首を前に倒して大きく突き出た骨（第7頸椎）の下のくぼみにあるツボです。

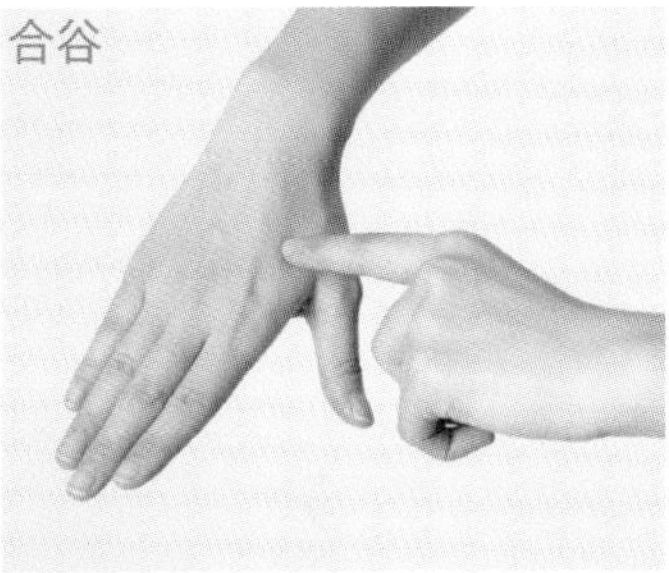

見つけ方
親指と人差し指の骨が出合う、人差し指側のくぼみ。

月経痛

出勤前に急に痛みが強くなった月経痛には、女性のツボ「三陰交」にお灸を。仕事中であれば指圧で対処を。イライラがひどいときは「太衝」（p53参照）を刺激しましょう。

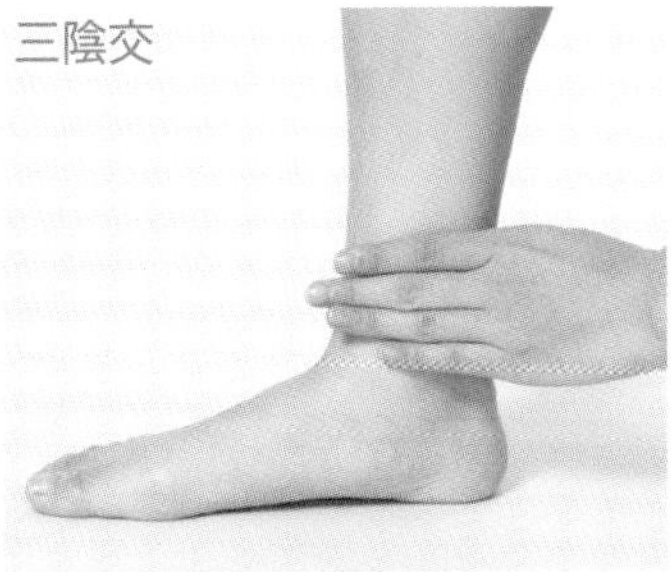

見つけ方
内くるぶしから指4本分上にいったところの骨ぎわ。

口内炎

胃腸の疾患、体力不足・疲労、のどの炎症などが原因の口内炎。口内炎に効くツボは「中脘」。胃腸全般に働くツボです。のどがはれている場合は「孔最」（p86参照）にお灸を。

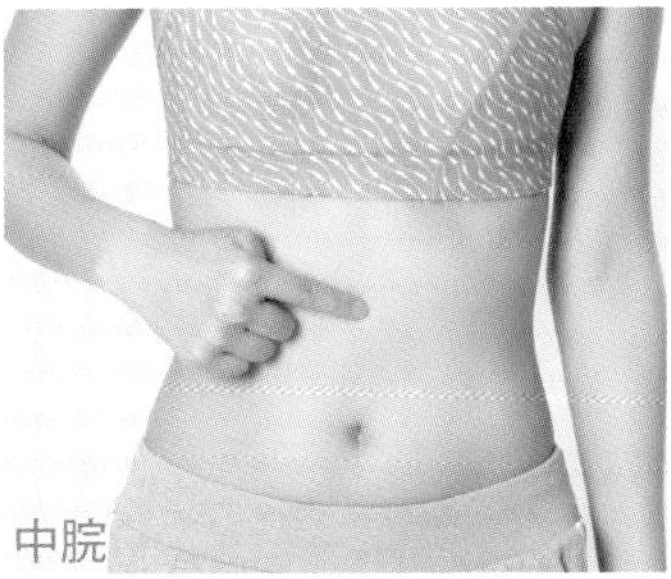

見つけ方
身体の中心線上、みぞおちとおへその中間。

お灸こぼれ話 ②

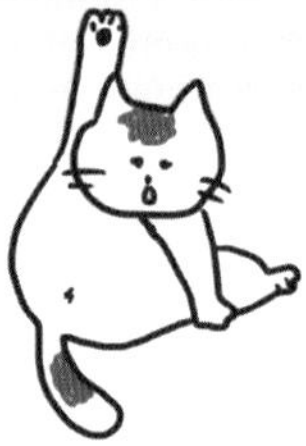

松尾芭蕉もお灸をしていた⁉ 江戸時代のお灸事情

松尾芭蕉『おくのほそ道』の序文に、こんな記述があります。

「もゝ引の破れをつゞり笠の緒付かえて、三里に灸すゆるより…」。

この三里とは、本誌でも何回も登場する「足三里」のこと。芭蕉は江戸から東北、北陸を経て大垣までの600里（約2400キロ）を、お灸をしながら旅をしたと記されています。

「ここにお灸をすえたらあと三里歩ける」から、「疲労でまったく歩けなかった人が、三里も歩けた」からなど、名前の由来には様々な説があるものの、足三里には、足の疲れやむくみをとるだけではない効果も、その当時から知られていました。

それは胃腸を整えるということ。当時、旅先での食あたり、水あたりは命とり。足の疲れをとる以上に、胃腸を整えることが大事だとされていました。

街道筋の宿場町では、もぐさはもちろん、お灸をすえるツボを表した書まで売られていたとか。「三里に灸のあとがない者とは旅をするな」といわれたほど、江戸時代の旅人の常識だったのですね。

こんな症状はありませんか？
ストレス　過食・拒食　イライラ・ヒステリー
不安になる・落ち込む　集中力がない　落ち着きがない・あがり症
意欲がわかない・無力感　軽い神経症

症状別お灸のツボ

精神的症状

「気分の問題よ」とかたずけないでほしいのが
ストレスなどの精神的な症状。
イライラ、落ち込みといった精神的な症状にも
お灸は効果を発揮します。

ストレス

sutoresu

ストレスのない人はいないといわれるほど、現代人とストレスは密接な関係にあります。

ストレスが怖いのは、身体に及ぼす影響です。ストレスにより筋肉は常に緊張状態を強いられるため、疲労感がつきまとうし、血圧の上昇や血流の流れも悪くなり、冷えや消化機能の低下をまねきます。緊張をとりのぞき、リラックスするツボにお灸を。

また、ストレスをためやすい人は、日頃から労宮に予防のお灸をするとよいでしょう。

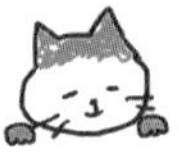

+care《プラス・ケア》

【おすすめストレス解消法】

❶大声をだす。ひとりカラオケもいいでしょう
❷運動する
❸友人と語らいの時間をもつ

【やってはダメな解消法】

❶やけ食い⇒過食症に
❷どんどん買う⇒買い物依存症に
❸お酒に逃げる⇒アルコール依存症に

疲労回復に頼もしいツボ

○労宮【ろうきゅう】

「労」は労働を意味し「疲労の館」といわれるツボです。血行を促進して疲れを取り除き、ストレスを軽減させます。体がだるくて寝起きが悪いといった、ストレスや疲れからくる症状にも効果的です。

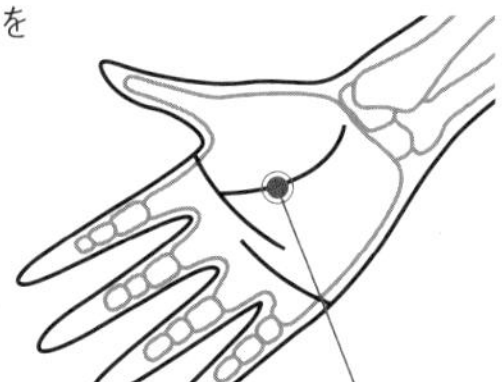

見つけ方

手のひらのほぼ中央のくぼみ。手を握ったときに、中指の先端が手のひらにあたる、中指と薬指の間。

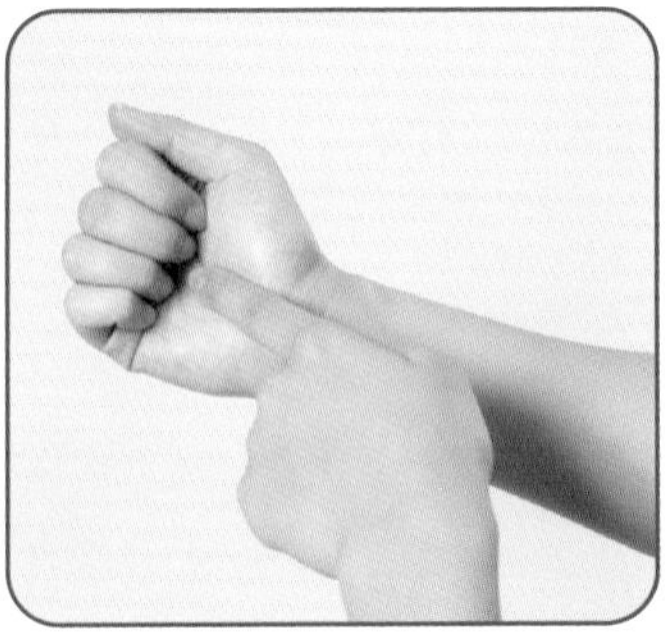

心に安定をもたらす

○内関【ないかん】

ストレスからくるイライラや不安におそわれたり、ふさぎ込んだりしたら「心包」のルートにある内関にお灸をしましょう。呼吸の乱れを鎮め、心に安定をもたらしてくれるツボです。

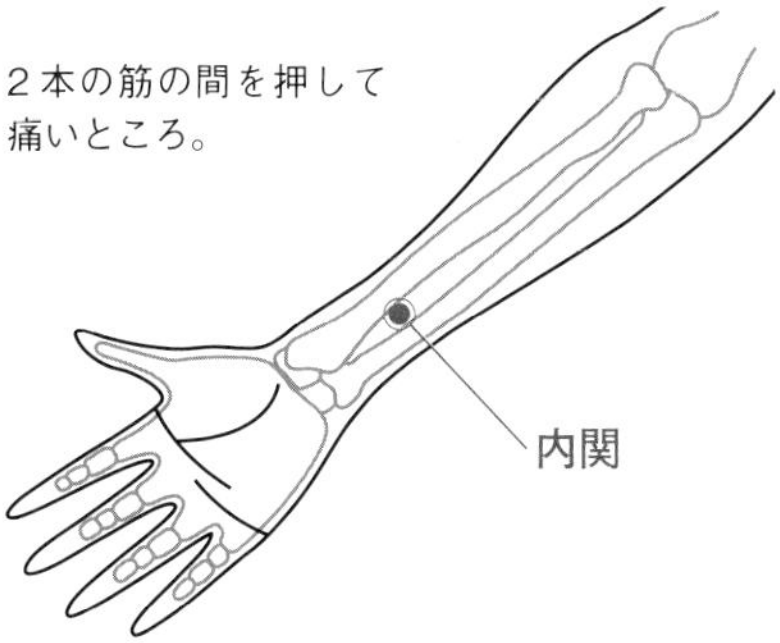

見つけ方

手のひらを上にして手首のシワから指3本分、ひじに向かったところ。

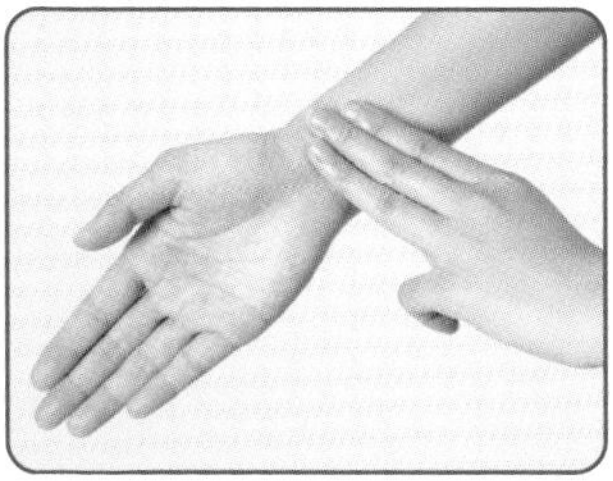

気の流れを調整して心の高ぶりを抑える

○太衝【たいしょう】

血流の流れやバランスを調整する重要なツボが、足の甲にある太衝です。気持ちが急に高ぶったりする感情の症状には、気の流れを調整して抑えてくれるツボです。

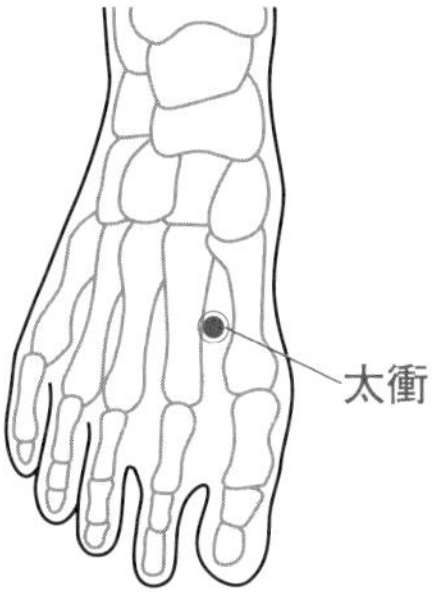

見つけ方

足の甲の、第1指と第2指の間の骨が交わるくぼみ。

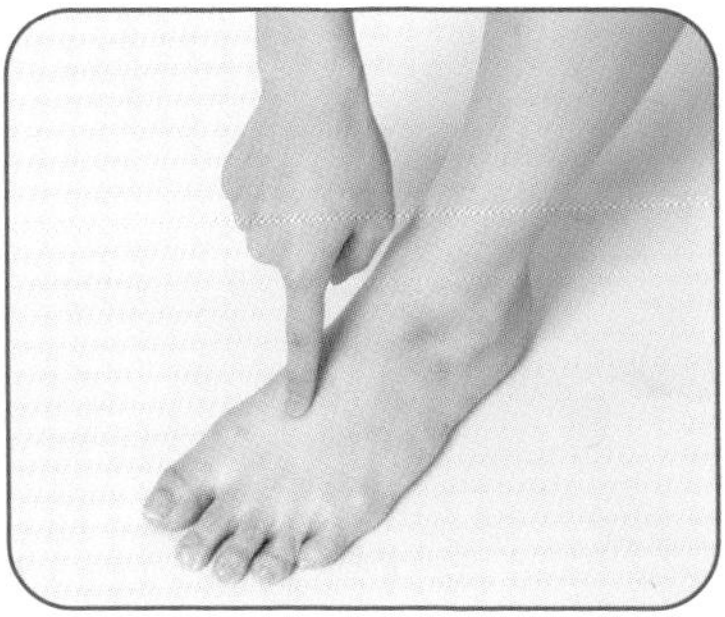

ストレスからくる過食・拒食

kashoku・kyoshoku

ストレスが関係して起こる過食や拒食の症状。何かを食べていないと心が落ち着かない、反対に何も食べる気がしないといった症状です。専門医の診断が必要ですが、これらの症状を軽減するツボがあります。

ストレスに対応する太衝と消化機能を高める足三里です。どちらも足にあるツボです。

ストレスを軽減する

○太衝【たいしょう】

肝機能にも働いて、体の気・血の流れを整え、ストレスを軽減してくれるツボです。ストレスからくる過食・拒食の症状に有効です。

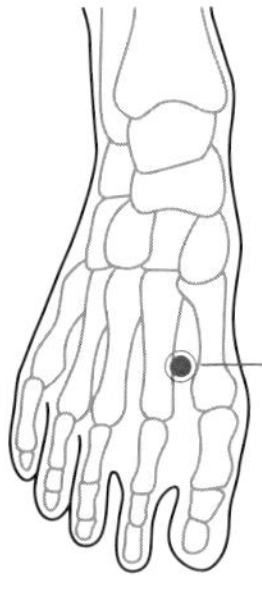

見つけ方

足の甲の、第1指と第2指の間の骨が交わるくぼみ。

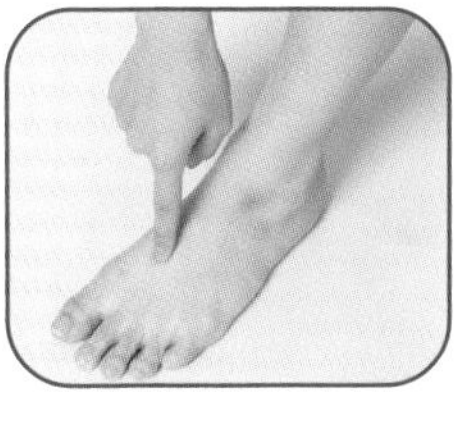

消化機能を高める

○足三里【あしさんり】

胃腸の働きを整えるツボとしてよく登場する足三里。ストレスにより弱った胃をケアし、食欲不振を解消、食べすぎにも効果的なツボです。

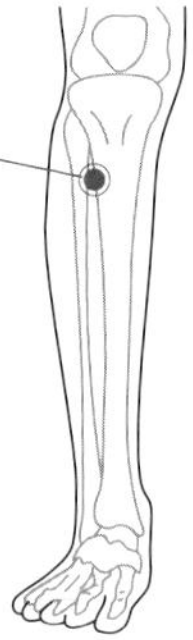

見つけ方

膝蓋骨（ひざの3角形の骨）の外側にあるくぼみから、指4本分足首のほうにいったところ。

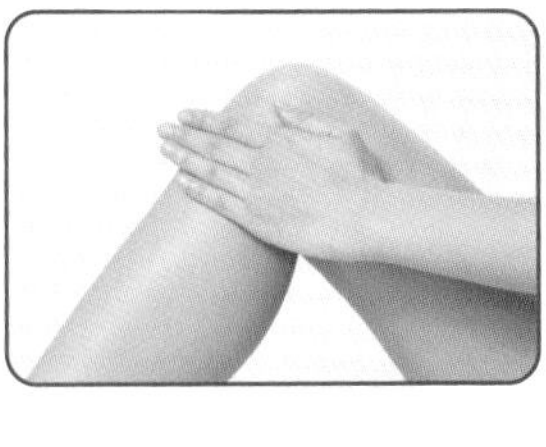

イライラ・ヒステリー

iraira・hisuteri

ちょっとしたことですぐにイライラして、仕事や家事が手につかなくなる。多くの人が経験していることでしょう。

「怒り」の感情は気の流れを停滞させるので、イライラやヒステリーの症状は、内臓機能や血圧にも影響します。

万能のツボといわれる合谷と神門はイライラを鎮め、心をやすらかにしてくれるツボです。

イライラ解消にどこでも役立つ

○合谷【ごうこく】

商売人が交渉のときに、両手を合わせ手もみのようなポーズをしている姿を見たことはありませんか。心を落ち着かせるために、合谷に指圧をしている仕草だといわれます。

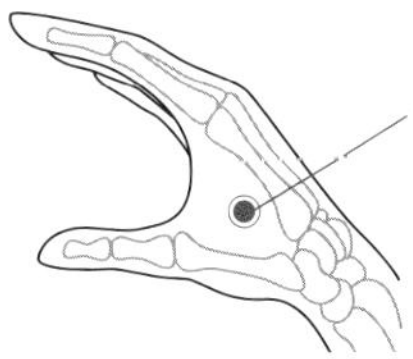

見つけ方 手の甲、親指と人差し指の骨が出合うところ、人差し指側にあるくぼみ。

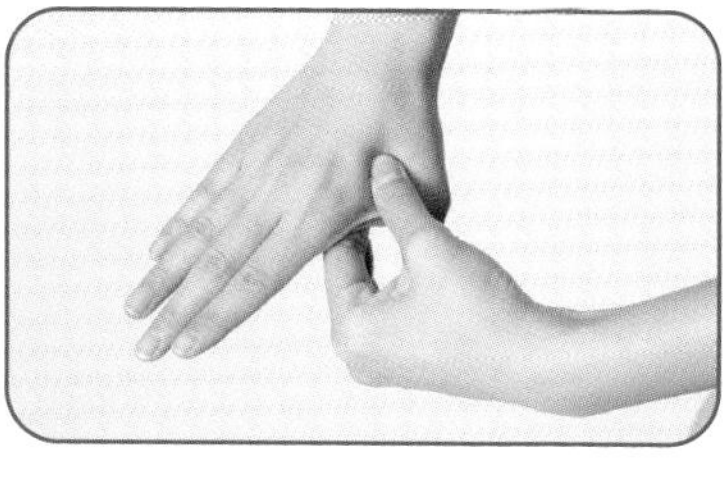

精神状態を良好にする

○神門【しんもん】

「心は神を蔵す」からこの名がつけられた神門は、精神状態に深く関わる心経のツボ。精神的な緊張をほぐし、イライラした気持ちを鎮めてくれます。

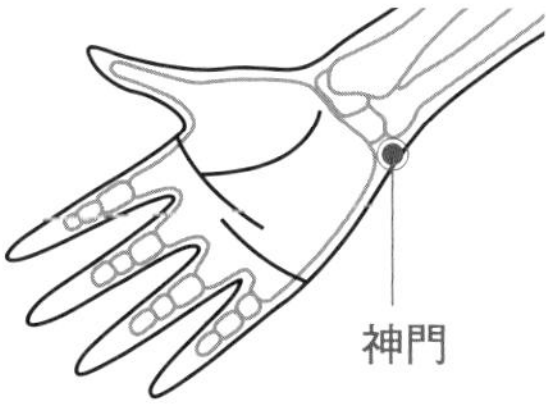

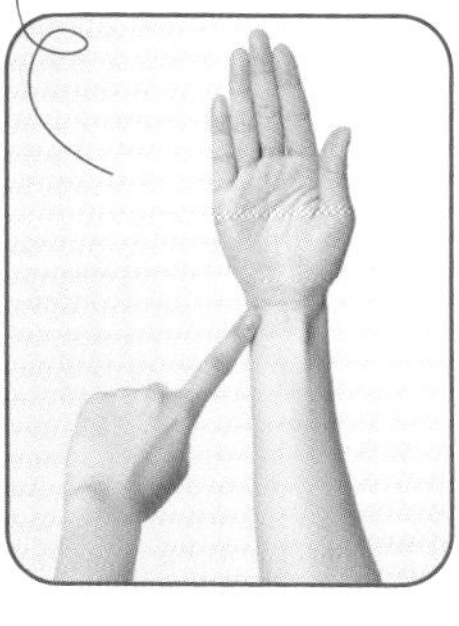

見つけ方 手のひらを上にし、手首と小指側にある骨のでっぱりの間にあるくぼみの中。

不安になる・落ち込む

fuan・ochicomi

わけもわからずに不安に陥る、急に憂鬱になり落ち込む、といった症状が出たときは、体も心も強い緊張状態にあります。ストレスや疲労が原因かもしれませんが、まずは、心身の緊張を解きほぐし、自律神経を整えましょう。

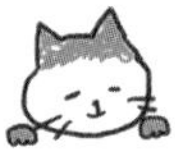

+care《プラス・ケア》

不安におそわれたり、落ち込んだりしたときにできる簡単な解消法を紹介しましょう。

❶伸びをして、深呼吸

両手を頭の上に上げ、大きく伸びをして、身体をほぐします。深呼吸も一緒にしてください。

❷首元を温める

Vネックから首元にかけて、温かい手やタオルで温めます。

本誌p40で紹介した腹式呼吸も不安や落ち込みの気分を和らげてくれます。

不安を軽減してくれる

○神門【しんもん】

精神的緊張をほぐし、イライラを鎮めてくれる神門。とくに不安感におそわれたときは、このツボをおすすめします。急に不安に陥ったら、手首にあるので指圧で対処を。

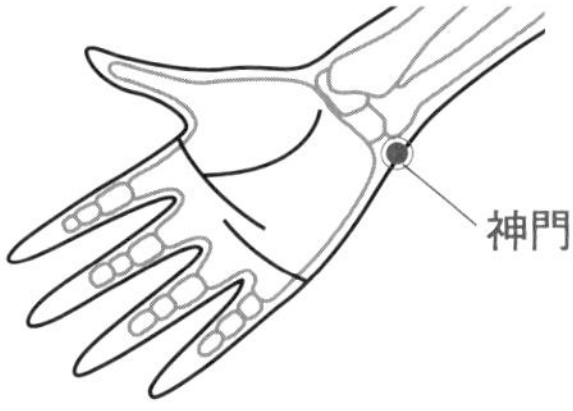

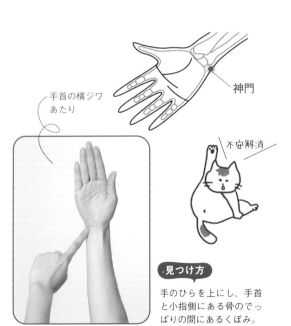

手首の横ジワあたり

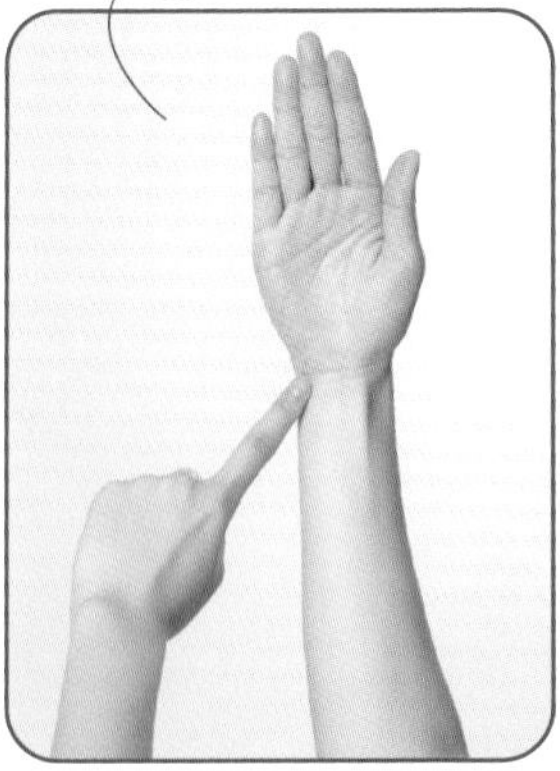

見つけ方

手のひらを上にし、手首と小指側にある骨のでっぱりの間にあるくぼみ。

心を安定させる

○内関【ないかん】

「手厥陰心包経」に属する内関は、心をコントロールするツボです。自律神経のバランスを調整して、不安や落ち込みといった精神的症状を緩和してくれます。

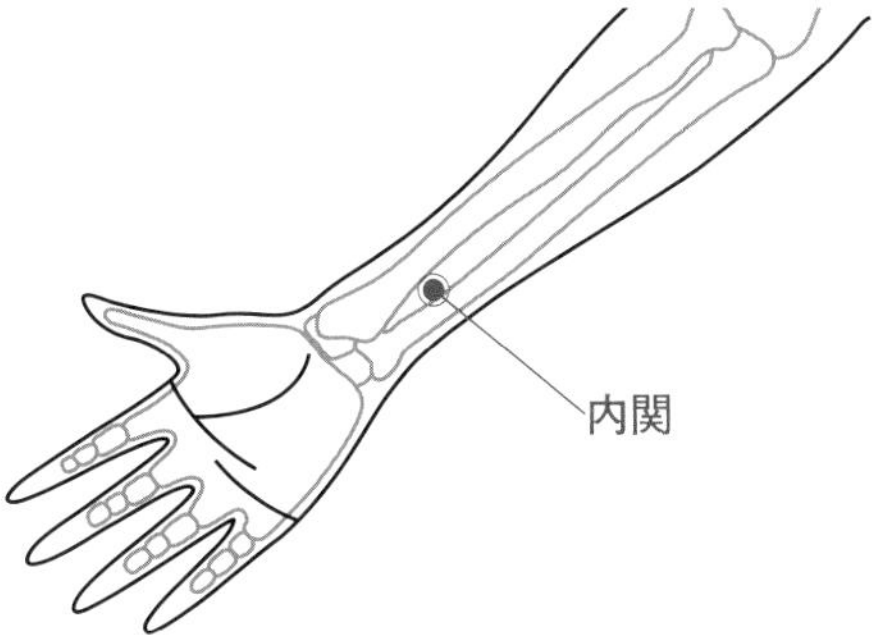

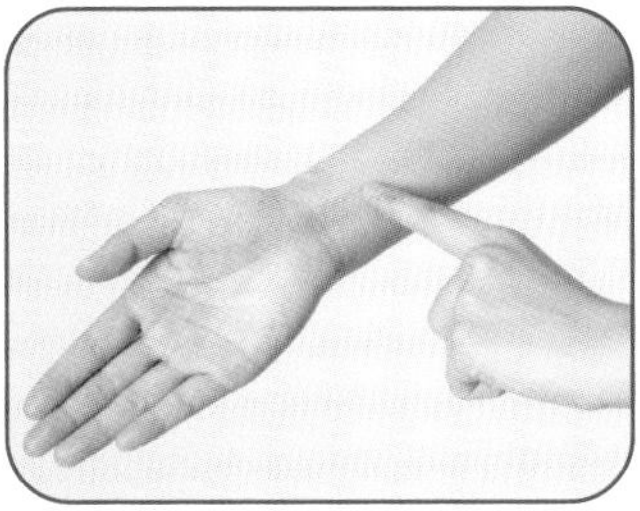

見つけ方

手のひらを上にして手首のシワから指３本分、ひじに向かったところ。

呼吸の乱れやドキドキ解消

○膻中【だんちゅう】

胸の中央にあるツボで、動悸・息切れなど呼吸器系の症状を緩和するツボとして知られていますが、心包経とも関係があり、精神面の症状にも有効なツボです。

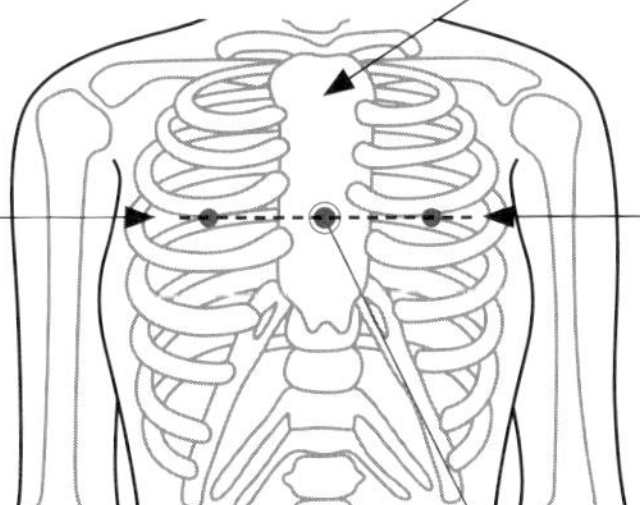

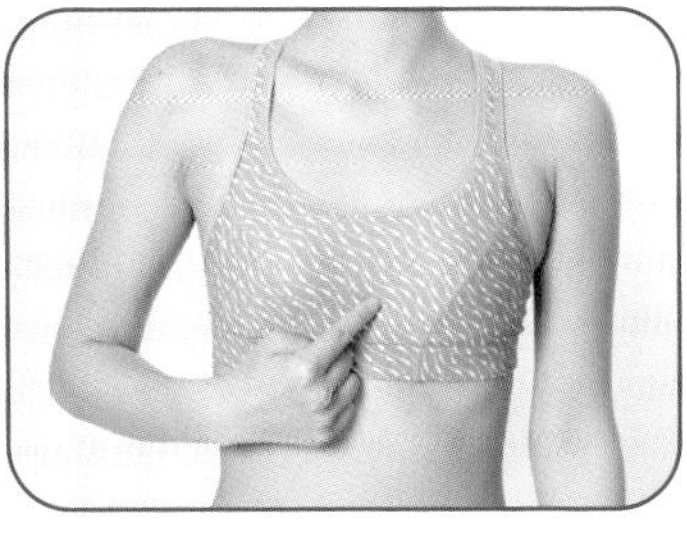

見つけ方

左右の乳頭を結んだ線の真ん中にある。

集中力がない

shuchuryoku

「直ぐに気が散って集中できない」という症状は、仕事に携わる人や勉学中の人には悩みになることでしょう。血行をよくし、集中力もつくツボを紹介します。

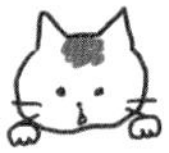

+care《プラス・ケア》

外出先や試験前におすすめの、直ぐできる指圧のツボを紹介しましょう。頭と首にある百会と風池は、頭をスッキリさせて集中力をつけるツボ。両中指をあてて3秒くらい押します。

新陳代謝をよくする

○身柱【しんちゅう】

体に入った邪気を散らして、咳、ぜんそくなど呼吸器系を助けるツボとして知られています。新陳代謝の働きを促進して、元気回復、集中力を高める働きにも注目を。

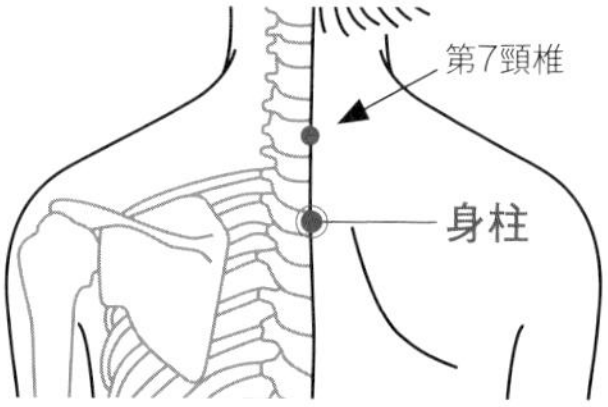

見つけ方

頭を前に倒したとき飛び出た骨（第７頸椎）から背骨を３つ下がったところ。

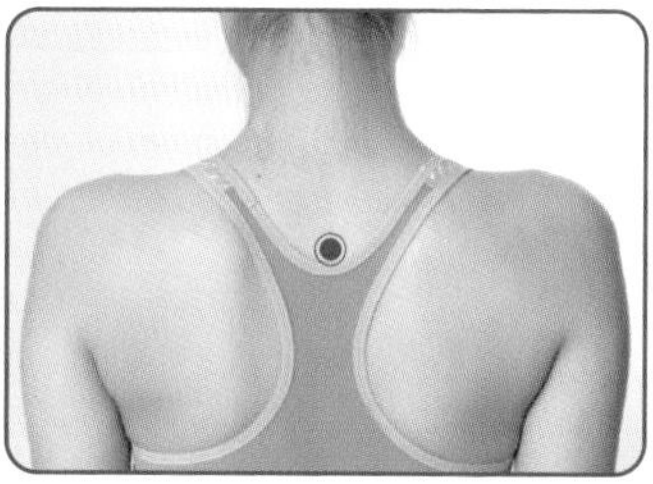

脳への血行をよくする

○労宮【ろうきゅう】

ストレスを軽減するツボとして紹介した労宮は、脳への血行を促進して脳を元気にします。やる気がでて、集中力もつくツボです。

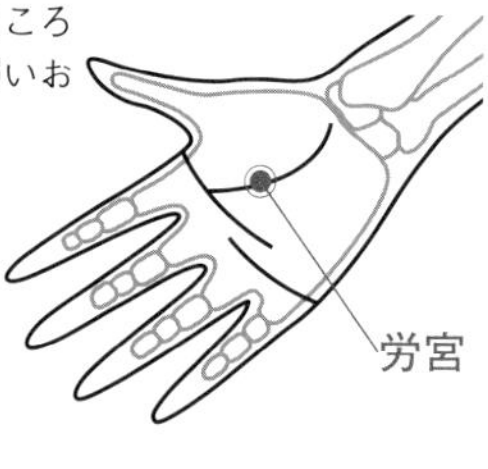

見つけ方

手のひらのほぼ中央のくぼみ。手を握ったときに、中指の先端が手のひらにあたる中指と薬指の間。

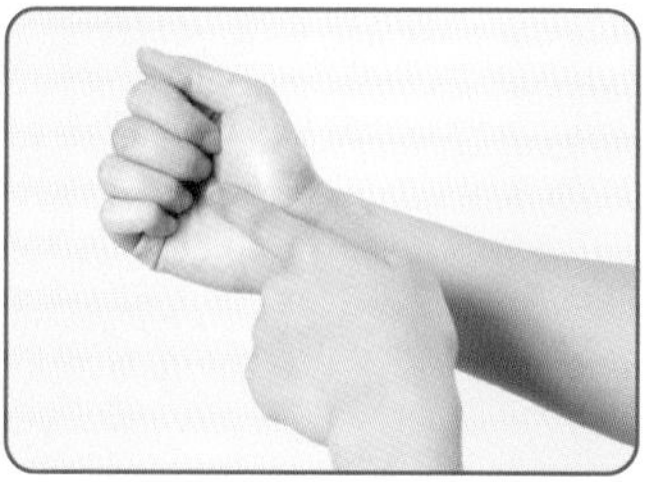

落ち着きがない あがり症

ochitukiganai · agarishō

　面接やプレゼンテーションの前になると、尿意を感じたり、落ち着かなくなり困った経験のある人は多いはずです。また、「あがってしまって人前で話すのは苦手」という「あがり症」の人もいるでしょう。

　非日常的なことに遭遇したとき、気持ちを落ち着かせ、平常心を取り戻してくれるツボは、合谷と神門です。どちらも手にあるツボなので、急なときは指圧で対処しましょう。

緊張を和らげる

○合谷【ごうこく】

万能のツボ合谷は、精神面の症状にも活躍します。人前であがったり、落ち着きがなくなる原因のひとつは緊張。合谷には緊張を和らげる働きがあります。

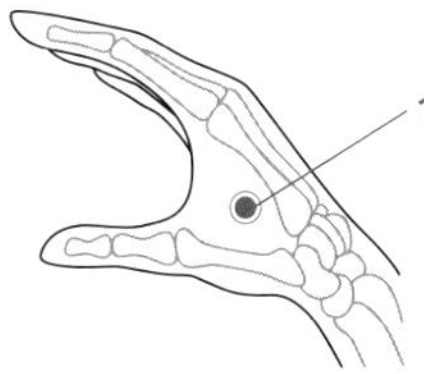

見つけ方 手の甲、親指と人差し指の骨が出合うところ、人差し指側にあるくぼみ。

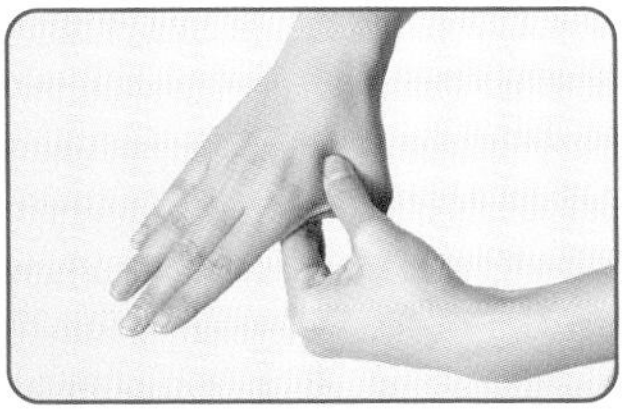

心を落ち着かせる

○神門【しんもん】

自律神経に働きかける神門は、不安や落ち込みといった精神面のケアに役立つツボ。心を落ち着かせてくれます。不眠症や不整脈の症状にも使われます。

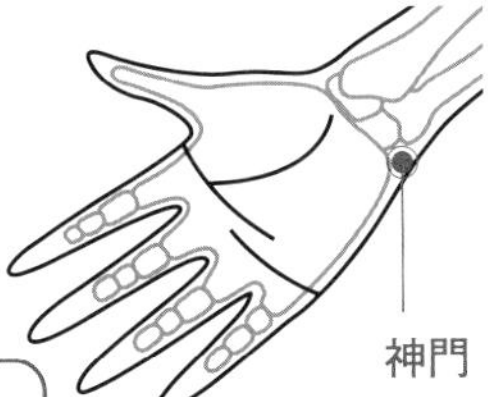

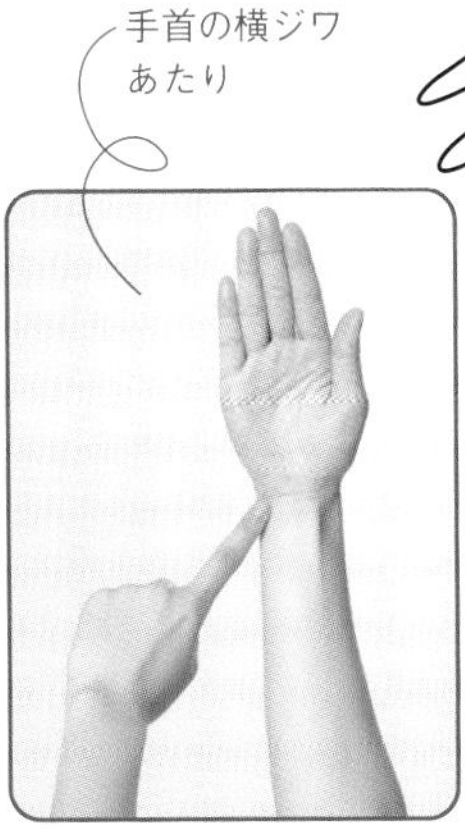

見つけ方 手のひらを上にし、手首と小指側にある骨のでっぱりの間にあるくぼみ。

意欲がわかない無力感

muryokukan

「やる気がおきない」「深く落ち込む」といった症状が続くと、やがて食欲不振や不眠など体に不調のサインが出てしまいます。こうした症状は、気・血の不足によっても起こりますから、身体の緊張を解きほぐし、気・血の流れを調整。心の元気を回復させましょう。

肩、背中のツボで緊張をほぐし、丹田にあるツボで元気を補います。

緊張をほぐす

○肩井【けんせい】

気血の流れをスムーズにするには、身体のこりをほぐすことです。乳頭から線を引いた肩の上にある肩井のツボは、肩こりをほぐします。

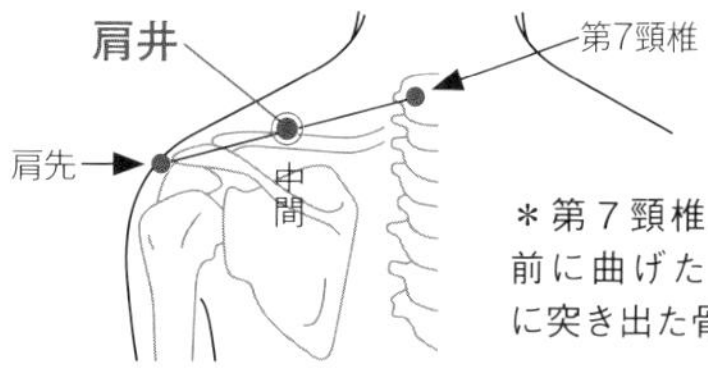

＊第７頸椎／頭を前に曲げたとき首に突き出た骨

見つけ方 第７頸椎と、左右の肩先を結んだ線の中央あたりの一番盛り上がったところ。

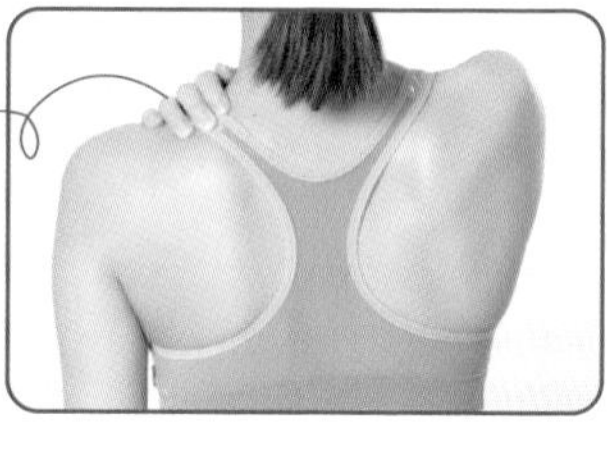

肩に手を置いて、中指がふれるあたりの周辺を押して、痛く感じるところがツボ

元気が出、意欲もわく

○関元【かんげん】

お腹の丹田といわれるところにあり、「元」は元気を指し、無力感を取り除いてくれ、元気が生まれるツボです。また、月経不順や頻尿にも効くツボです。

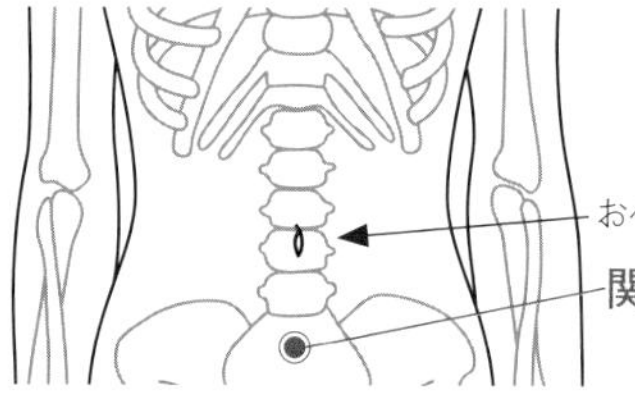

見つけ方 おへそから指４本分下がった、身体の中心線上に。

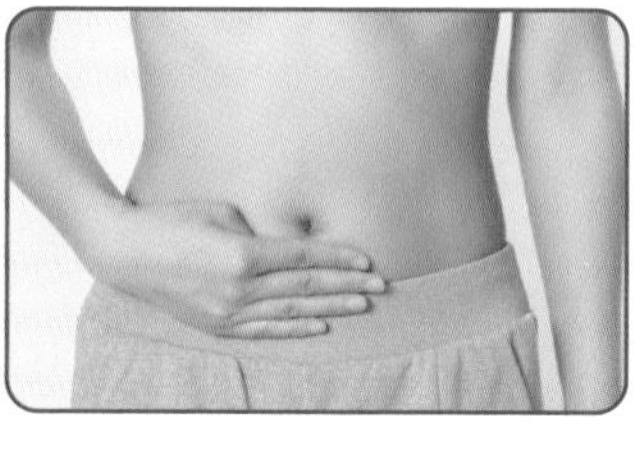

軽い神経症(ノイローゼ)

Sinkeisho

神経症にかかる人の多くは、ストレスが原因といわれます。身体に異常がないのに、動悸や息切れがしたり、不安や脱力感におそわれたり…。

精神のケアに効果があるツボを刺激するだけでなく、緊張をほぐす、あるいは気・血の流れを整え、身体に活力がわくツボも神経症の軽減に役立ちます。

紹介する2つのツボ以外に、気・血の流れをスムーズにして活力を生むツボ「腎兪」や「中脘」もおすすめ。

精神的ストレスを緩和

○身柱【しんちゅう】

子供の夜泣きや疳の虫によく使われるツボで、神経症に効果があります。心の緊張をほぐし、精神的ストレスを緩和します。

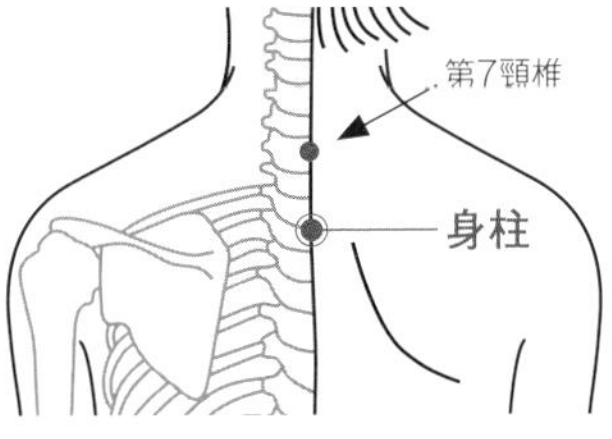

見つけ方

頭を前に倒したとき飛び出た骨(第7頸椎)から背骨を3つ下がったところ。

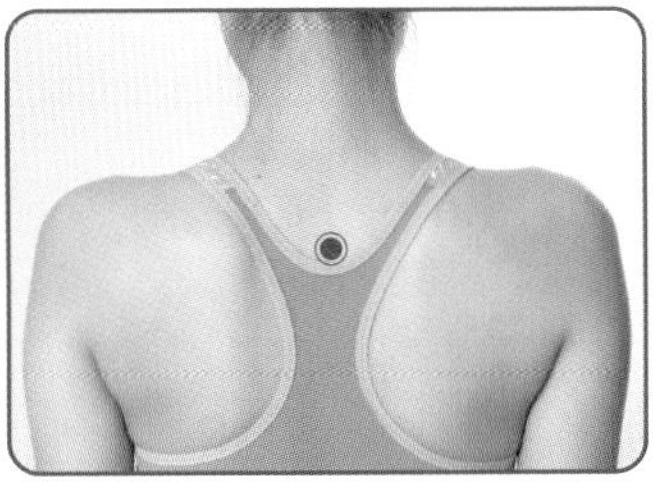

不安感を軽減

○神門【しんもん】

不安や落ち込み(P100)で紹介した神門は、神経症から起こる不眠やドキドキ、不安感といった症状を軽減してくれます。手にあるので、急におそわれたら指圧を。

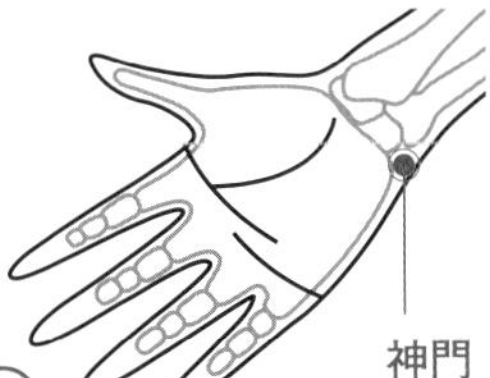

見つけ方

手のひらを上にし、手首と小指側にある骨のでっぱりの間にあるくぼみ。

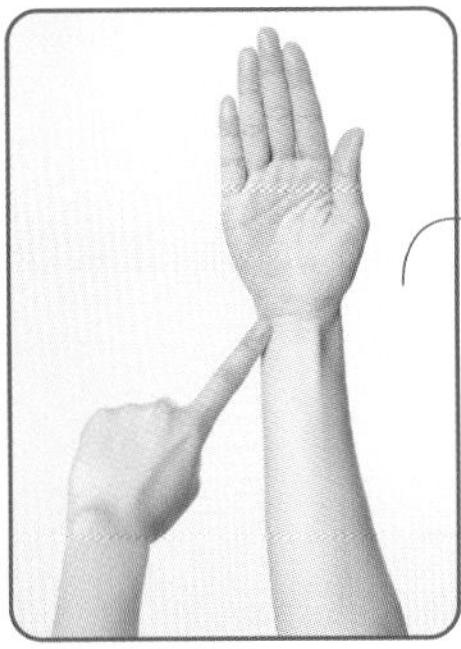

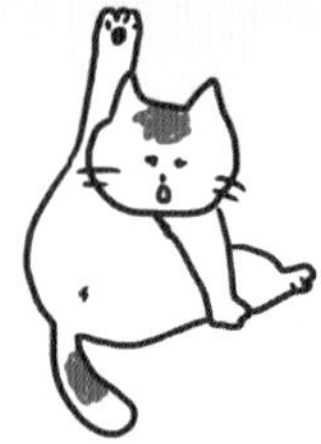

お灸こぼれ話 3

坂本龍馬もお灸を愛用!? 龍馬の身近にあったお灸の話

幕末のヒーロー坂本龍馬もお灸を愛用していたといわれています。剣術修行のために江戸へ出た龍馬あてに、お灸をして健康に留意するようにとうながす長姉・千鶴の手紙が今も残されています。江戸や長崎、京都と駆け巡った旅人、龍馬も江戸時代の常識として、お灸を愛用していたと思われます。

また、龍馬の許嫁とされる千葉さな子。文武両道で、「千葉の鬼小町」と呼ばれるほどの美人だったとか。晩年は家業の灸治院を継いで生計を立てていたそうです。NHK大河ドラマ『龍馬伝』にも、さな子が岩崎弥太郎にお灸をするシーンが描かれています。59歳で亡くなったあと、無縁仏となるところを、民権運動家・小田切謙明の妻が引き取り、埋葬したといわれています。謙明は、板垣退助の紹介で患者としてさな子の灸治院に通院していたとか。お灸を通じて、親交を深めていたことがわかりますね。この灸治院はさな子の死後も引き継がれ、昭和45年の写真にも記録されています。

ちなみに、龍馬を慕って独身を貫いたとされるさな子ですが、最近になって元鳥取藩士と結婚したという明治の新聞記事が見つかったそうです。

こんな症状はありませんか?

肌あれ　肌の乾燥・かゆみ　ニキビ・吹き出もの　シミ　シワ・たるみ
抜け毛・パサパサ髪　太りにくい体づくり　ダイエット

症状別お灸のツボ

美容の悩み

美肌には血行がカギになり、
血行をよくする効果があるのはお灸です。
あなたの美容の悩みにもお灸は
しっかり応えてくれます。

肌あれ

hadaare

肌あれの原因を挙げてみましょう。

❶新陳代謝の低下による肌の老化や疲労蓄積
❷自律神経のバランスが乱れることで起こるストレスや緊張
❸血行不良

合わない化粧品の使用なども肌あれの原因になります。女性ホルモンのバランスを整え、ストレスや緊張感を軽減し、内臓機能を向上させるツボを刺激しましょう。原因不明な場合は、セットでケアすることをおすすめ。肌のくすみをとり、ハリ・ツヤのある肌を目指しましょう。

+care《プラス・ケア》

美肌には血行をよくすることも大切。血行が悪くなると老廃物の排出が滞り、肌に栄養も届きにくくなります。ツボの刺激で血行を促進させるとともに、半身浴をおすすめします。

女性ホルモンのバランスを整える

○三陰交【さんいんこう】

冷え症、月経不順など女性特有の症状に有効なツボで、「女性のツボ」といわれる三陰交。女性ホルモンのバランスを整える働きがある三陰交は肌にもお助けのツボです。

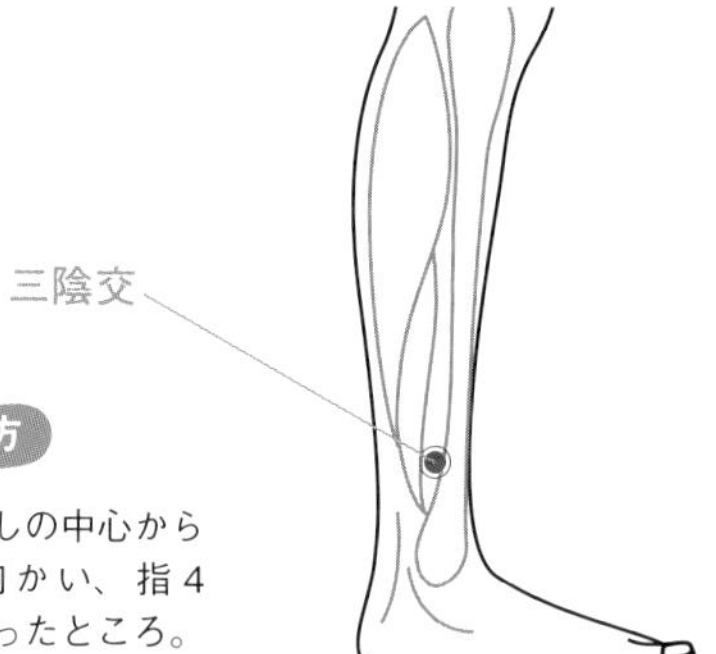

見つけ方

内くるぶしの中心からひざに向かい、指4本分上がったところ。

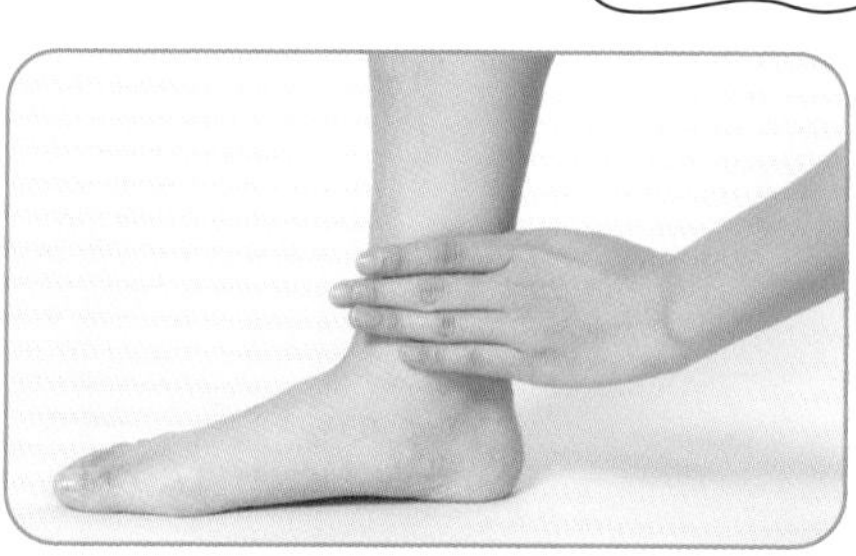

しっとりした肌に

○尺沢【しゃくたく】

「尺」はひじ、「沢」は水が集まるところをさし、呼吸器系の疾患にもよく使われるツボです。「手太陰肺経」に属し、咳をとめるのにも効果があります。

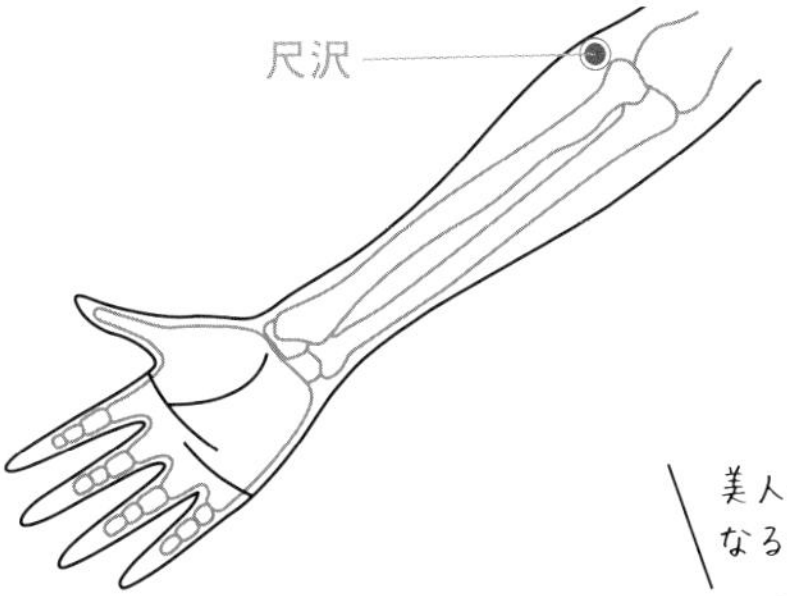

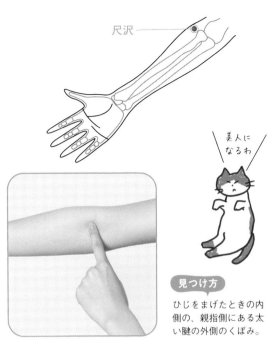

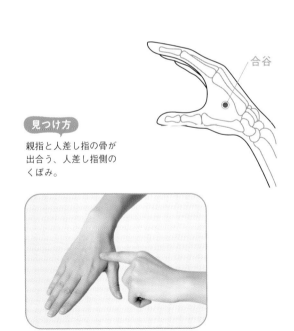

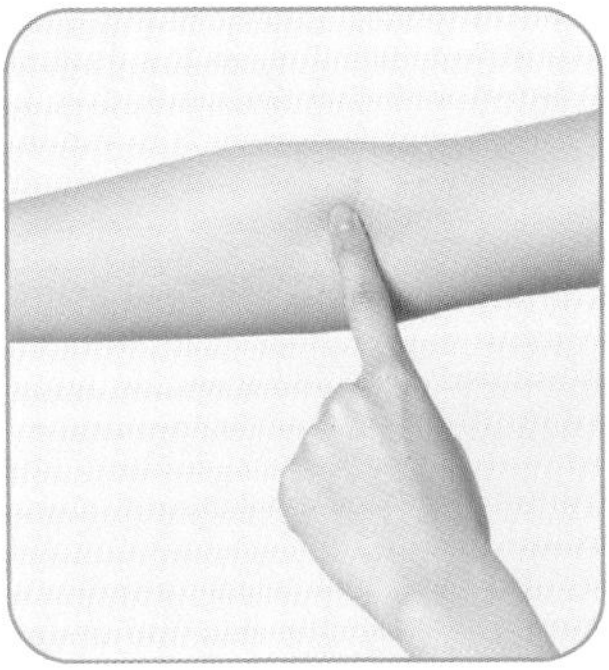

見つけ方

ひじをまげたときの内側の、親指側にある太い腱の外側のくぼみ。

ストレスを軽減する

○合谷【ごうこく】

ストレスやイライラも肌には大敵。うるおいをなくした肌になります。ストレスによる肌あれや吹き出ものには大腸経のツボ合谷にお灸を。

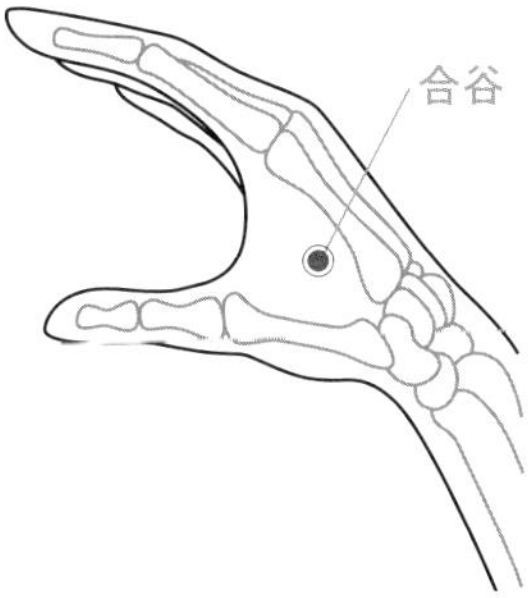

見つけ方

親指と人差し指の骨が出合う、人差し指側のくぼみ。

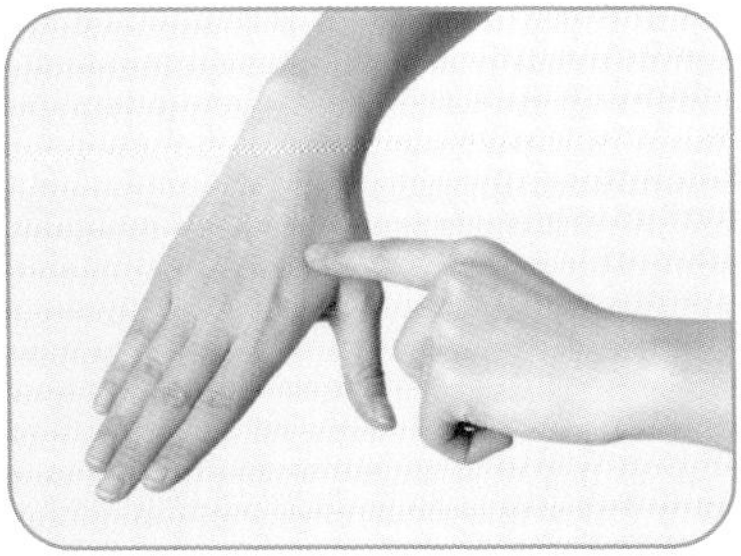

肌の乾燥かゆみ

Hadanokansō・kayumi

女性にとり乾燥は大敵。紫外線や加齢、ストレス、冷暖房などが原因で肌は乾燥しやすくなります。特に冬は、空気の乾燥により肌の水分が奪われたり、寒さや冷えで血のめぐりが滞り、他の季節より乾燥します。

乾燥や乾燥により起こるかゆみは、水分や栄養を肌へ届けることで軽減。そのためには、血行をよくするツボを刺激しましょう。肩髃と曲池を紹介します。

乾燥からくるかゆみに

肩髃【けんぐう】

「手陽明大腸経」に属するツボで、水をコントロールする働きがあり、停滞した気・水の流れも調整します。

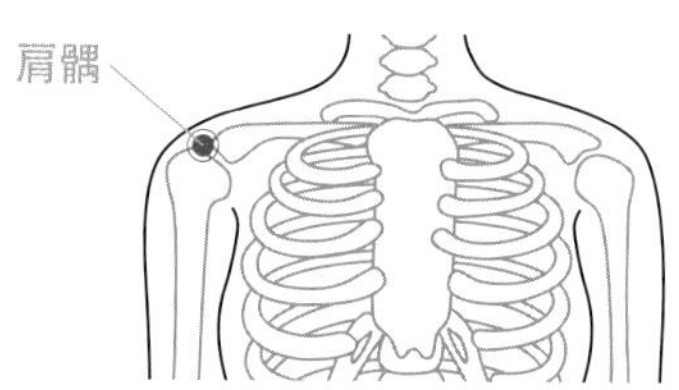

見つけ方　肩甲骨と上腕骨のくぼみにある。「髃」は骨と骨の間の隙間を指す言葉。

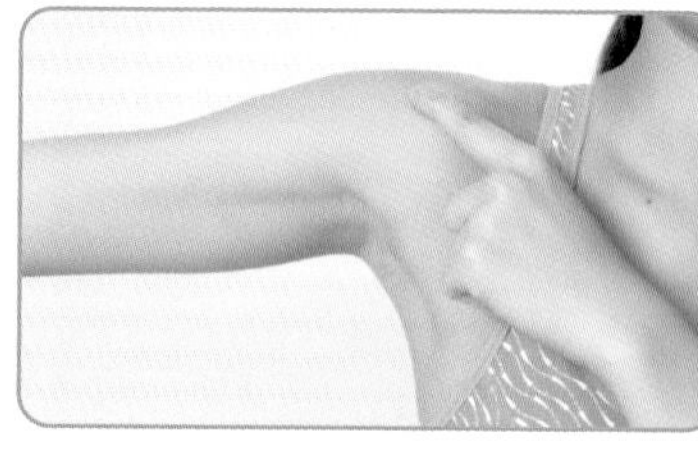

肌にうるおいを

曲池【きょくち】

曲池も肩髃と同じで、「手陽明大腸経」に属します。老廃物をスムーズに排出し、ニキビや吹き出ものの改善にも活躍します。

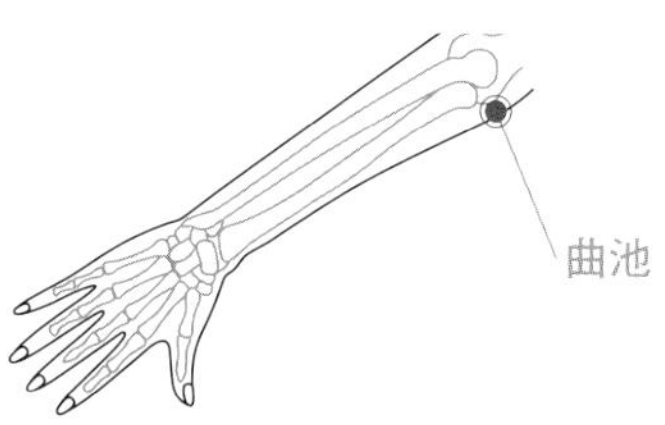

見つけ方　ひじを曲げたときにできるシワの、親指側のきわ。

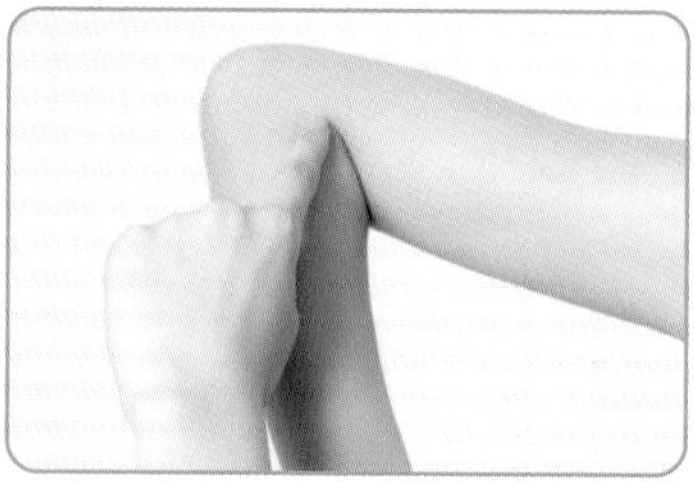

ニキビ 吹き出もの

nikibi fukidemono

思春期のニキビと大人のニキビはその原因が同じではありません。大人のニキビはストレスによるものが多いといわれます。また、皮脂や老廃物の排泄がスムーズにいかないときも、ニキビや吹き出ものが出現。

緊張をほぐしてストレスを軽減し、老廃物の排泄をスムーズにし、内臓の働きを改善しましょう。

ストレスを軽減する

○合谷【ごうこく】

ストレスやイライラを解消してくれる働きがあるばかりか、老廃物の排出をスムーズにしてくれ、吹き出もの解消に大助かりのツボです。

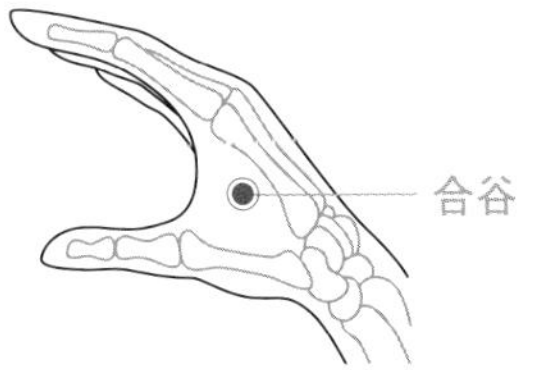

見つけ方　親指と人差し指の骨が出合う、人差し指側のくぼみ。

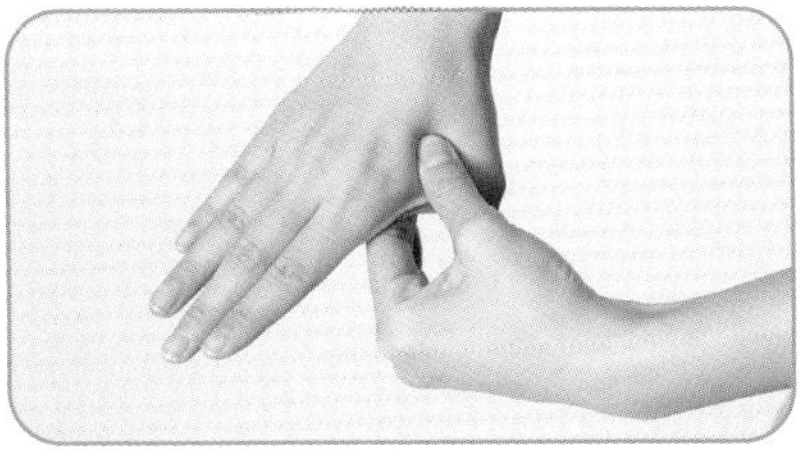

老廃物の排出を促す

○曲池【きょくち】

シミのツボとして紹介した曲池は、老廃物の排泄をスムーズにする働きがあるので、ニキビや吹き出ものにも有効なツボです。

効果アップ！
お灸はひかえたいですが、顔に吹き出ものの解消のツボが。合谷や曲池にプラスして指圧を。p115参照

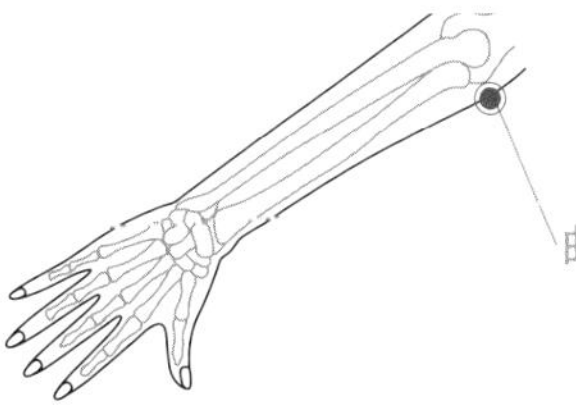

見つけ方　ひじを曲げたときにできるシワの、親指側のきわ。

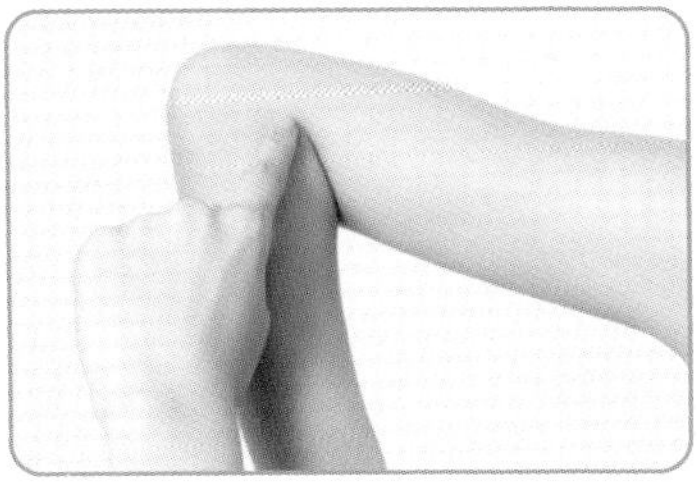

○肌の乾燥・かゆみ　○ニキビ・吹き出もの

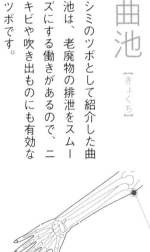

シミ

shimi

美容の大敵シミは、東洋医学からみると主に3つの原因が考えられます。
❶気の停滞で血行が悪い
❷血が運ぶ栄養が滞り、全身の活力が減退
❸消化器系の不調
❶の原因の人は怒りっぽく、❷は生理不順、❸は胃腸の調子が悪い人です

加齢により色素が沈着してできたシミは消えにくいものですが、原因を軽減することで、シミの増加を抑え、色素を薄くすることへの期待はできるでしょう。

+care《プラス・ケア》

シミに効果的なエッセンシャスオイルは、老化防止ハーブとして知られるローズマリー、肌の新陳代謝を高めるローマンカモミールなど。ローズマリーは美白効果もあるといわれます。

気の流れを調整する

○曲池【きょくち】

大腸につながる経絡にあり、老廃物の排泄をスムーズにし、肌の調子を整える働きがあります。便秘解消にも効果があり、吹き出ものにもおすすめのツボです。

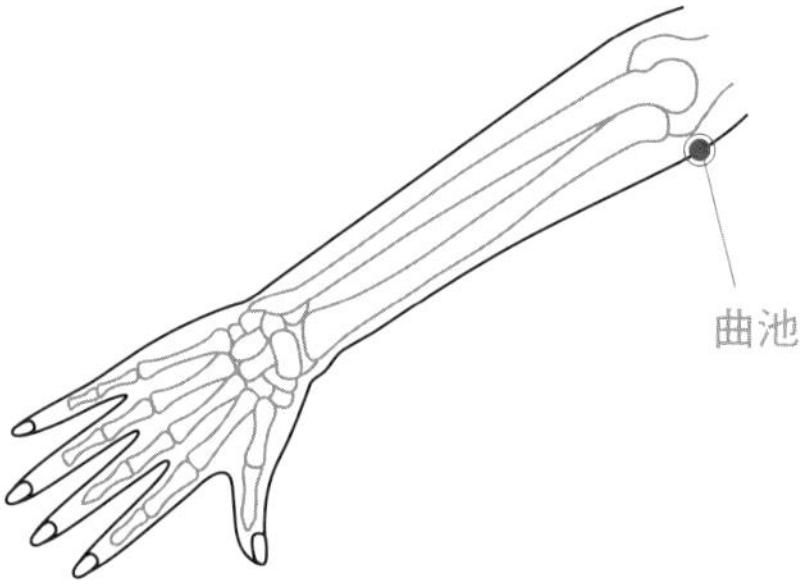

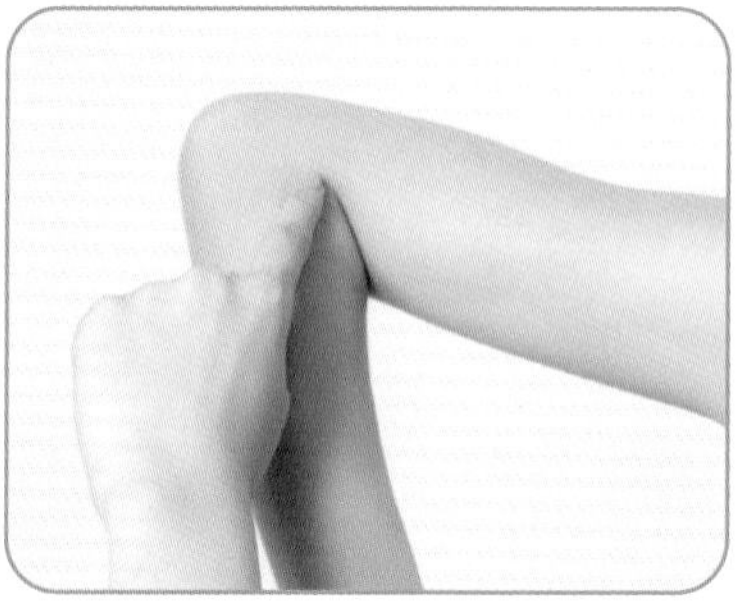

見つけ方

ひじを曲げたときにできるシワの、親指側のきわ。

全身の機能を活発にする

○合谷【ごうこく】

ホルモンのバランスが崩れ、気・血が滞ると全身の機能が停滞、肌にも栄養が送られなくなり、シミの原因にもなります。合谷は「気・血・水」の流れをスムーズにし、肌に栄養を送り、活力をよみがえらせます。

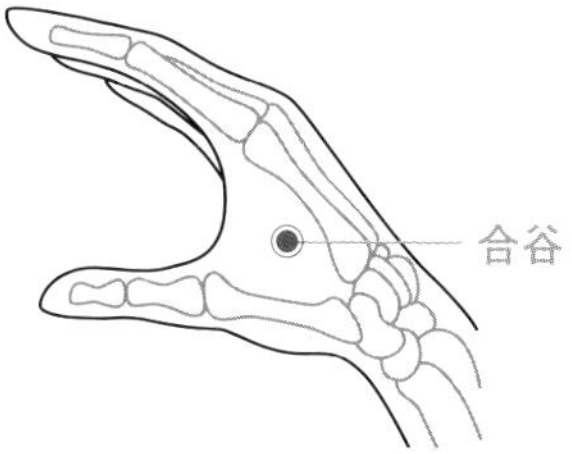

見つけ方 親指と人差し指の骨が出合う、人差し指側のくぼみ。

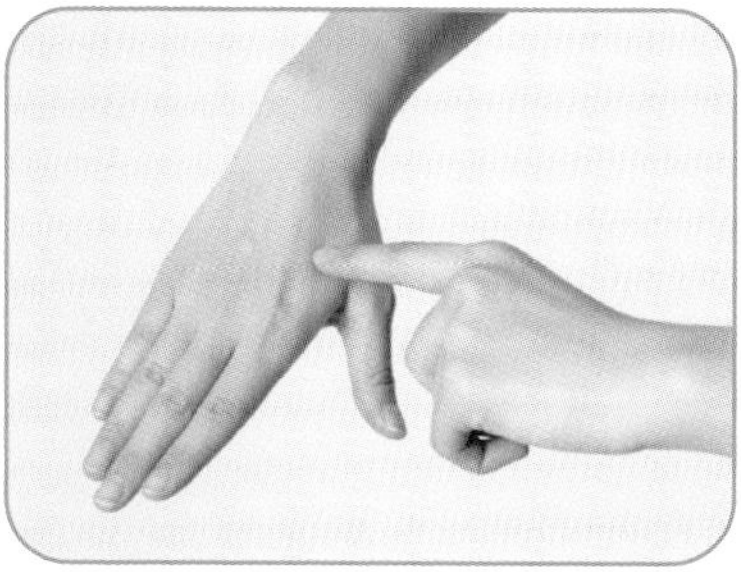

水や栄養分を運ぶ

○血海【けっかい】

「足太陰脾経」に属し、胃腸をコントロールして水や栄養分を全身に送る働きをします。また、名前の通り、血の流れが滞ったり、不足すると起こる婦人科系の症状にも効果的です。

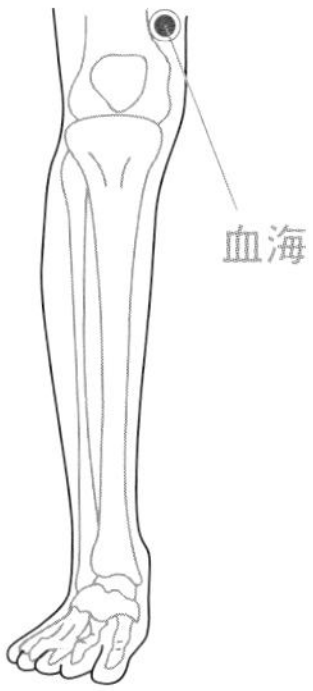

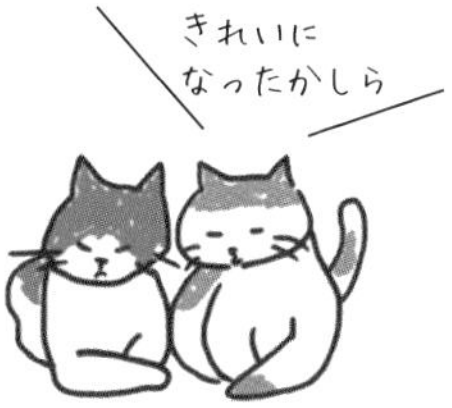

見つけ方

ひざのお皿の内側のくぼみから指3本分上がったところ。

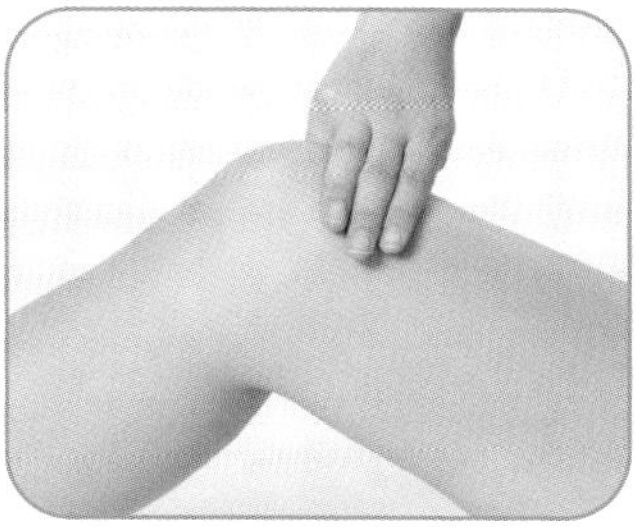

シワ たるみ

shiwa tarumi

鏡をのぞいて一番気になるのは、シワ、たるみ、そして法令線。年齢より老けて見えてしまうからでしょう。目のまわりのシワやたるみは、目の下から頬にかけて余分な水分が滞っているから。血・水の流れをよくし、肌にうるおいとハリをもたらします。

また、シワは筋肉の衰えも原因。顔の筋肉のこりをとり血行をよくします。鏡を見ながら、顔の筋肉を動かすこともシワ予防につながります。

気・血の流れをスムーズに

○中渚【ちゅうしょ】

小指と薬指の間にあるツボで、気・血の流れをスムーズにし、むくみを解消。あごのたるみもスッキリし、リフトアップ効果も。

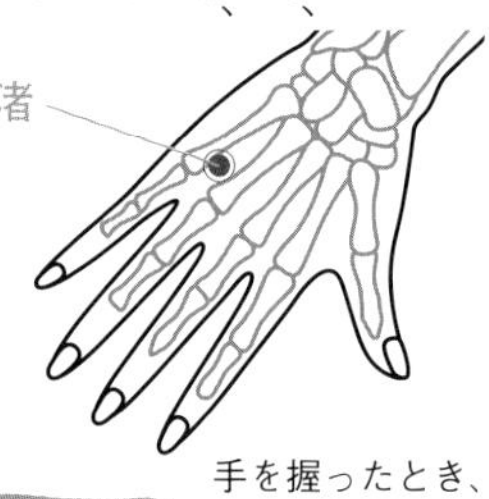

見つけ方 手を握ったとき、小指と薬指の関節の間にあるくぼみ。

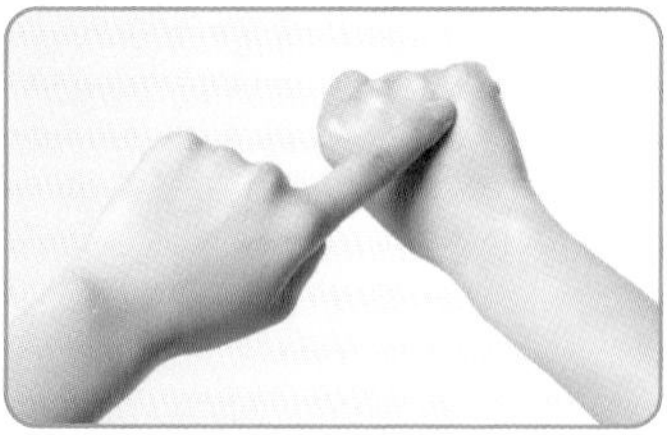

スッキリ小顔に

○合谷【ごうこく】

血液循環をよくする合谷は、美顔のツボでもあります。体内に溜まった老廃物を輩出して、顔のむくみもとれて、シャープになり、小顔効果も。

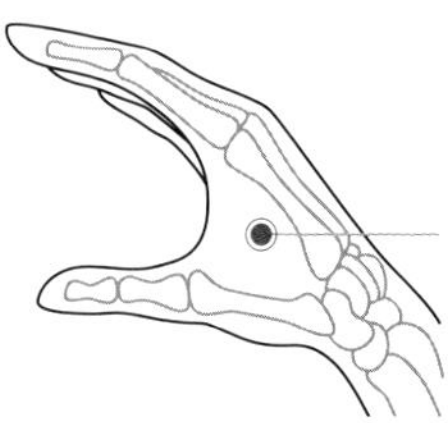

見つけ方 親指と人差し指が出合う、人差し指側のくぼみ。

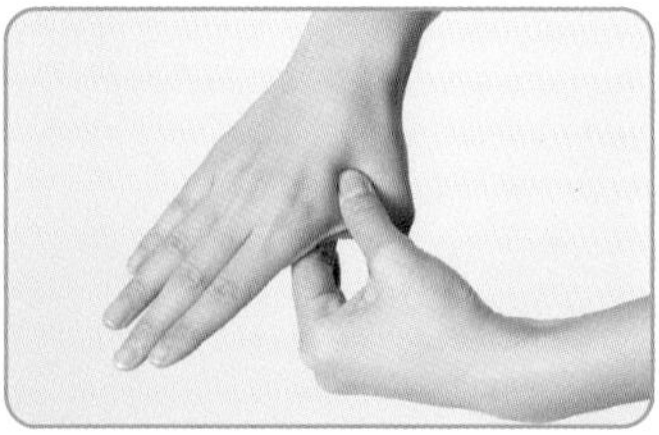

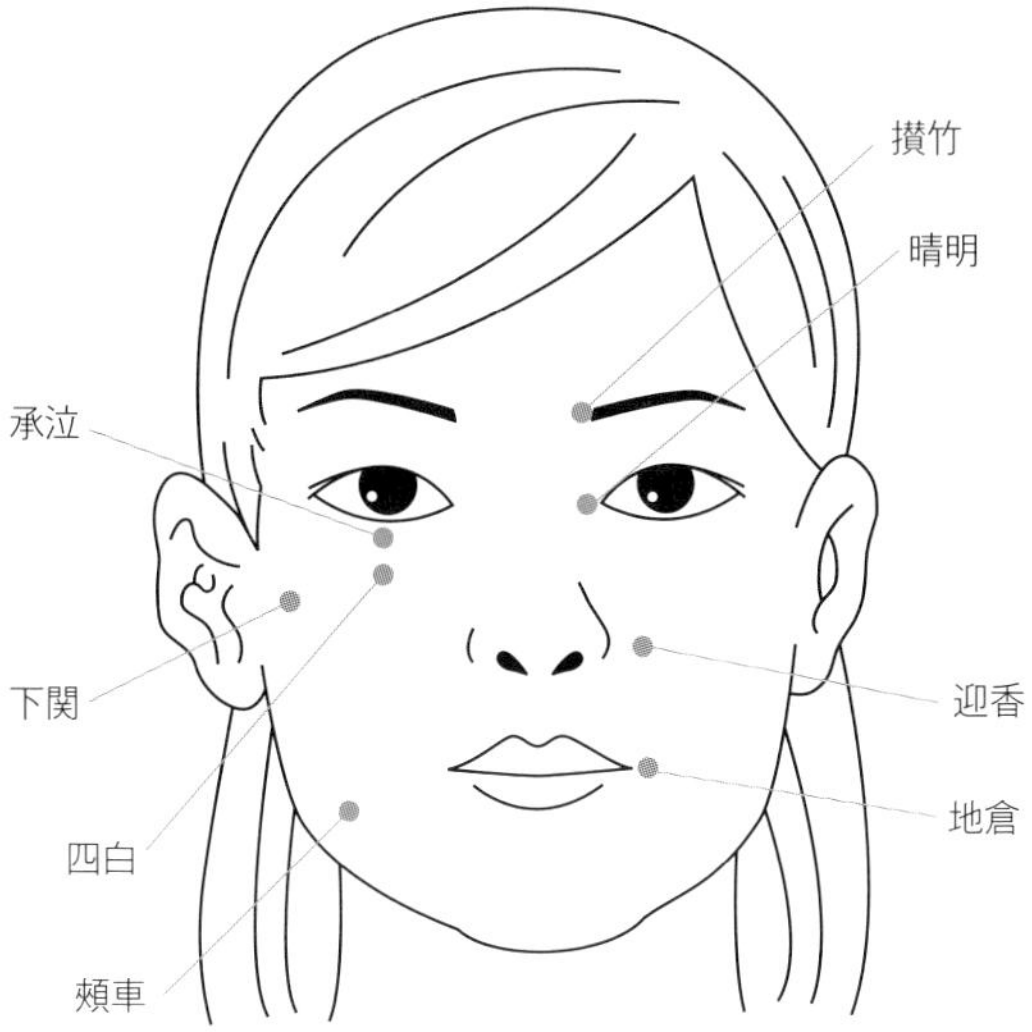

いざというときは「美容ツボ」を指圧で刺激

顔や頭には、女性を美しくするツボが点在しています。
顔や頭へのお灸はひかえたいので、指圧で刺激を。

地倉　[ちそう]
口角から約1cm外側のツボ。口角のたるみ・シワ、法令線に効果が。ニキビ・吹き出もの対策にも。

迎香　[げいこう]
小鼻の付け根のくぼみにあるツボ。ニキビ、吹き出ものの解消、みずみずしい肌にする作用が。

承泣　[しょうきゅう]
眼をイキイキさせ、眼の周りのくすみ、シワ、たるみにも有効なツボ。真っ直ぐ前を見たときの瞳孔の下にある。

四白　[しはく]
眼のくぼみから約1cm下。眼の充血、ドライアイに効果が。また、眼のまわりのくまや顔のむくみ解消。

下関　[げかん]
頬の部分にハリを与え、たるみやシワを改善。ニキビ・吹き出ものにも有効。

頬車　[きょうしゃ]
力を入れて歯を噛み合わせると、筋肉が盛り上がるところ。頬の筋肉を柔軟にしてハリを与え、フェイスラインのたるみをとりシャープに。

晴明　[せいめい]
眼の周辺部分のシワ、たるみ、くまを改善。視力低下、ドワイアイ、眼の充血にも効果がある。

攅竹　[さんちく]
眼のまわりのくま、シワを軽減。視力低下、ドライアイ、眼の充血にも効果が。

抜け毛パサパサ髪

nukege・pasapasagami

1日に50本から100本程度の抜け毛は生理的に正常の範囲といわれます。何らかの要因により、これ以上抜け毛が進むと脱毛症になるおそれもあります。

抜け毛や髪にツヤがなくなる主な原因は、2つ考えられます。

❶毛根に栄養が行き届いていないため

気血の流れがスムーズで、髪に栄養が届いていれば、毛髪も発育、健康状態も保てます。

❷ストレス

抜け毛から脱毛症になる大きな一因は、ストレスといわれます。

ホルモンのバランスの乱れも抜け毛やパサパサ髪の原因になりますから、それぞれに効果的なツボにお灸をしましょう。

こりを取り除く

○肩井【けんせい】

肩のこりも抜け毛の一因になります。こりがあると、首から上への血流の流れが滞り、毛根に栄養が届きにくくなります。肩こり解消のツボ肩井にお灸をしましょう。

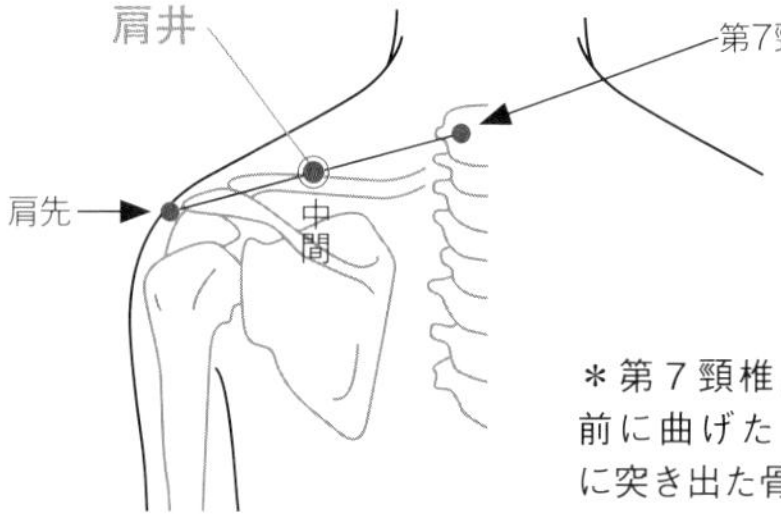

＊第7頸椎／頭を前に曲げたとき首に突き出た骨

見つけ方 第7頸椎と、左右の肩先を結んだ線の中央あたりの一番盛り上がったところ。

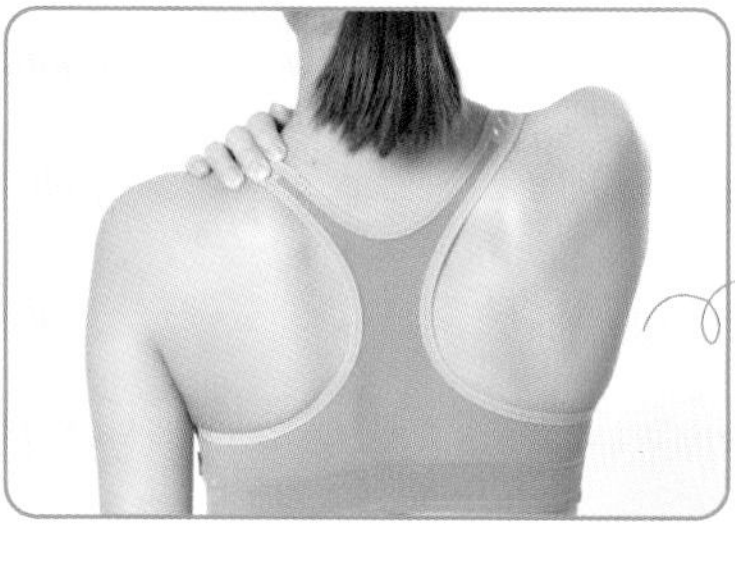

肩に手を置いて、中指がふれるあたりの周辺を押して、痛く感じるところがツボ

ストレスを軽減する

○太衝【たいしょう】

ストレスがよくないのは、気を停滞させ、内臓機能を低下させるから。太衝は高ぶった気持ちを抑えて、気の流れを調整してくれる大事なツボです。

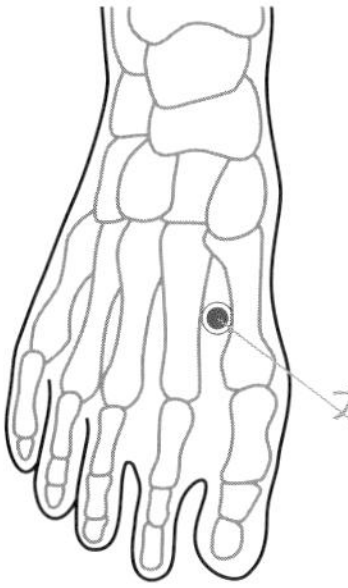

見つけ方

足の甲の、第1指と第2指の間の骨が交わるくぼみ。

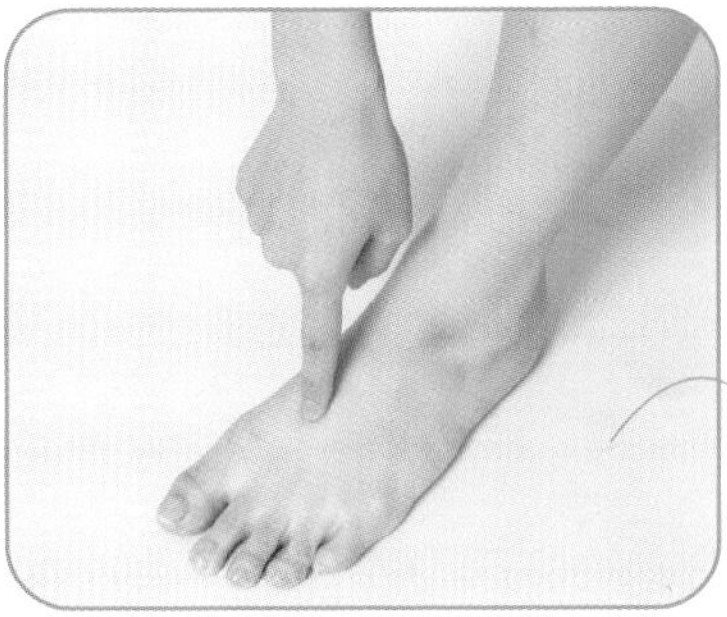

指先を親指から動かしてさがす

内臓の働きを活発にする

○三陰交【さんいんこう】

肝・脾・腎の三経が交わるところにあるツボで、血行を促し新陳代謝を高めてくれ、内臓の働きを活発にします。

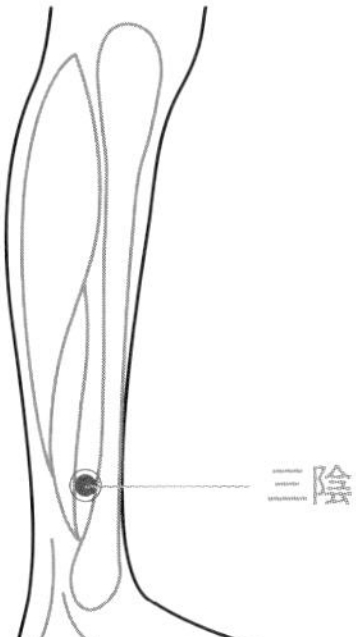

見つけ方

内くるぶしから指4本分、上にいったところの骨ぎわ。

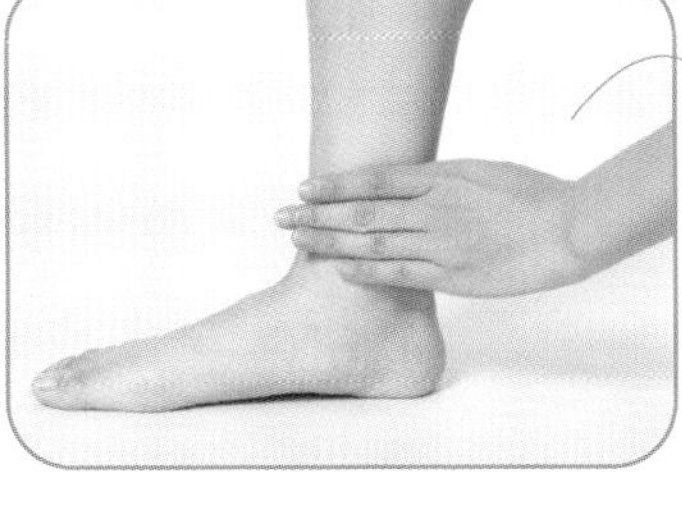

内くるぶしの中央から測る

太りにくい体づくり

futorinikuikaradani

肥満は過食、運動不足、ストレス、便秘などその原因は様々です。原因を改善するとともに、太りにくい体づくりが、肥満の悩みから解放される近道といえるでしょう。

東洋医学でいう「気・血・水」のバランスを整え、代謝を活発にすることで、脂肪がつきにくくなり、太りにくい体になっていきます。また、胃腸の働きが悪いと、体の脂肪を燃焼させる働きも低下。胃腸の働きを高めることも、脂肪を燃焼しやすい体づくりには効果があります。

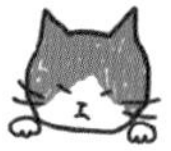

+care《プラス・ケア》

運動もとりいれるとベストです。運動をすることで筋肉が動き、体温が上昇、血流が循環し、代謝がアップします。運動により筋肉量が増えると、代謝が上がります。食事前の適度な運動と、ウォーキングのような有酸素運動を続けるといいですね。

胃腸の働きを回復

○足三里【あしさんり】

「足陽明胃経」に属するツボで、胃腸の働きを回復させ、体に活力を与えます。胃腸の働きが活発になると代謝もアップ。太りにくい体づくりのツボです。

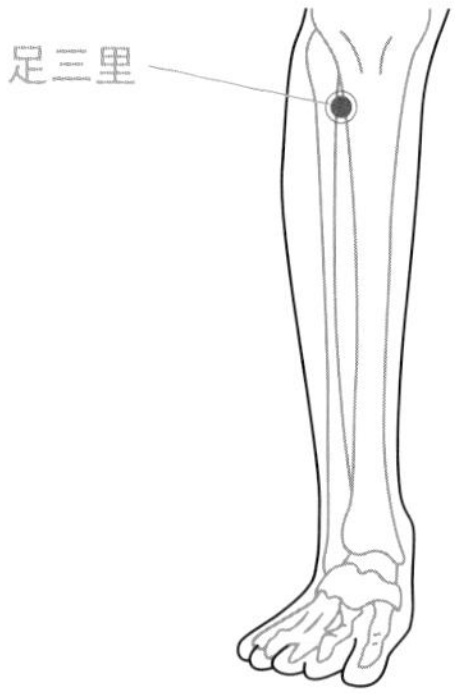

見つけ方

ひざの下の外側のくぼみから、指４本分下がったところ。

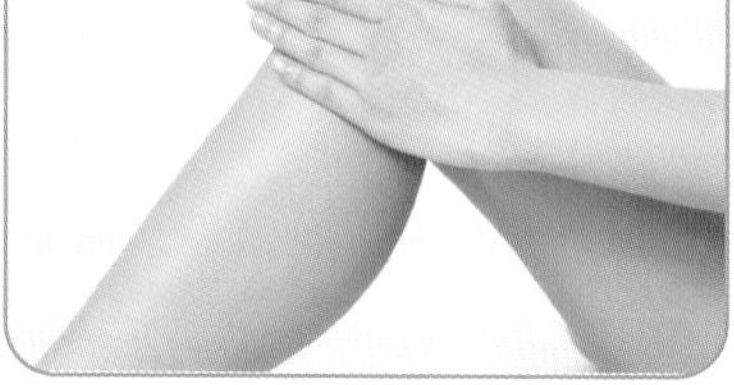

消化機能を整える

○曲池【きょくち】

大腸経のツボで老廃物の排泄をスムーズにし、また、胃腸の改善にも役立つツボ。便秘にも効くツボで、肌の調子を整える作用もあります。

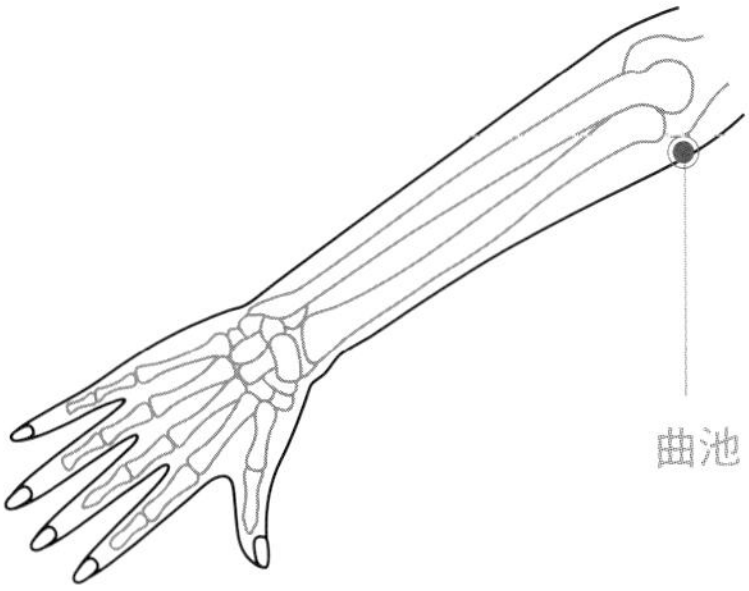

見つけ方

ひじを曲げたときにできるシワの、親指側のきわ。

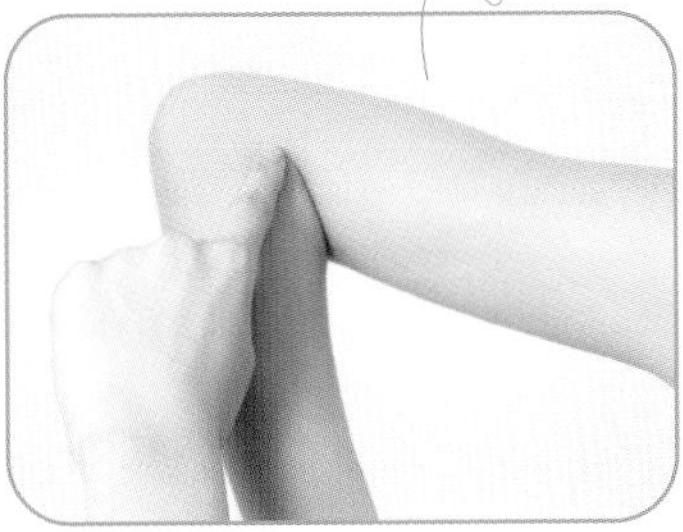

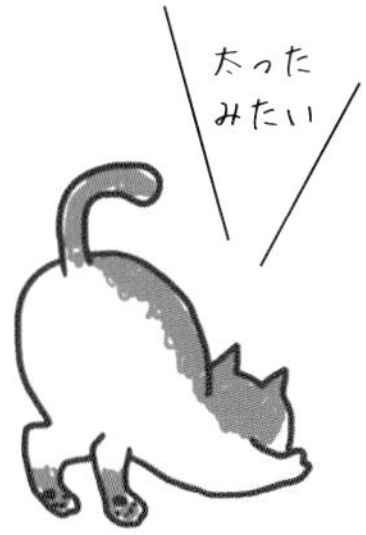

血のめぐりをよくする

○三陰交【さんいんこう】

「足太陰脾経」に属する三陰交は、栄養分を体に運ぶ働きをします。また、体に溜まった水分の排出にも関与し、むくみを解消する働きも。

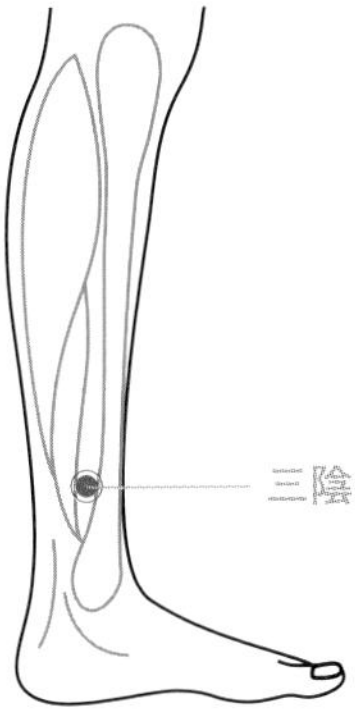

見つけ方

内くるぶしから指4本分、上にいったところの骨ぎわ。

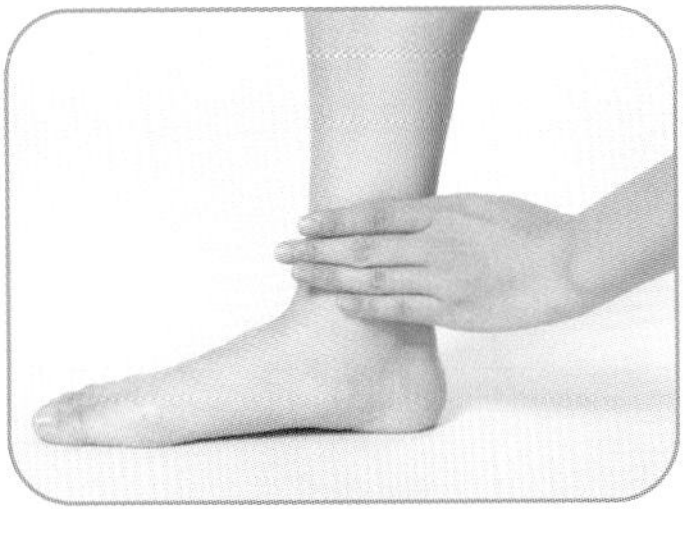

胃腸の働きを高める

胃腸の働きが弱いと、消化が悪いばかりか脂肪を燃焼させる働きも悪くなります。

○中脘【ちゅうかん】

胃腸全般に働くツボで、胃を温め働きを高めます。

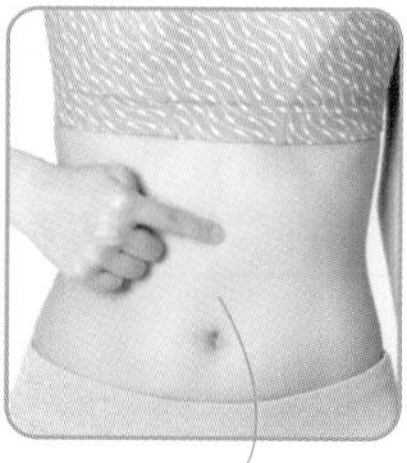

中間に

見つけ方

みぞおちとおへその中間あたり、胃の中央に位置する。

○足三里【あしさんり】

気・血の流れをよくして、消化器系を整えます。

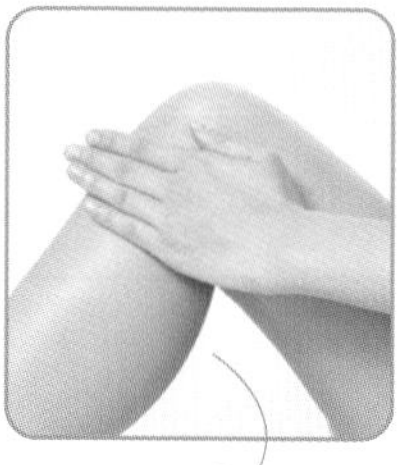

骨のあたるあたり

見つけ方

ひざの外側にあるくぼみから指４本分下がったすねの縁に。

ストレスを減らす

ストレスがダイエットの原因になるのは、暴飲暴食をまねくおそれがあるからです。

○労宮【ろうきゅう】

「疲労の館」といわれるツボで、ストレスを軽減させます。

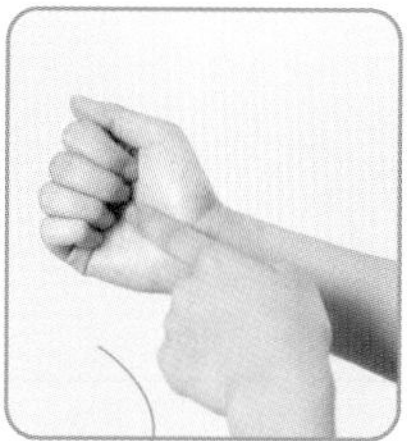

中指と薬指の間

見つけ方

手を握ったときに中指の先端が手のひらにあたる、中指と薬指の間。

○内関【ないかん】

内関は「心包」のルートにあり、心に安定をもたらします。

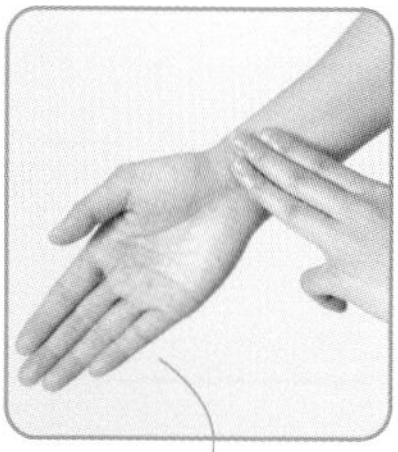

手首のシワから

見つけ方

手のひらを上にして手前のシワから指３本分、ひじに向かったところ。

○肥満を解消　ダイエット

肥満は過食、運動不足、ストレス、便秘など様々な原因からなります。
まず、肥満の原因を除去し、太りにくい体づくりをしましょう。

便秘を解消する

便秘は胃腸の働きや代謝を低下させ、太りやすい体にします。むくみの原因にも。

○天枢【てんすう】

大腸の機能を改善するツボ。慢性的便秘に効果があります。

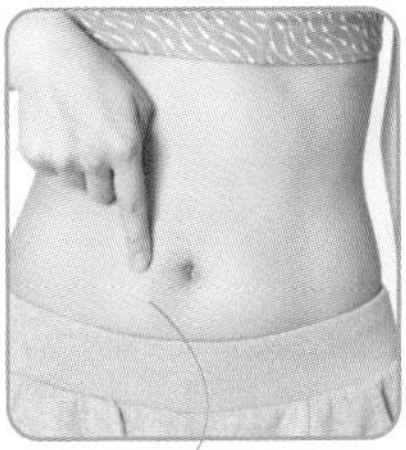

見つけ方

おへそから左右に指２本のところに位置する。

○足三里【あしさんり】

胃腸の働きを整え、気・血の流れをスムーズにします。

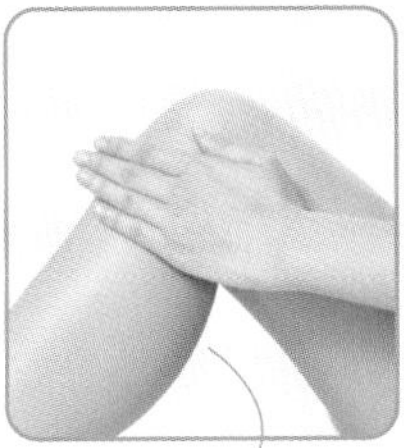

見つけ方

ひざの外側にあるくぼみから指４本分下がったすねの縁に。

冷えを解消する

内臓が冷えると、防御システムが働いて冷えないように脂肪を蓄積してしまいます。

○足三里【あしさんり】

胃腸が弱いために冷えをまねく人は、このツボに刺激を。体に活力を与えるツボです。

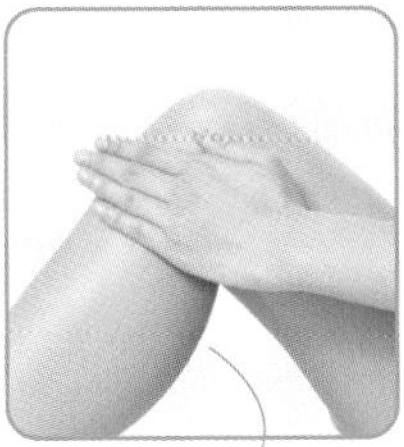

見つけ方

ひざの外側にあるくぼみから指４本分下がったすねの縁に。

○失眠【しつみん】

奇穴のひとつで、「冷え」の特効ツボといわれています。

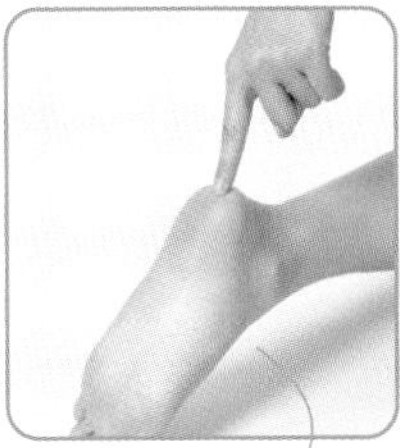

見つけ方

かかとの真ん中あたり。

お灸こぼれ話 ④

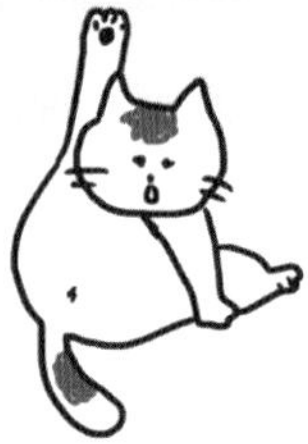

伊吹山麓もぐさ屋にいた⁉
「福助人形」のモデル

商売繁盛、千客万来、福を呼び込むマスコット人形「福助」。大きな頭とちょんまげ姿が印象的な福人形です。この福助さん、実はモデルがいたとか。

諸説あるうちのひとつが、伊吹山麓のもぐさ屋「亀屋」の番頭、福助さんがモデルではないかという説。

むかしむかし、もぐさ屋の亀屋には正直者の番頭、福助さんがいました。家訓を守り、ふだんから紋付き袴姿で、どんなときも客に感謝し、おべっかは使わず、朝から晩まで商売に励んでいたそうです。福助さんの噂は上方にまで届き、伏見の人形屋がその姿を人形に映して「福助人形」をつくったところ大流行。商売繁盛の縁起物として、店先に飾る商店を今でも見かけるほどに。安藤広重の『木曾街道六十九次』で描かれた柏原宿の亀屋の店先には、大きな福助人形が描かれています。

また、亀屋にはこんな言い伝えも。六代目亀屋七兵衛は行商して得たお金で吉原を豪遊し、すっかり有名人に。そして花魁たちにある歌を歌わせます。「江州柏原伊吹山の麓の亀屋佐京の切りもぐさ」。今でいうCMソングを吉原で流行らせ、亀屋の名を江戸中に広めたというわけです。

こんな症状はありませんか?
更年期障害　月経前緊張症　月経痛　月経不順

症状別お灸のツボ

女性特有の症状

女性にしかそのつらさはわからない
月経痛などの女性特有の症状。
お灸は気・血・水の流れを整え、
そんな症状を緩和してくれます。

更年期障害

kōnenkisyōgai

女性ホルモンの減少による自律神経の乱れが原因でおこる更年期障害。特別な疾患がないのに、ほてり、動悸、イライラ、不眠、肩こりといった不快な症状が、閉経前後にあらわれます。自律神経を整え、気の流れを改善しましょう。

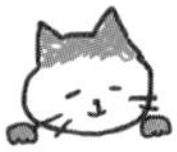

+care《プラス・ケア》

更年期に起こる症状には日頃の食生活も影響します。少しでも軽減させる食べ物を紹介しましょう。

❶更年期障害はエストロゲンという女性ホルモンの減少が関係し、それを補うのが大豆に含まれるイソフラボンといわれます。

❷更年期になると骨が弱くなり、また、イライラもつのります。そのどちらにも必要なのがカルシウムです。

❸フィトエストロゲンはエストロゲンのような働きをし、ブロッコリーやカリフラワーなどの野菜に多く含まれます。

ホルモンバランスの乱れを正す

○太衝【たいしょう】

「足厥陰肝経《けついんかんけい》」に属し、気・血の流れを整え、元気にしてくれるツボです。更年期の症状であるイライラやのぼせにも対応してくれます。

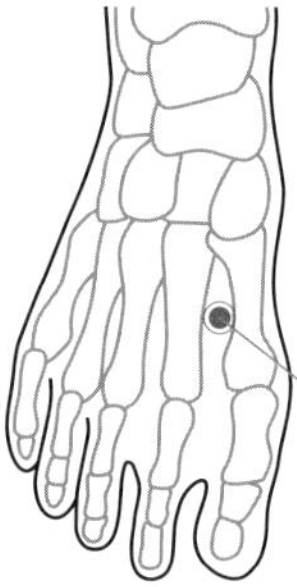

見つけ方

足の甲の第1指と第2指の骨が交わるところ。

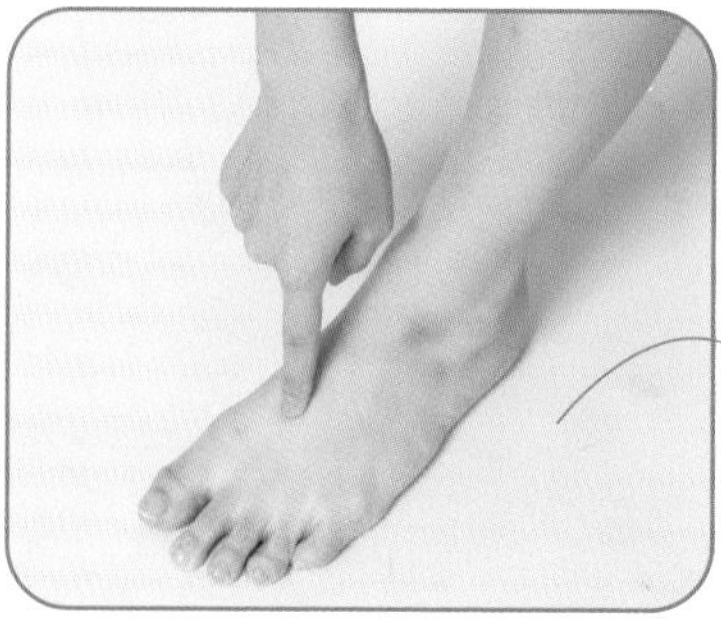

親指から指を動かしてみる

体に活力を与える

○足三里【あしさんり】

「足陽明胃経」に属し、胃経の器官に働きかけるツボ。また、気・水の流れをスムーズにして、体に活力を与えます。

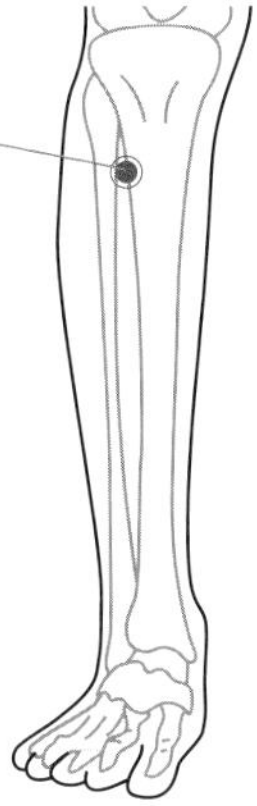

見つけ方

ひざ下の外側のくぼみから指４本分下がったところ。

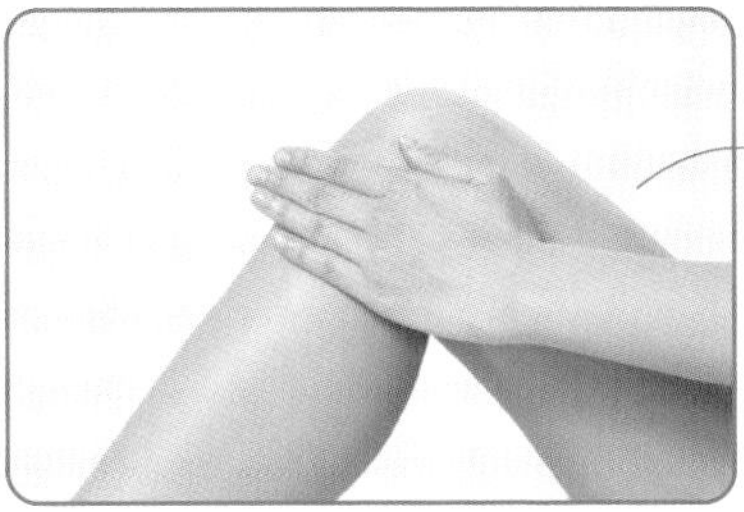

すねの上の突起した骨が目印

症状別解消のツボ

のぼせが強いとき

湧泉 [ゆうせん]

全身の血行をよくして、頭に上がった熱を足元まで下げます。

見つけ方　つちふまずのくぼんだところ。

不安感が強く眠れないとき

失眠 [しつみん]

どんなタイプの不眠にも適している、不眠の特効ツボとして知られています。

見つけ方　かかとのちょうど真ん中あたり。

頭痛・肩こり

肩井 [けんせい]

肩のこりは頭痛やイライラなど様々な症状を起こします。

見つけ方　肩の中央の盛り上がったところ。

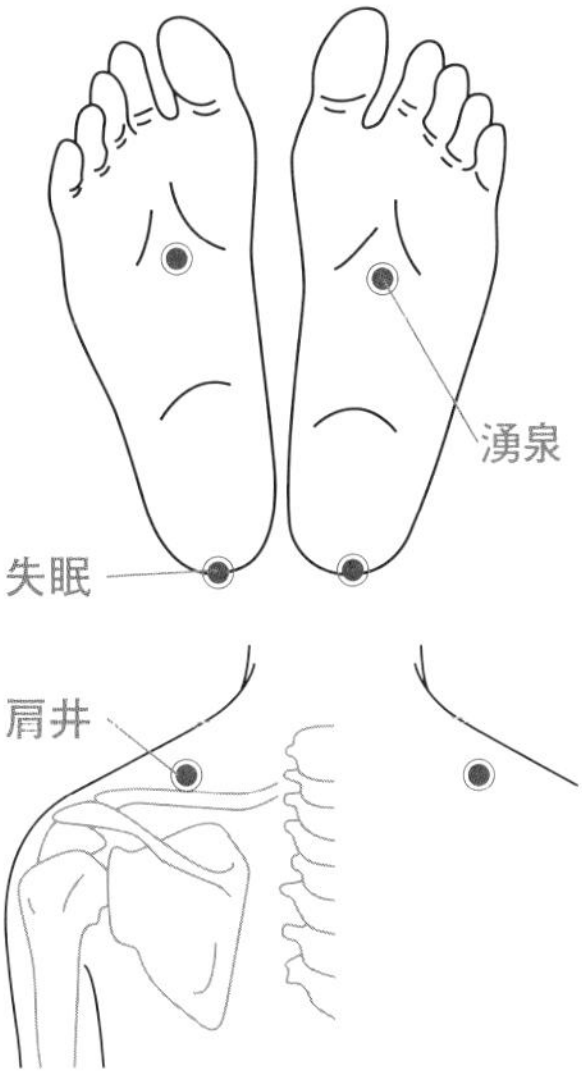

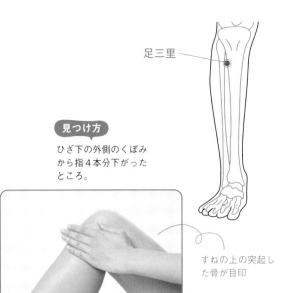

月経前緊張症(PMS)

gekkeizenkintyōshō

月経中も辛いのに、その前にも不快な症状で辛い思いをする女性も少なくありません。

月経の5日~10日前に始まる、イライラ、頭痛、めまい、乳房のはりといった不快な症状は、ホルモンの分泌が不安定になり、気・血のめぐりが悪くなったことが原因といわれます。

また、ストレスも関係しています。ホルモンの分泌を安定させ、気・血のめぐりを改善し、ストレスを軽減して、症状を緩和させましょう。

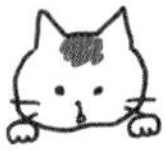

+care《プラス・ケア》

日頃の食生活も症状緩和に大切。しっかり摂取したい栄養素はビタミン、ミネラルです。

❶ビタミンB6／牛や豚、鶏肉のレバー、マグロの赤身など
❷ビタミンE／アーモンドなどのナッツ類など
❸大豆イソフラボン／納豆、豆腐など
❹カルシウム／牛乳、チーズ、魚、緑黄色野菜など

ホルモン分泌を整える

○三陰交【さんいんこう】

婦人科系の特効ツボといわれる三陰交。血行をよくし、女性ホルモンの分泌を整えます。冷え症や、月経不順、不妊にも効果があります。

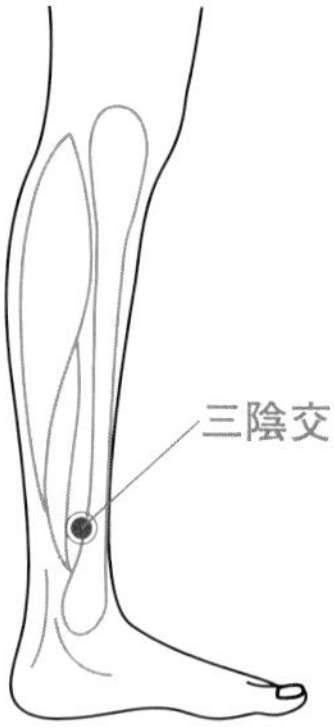

見つけ方

内くるぶしから指4本分上にいったところの骨ぎわ。

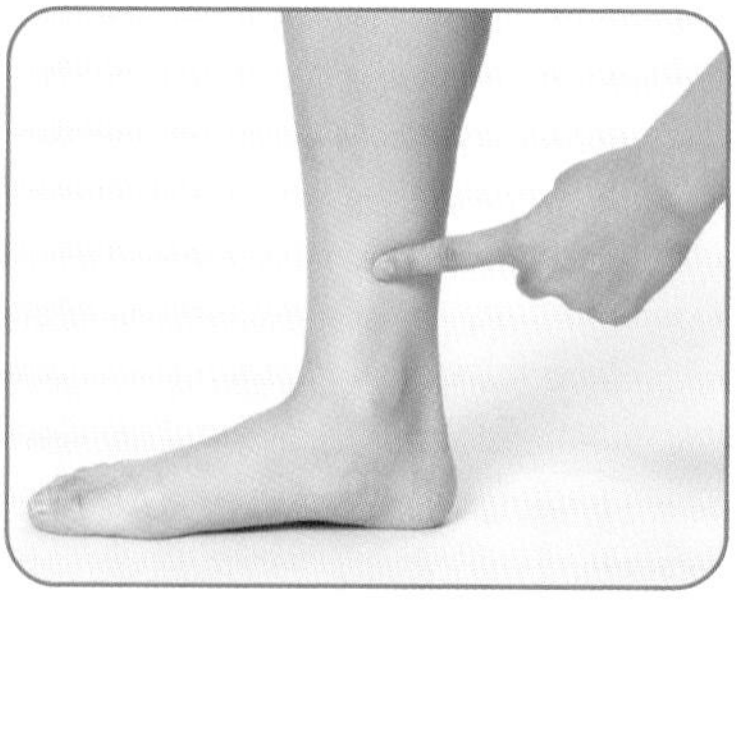

血行をよくする

○血海【けっかい】

「血海」という名が示すように、血のめぐりに大切なツボ。滞った血流を改善し、全身に血液をめぐらせて体を温めます。三陰交同様に婦人科系に効果が。

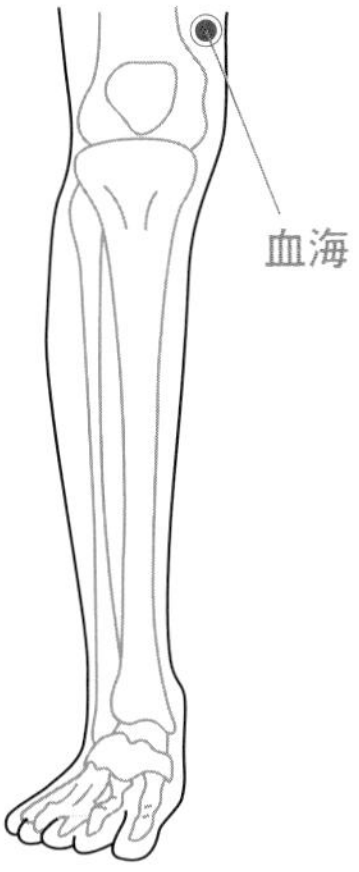

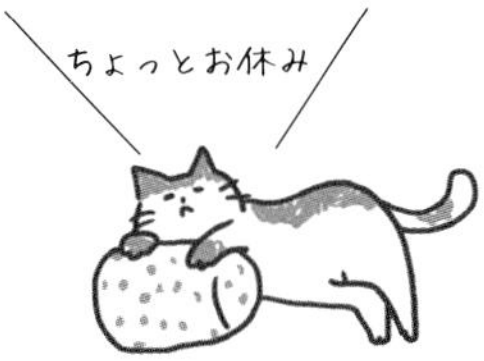

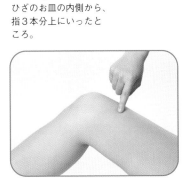

見つけ方

ひざのお皿の内側から、指３本分上にいったところ。

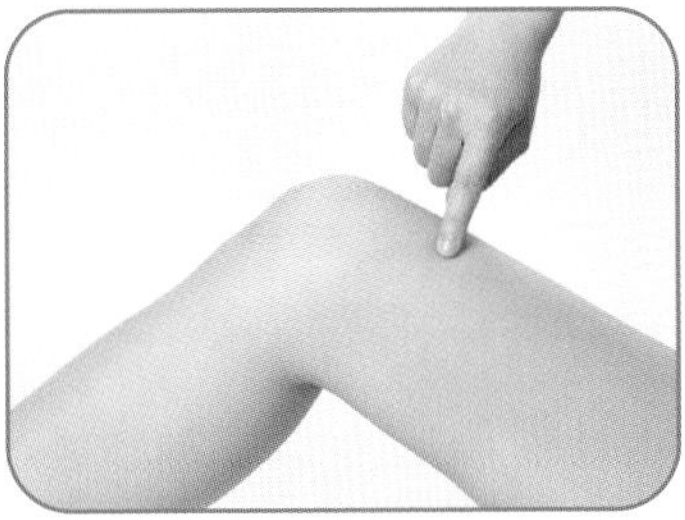

心を安定させる

○膻中【だんちゅう】

両側の乳頭を結んだ線上にあるツボで、気分の落ち込みやイライラといった症状を緩和してくれます。精神的悩みのあるとき、ここを押すと強く痛みを感じるはず。

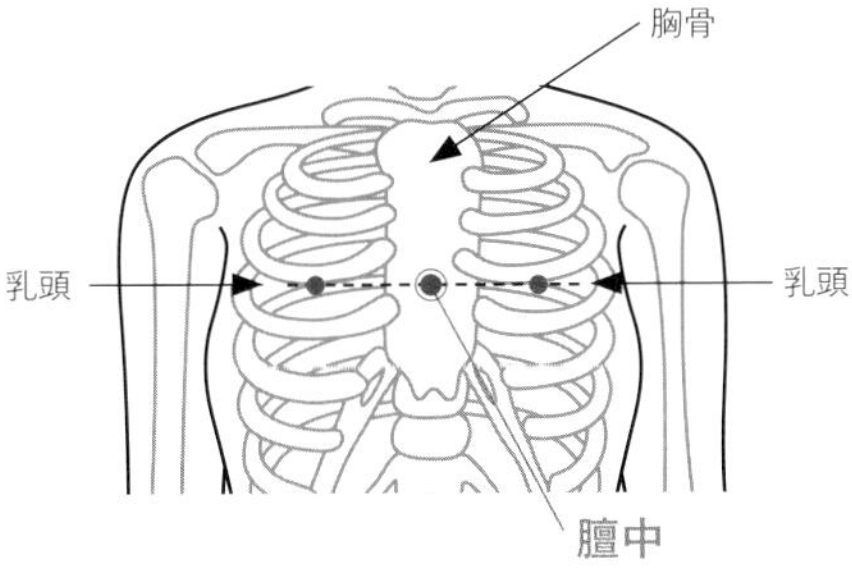

見つけ方

両側の乳頭を結ぶ線のほぼ真ん中あたり。

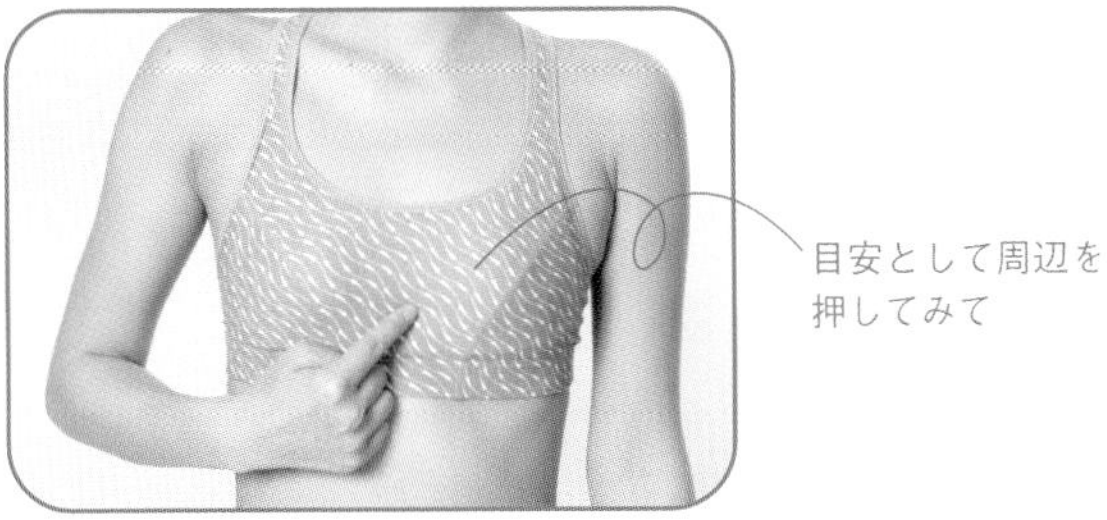

月経痛

gekkeitū

月経前緊張症と月経痛は同じではありません。月経前緊張症はその名の通り月経前に起こり、月経痛は月経の最中に起こる症状。月経は排卵後、受精しなかった卵子が体外に排出される現象で、いらなくなった胎盤がはがれ落ち、このとき起こるのが月経痛です。月経痛は腹痛だけでなく、頭痛や腰痛、イライラといった症状も。立ちくらみや貧血を起こす人もいます。

ホルモン分泌の乱れや冷え、ストレスなども月経痛をひどくする原因です。気・血・水の流れを整え、婦人科系に強いツボにお灸をしましょう。

+care《プラス・ケア》

月経痛にも冷えやストレスは大敵。体を温め、リラックスを心がけましょう。月経痛緩和の助けになる食べ物を紹介します。

❶女性ホルモンの働きを助ける大豆イソフラボンを多く含む、豆腐や納豆。

❷体を温め代謝アップに役立つ生姜。

予防にもなる強い味方

○三陰交【さんいんこう】

月経痛がひどいときにはまず、このツボを刺激しましょう。予防としてするのもおすすめ。脾臓・肝臓・腎臓の3つのルートが交差しているところにあり、婦人科系に強いツボです。

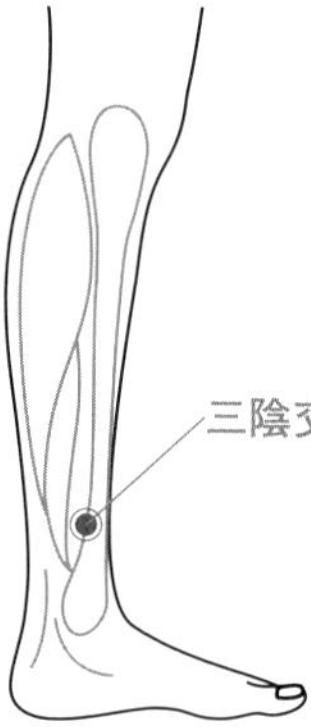

見つけ方

内くるぶしから指4本分上にいったところの骨ぎわ。

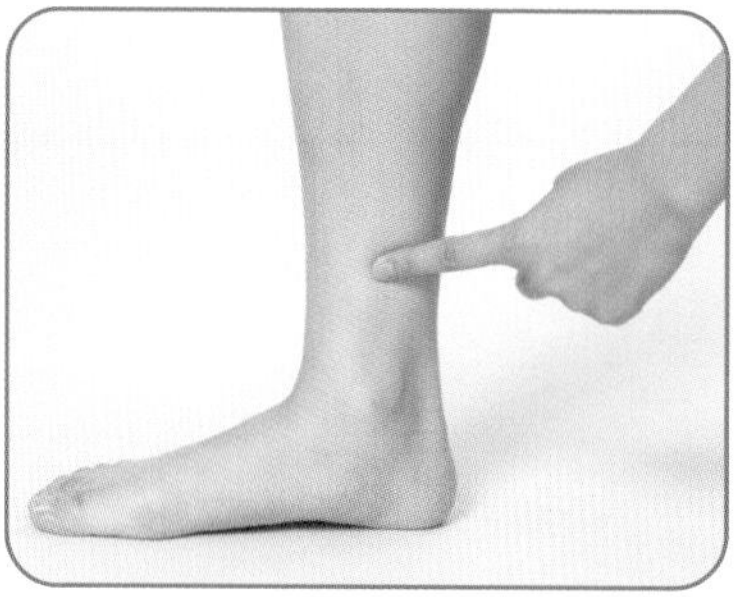

腹痛・腰痛を緩和

○合谷【ごうこく】

万能ツボである合谷は、気・血のめぐりをよくして月経痛の代表的症状、腹痛や腰痛を緩和。全身に力を与えてくれるツボでもあります。

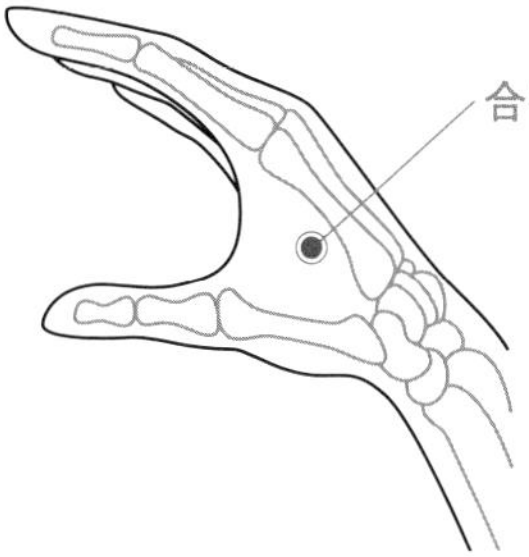

見つけ方

親指と人差し指の骨が出合う、人差し指側のくぼみ。

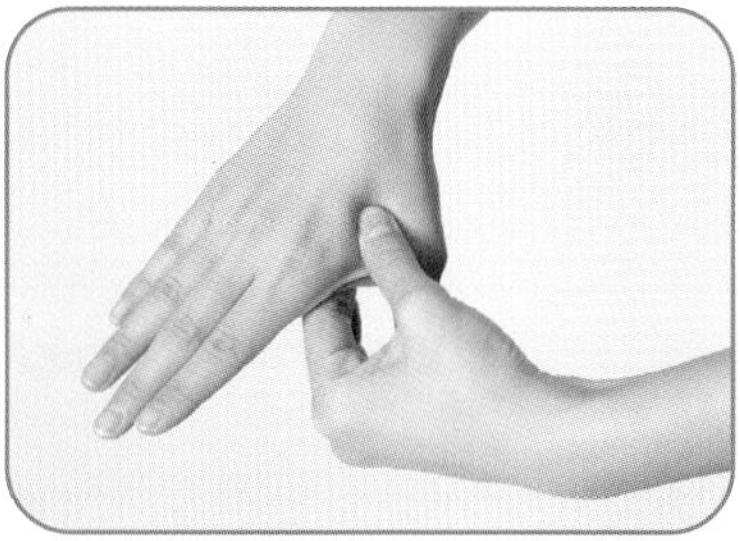

血行をよくする

○血海【けっかい】

ひざの上に位置するツボ。名前が示す通り、「気・血」を整える作用が主な役割です。月経不順にも効くツボです。

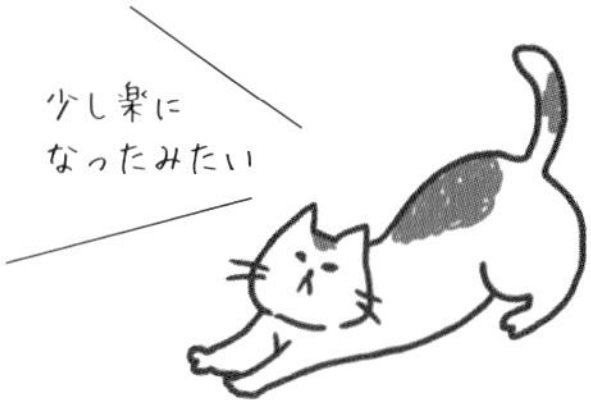

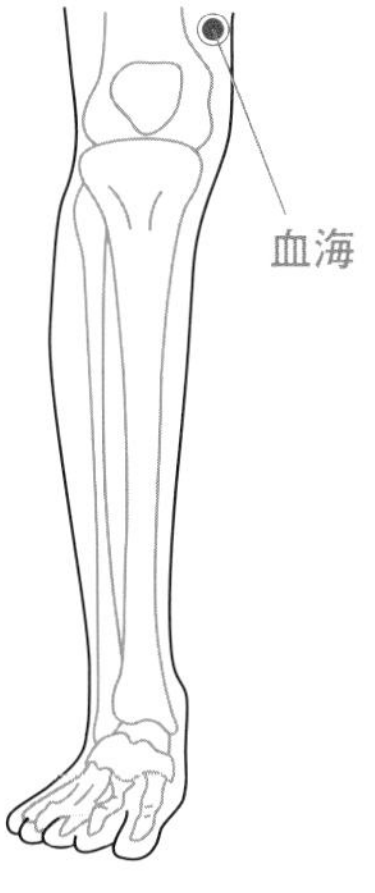

見つけ方

ひざの皿の上のくぼみから指３本分上がった内側。

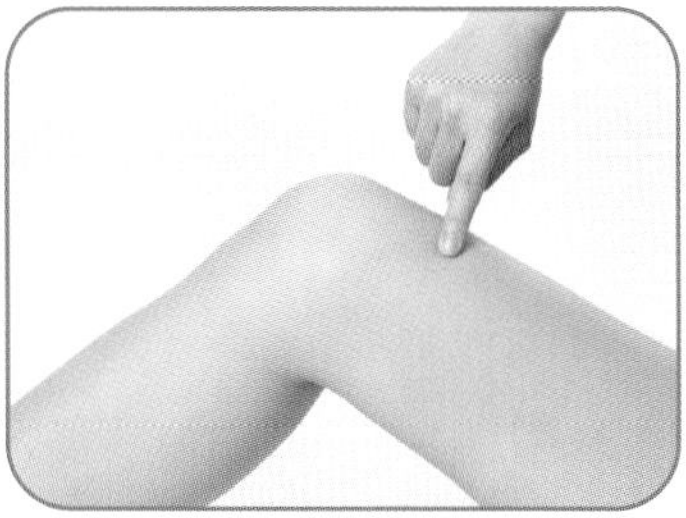

月経不順

gekkeifujyun

月経の周期には個人差があるが、周期が一定せず、バラバラで安定しないのが月経不順。ストレスやダイエットによる急激な体重変化、不規則な生活、偏った食事などがきっかけとなり、ホルモンバランスが崩れ、月経のリズムが乱れて起こります。お灸で気・血・水のめぐりをよくします。

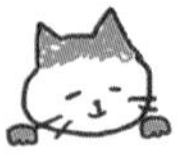

+care《プラス・ケア》

ストレスや不規則な生活などにより、緊張して硬くなった子宮を柔らかくするのも、月経不順解消につながります。日頃からの注意は…。

❶ストレスを解消。アロマはお風呂などで気持ちをリラックスさせる。

❷早寝早起を習慣にして、子宮を休ませる。

❸ウォーキングで子宮を温める。

❹野菜を多く摂る。

更年期の生理不順は、女性ホルモンの減少によって起こるので、女性ホルモンと同じ働きをする大豆イソフラボンの摂取を。

ホルモンのバランスを整える

○三陰交【さんいんこう】

女性に味方の三陰交は、生理不順でもお役立ちのツボ。ホルモンのバランスを整え、「気・血・水」のめぐりをよくします。

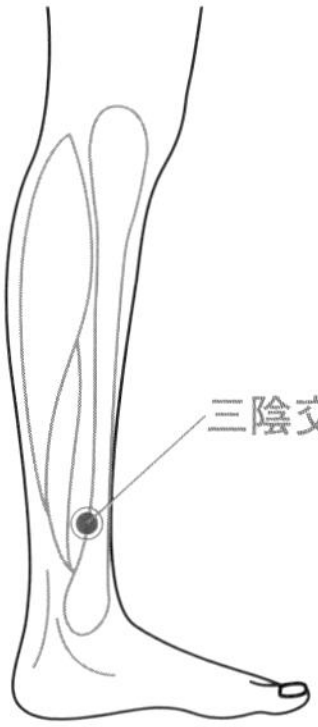

見つけ方

内くるぶしから指4本分上にいったところの骨ぎわ。

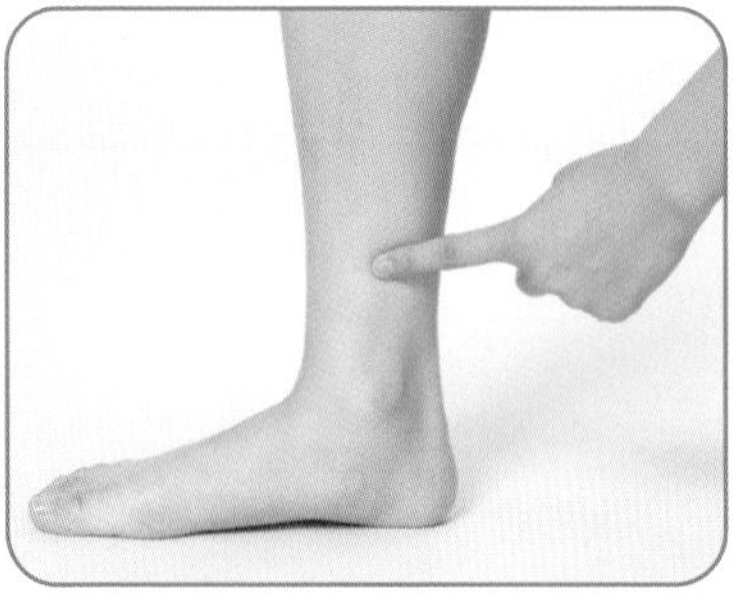

イライラを解消

○太衝【たいしょう】

「気・血・水」のめぐりを整え、元気にしてくれる太衝は、月経痛や月経不順に有効。イライラを緩和してくれるツボでもあります。

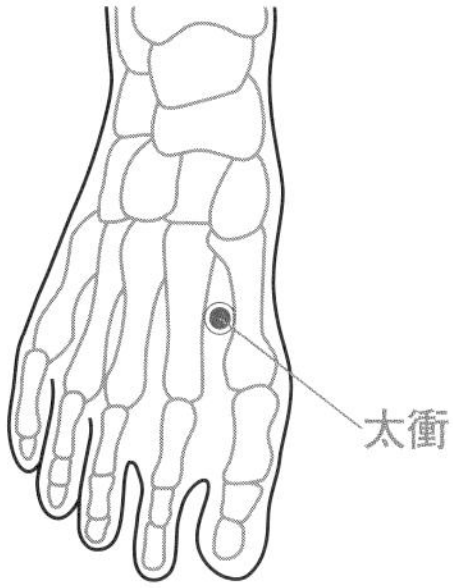

見つけ方

足の甲の第1指と第2指の骨が交わるところ。

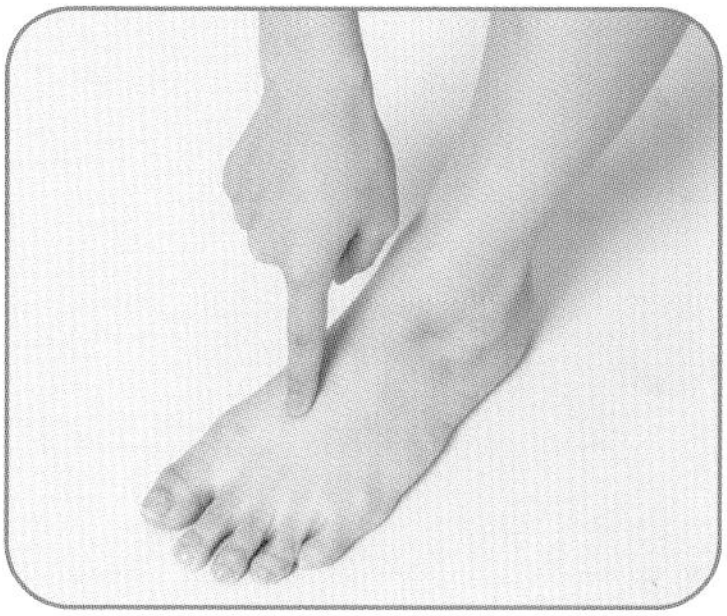

生殖器系に働く

○関元【かんげん】

丹田の位置にあり、元気が生まれるツボといわれます。婦人科系の症状に効果的なツボでもあり、卵巣の機能を整えます。

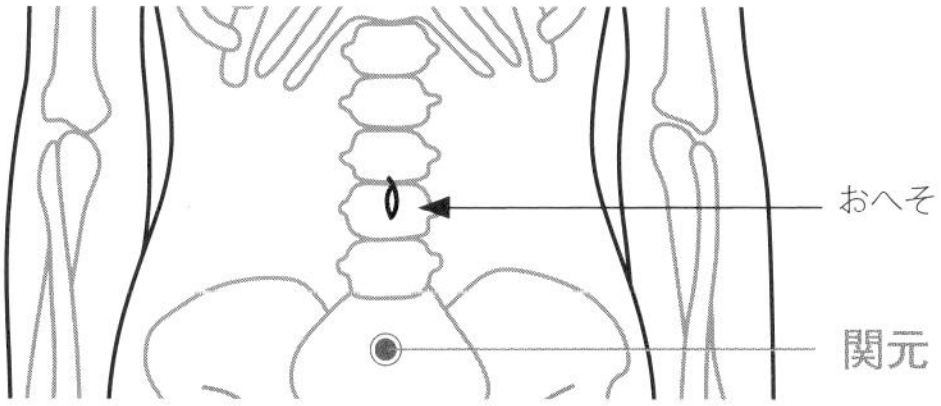

見つけ方

体の中心線上、おへそから指4本分下がったところ。

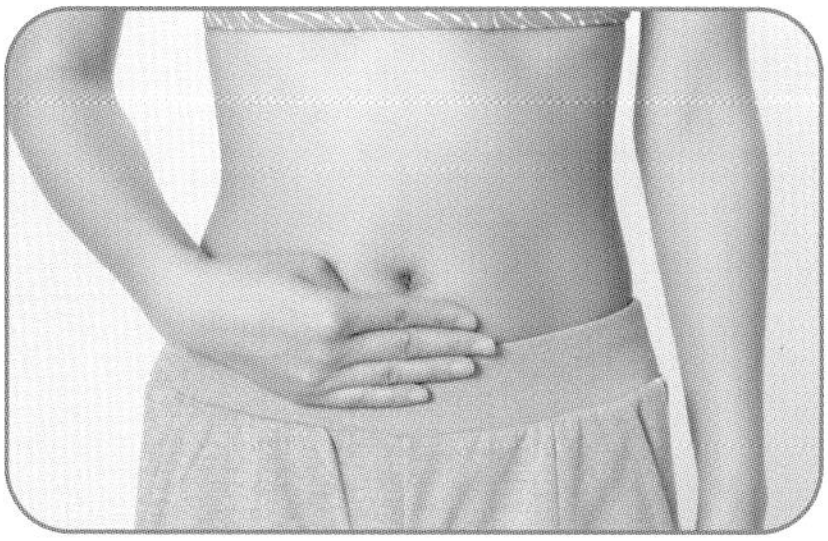

お灸こぼれ話 5

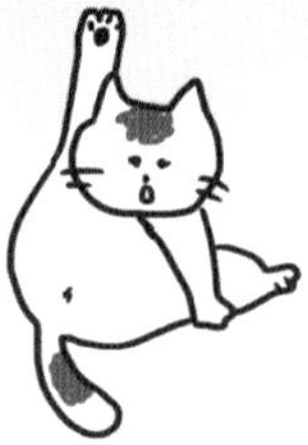

お灸で毛利元就を救った⁉ 戦国時代の名医・曲直瀬道三

祈禱やおまじないで病気が治ると信じられていた戦国時代のこと。様々な生薬に精通し、患者ひとり一人にあった薬を処方する評判の名医がいました。その名は曲直瀬《まなせ》道三《どうさん》。そんな道三に、ある武将を診てほしいという依頼が舞い込みます。武将は、中国地方の統一まであと一歩という毛利元就でした。

当時70歳の元就の病状は、脳卒中による半身まひ。道三はさっそく元就のツボ、曲池や百会など6カ所にお灸をすえます。これを毎日、数カ月続けたところ、元就は体を動かせるまでに回復。美食家だった元就の高血圧を見抜き、ぜいたくな食道楽をいさめた養生訓も残されています。

その後、細川勝元、将軍足利義輝、織田信長、明智光秀、豊臣秀吉と様々な武将に請われ、診察します。信長には瞬間湯沸かし器のような短気をいさめ、褒美の香木までもらったとか。

「食はただよくやわらぎてあたたかにたらわぬ程は薬にもます」（食べ物はやわらかく、温かいものをほどほどに食べれば、薬を飲む以上の効果がある）。人命を救うだけでなく、現代に通じる養生訓を残し、後進のために道を開いた真のスーパードクターでした。

こんな症状はありませんか?

白内障　聴力の衰え　歯周病　頻尿　眠りが浅い
動悸・息切れ　加齢による腰痛　老化防止のツボ

症状別お灸のツボ

加齢による症状

動悸や息切れ、聴力の衰えなど
加齢とともに訪れる体の変化。
年齢を重ねることで起こるいろいろな
機能の退化にもお灸は役立ちます。

白内障

Hakunaishō

白内障が発症する原因は様々ですが、最も多いのは老人性白内障で、45歳ぐらいから発症します。老齢により目の機能が低下して水晶体が濁り、「目がかすむ」、「明るいところでまぶしい」、「視力の低下」などの症状があらわれます。

白内障に効果的なツボは「腎」に関係するツボです。「腎」は先天の気といわれ、老齢により腎の機能が衰えると様々な不調が出てきます。腎気を補えば、目の機能をアップすることにもつながります。

目の主治穴

○ 合谷【ごうこく】

「顔と目は合谷におさむ」といわれるように、目の機能回復に合谷は大切なツボです。手にあるので、気がついたら指圧で刺激をするといいでしょう。

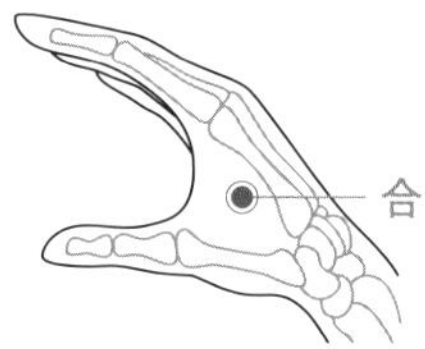

見つけ方 親指と人差し指の骨が出合う、人差し指側のくぼみ。

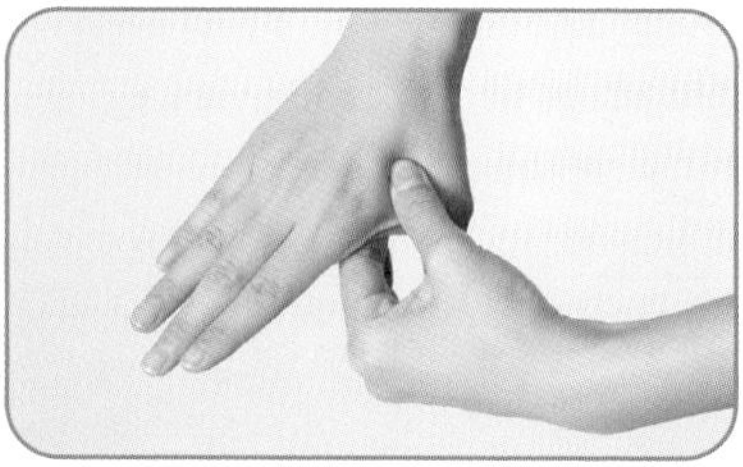

加齢には不可欠なツボ

○ 腎兪【じんゆ】

先天の気を補う、加齢対策には不可欠なツボです。気のめぐりをよくして、体全体を元気にしてくれ、精力減退に役立つツボでもあります。

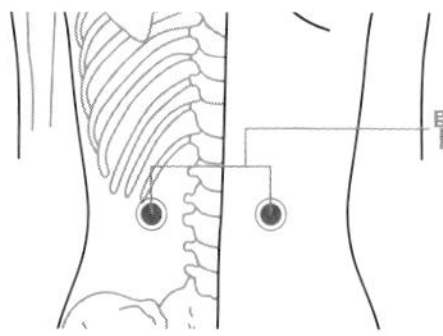

見つけ方 第2腰椎と第3腰椎の間から指2本分外側。

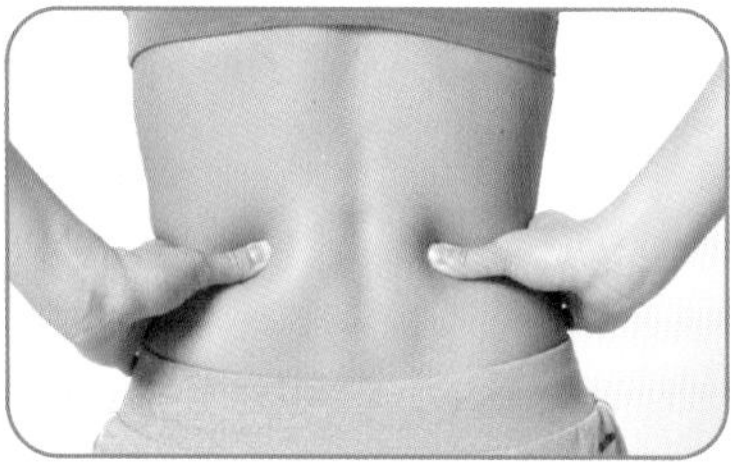

○白内障　○聴力の衰え

聴力の衰え

choryokunootoroe

老化現象で、最も多くの人が発症しやすい器官は耳といわれます。高い音が聞きとりにくくなるのが最初の発症で、早い人では40代で発症します。

耳の老化をくいとめるツボとしては、万能のツボといわれる合谷。そして、体全体の気のめぐりをよくして、元気をもたらす腎経、耳のそばを通る経絡のツボが代表的なツボになります。

また、騒音は耳の老化を早めますので、注意をするといいでしょう。

耳に働きかける

○外関【がいかん】

外関は、耳の前の主要なところを通る「手少陽三焦経」に属し、難聴などにも効果があるツボで、手首の近くにあります。

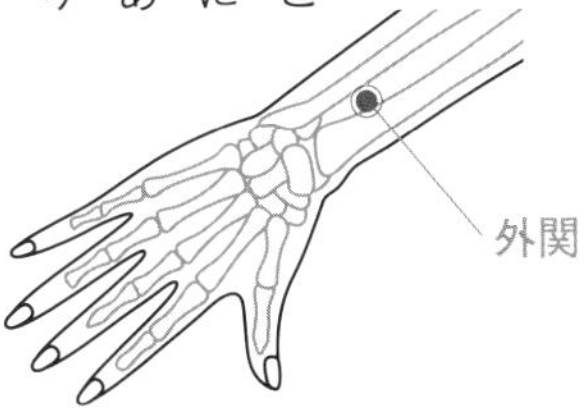

見つけ方 手の甲側、手首からひじに向かい指3本分いったところ。

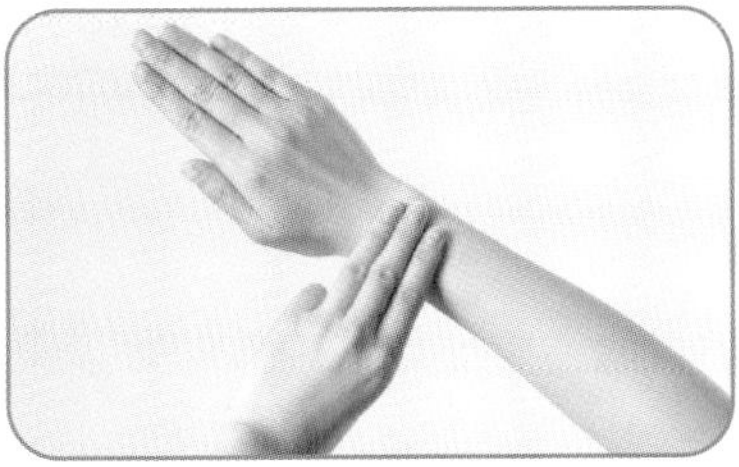

老齢化対策の主たるツボ

○湧泉【ゆうせん】

先天の気といわれる腎経のツボで、身体の衰えにストップをかけてくれる頼もしいツボです。耳の老齢化にも効果があります。

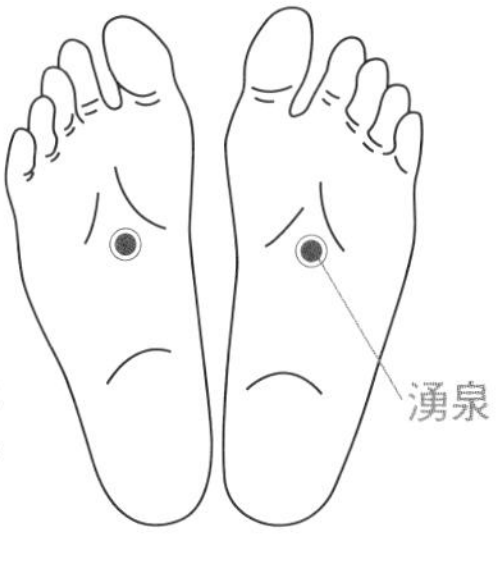

見つけ方 足裏のつま先からかかとの間、1/3のところにあるくぼみ。

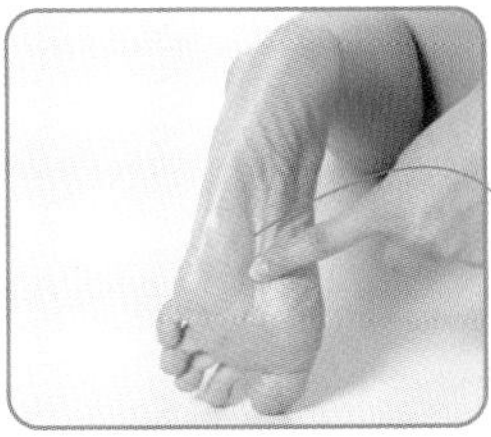

歯周病

shishūbyō

日本人の場合、歯を失う原因は40歳までは虫歯がダントツですが、老齢化するにつれ歯周病が最大の原因に。年齢とともに免疫力が衰え、歯周病の原因であるプラーク（細菌の塊）の侵入を阻止できなくなるからです。また、歯を失うだけでなく、口臭の原因にもなります。口臭の中で最も臭いが強いのが、歯周病によるものといわれます。

歯周病にだけ活躍するツボを紹介しましょう。

歯周病だけに効く特別なツボ

女膝【じょしつ】

12経脈（p12参照）に属さない、特別な効果があるツボを奇穴といいますが、そのひとつで、歯周病のためのツボです。皮膚がかたいかかとにあるので、お灸は強めにすえましょう。

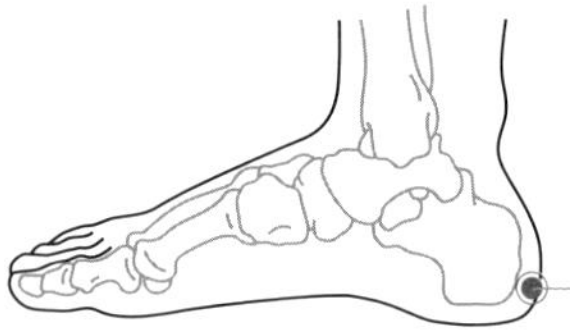

見つけ方
かかとの一番高いところ。かかとの色と普通の肌の色にかわる境界線。

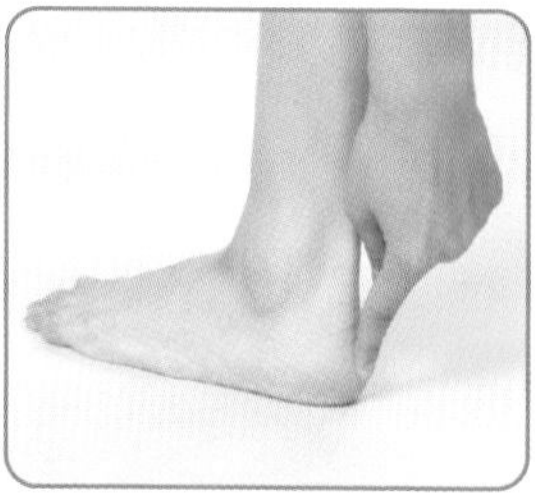

歯痛を緩和する

肩髃【けんぐう】

肩髃は「手陽明大腸経」に属するツボ。「手陽明大腸経」は歯の中を通る経脈で、歯痛にも効くツボです。他には咳や喉の不快感にも効果が。

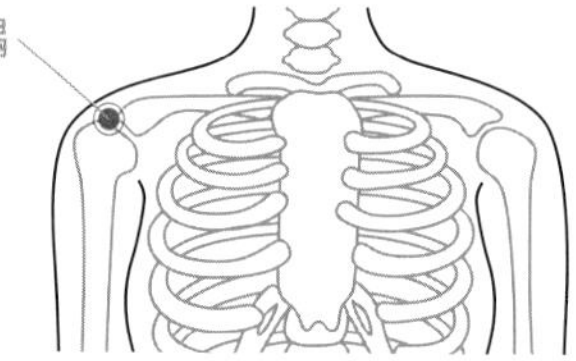

見つけ方
肩甲骨と上腕骨のくぼみにある。「髃」は骨と骨の間の隙間を指す言葉。

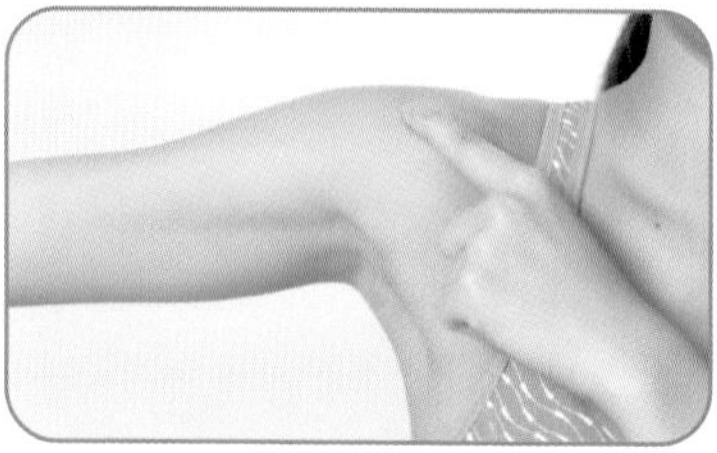

頻尿

hinnyō

中高年になると抱える人が多くなるのが、尿の悩み。そのひとつが頻尿ですが、とくに夜間頻尿は、年齢と比例して悩みを持つ人が増えていくようです。その主な原因は、加齢による身体の衰えで、主に、膀胱や腎臓機能の低下により起こる症状です。

また、若い人で「トイレが近い」という悩みは、膀胱炎などの病気が原因でなければ、下半身の冷えが考えられます。

老若男女に効果的なツボは三陰交です。

泌尿器系の悩みに効くツボ

○三陰交【さんいんこう】

三陰交は「女性のツボ」といわれ、女性特有の症状に効くツボとして知られています。気・血・水のバランスを整え、消化器系、婦人科系、泌尿器系に活躍するツボです

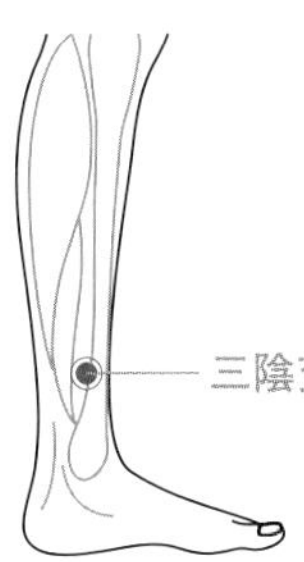

見つけ方

内くるぶしの中心から膝に向かい、指４本分上がったところ。

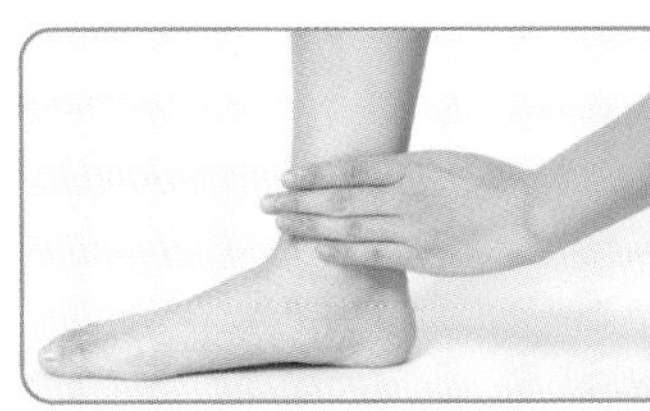

腎・膀胱の衰えを改善

○腎兪【じんゆ】

加齢により起こる身体の衰えや、膀胱や腎臓機能の低下に効果的なツボです。頻尿に限らず、加齢対策によく登場します。

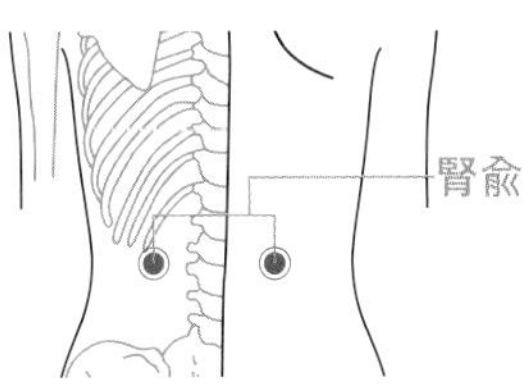

見つけ方

第２腰椎と第３腰椎の間から指２本分外側。

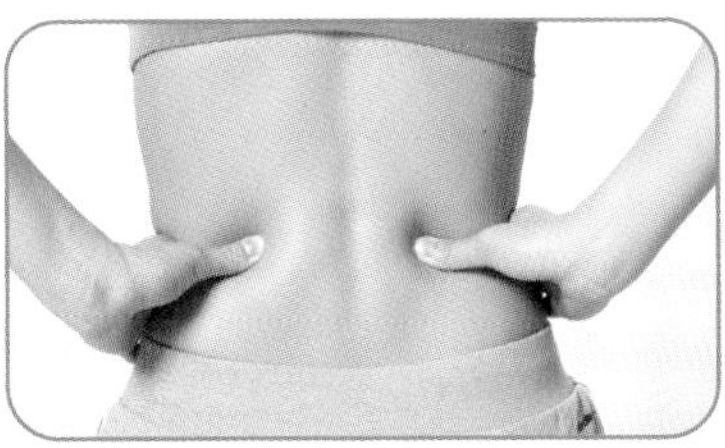

眠りが浅い

nemuri ga asai

加齢とともに睡眠の質も落ちてきます。寝つきが悪い、夜中に目が何度も覚める、朝はとても早く目覚めるといった症状は、加齢とともに顕著になります。深い眠りが減少するのも老化現象。質のいい睡眠は老化防止にもなります。

プラス・ケア
+care

睡眠の1～2時間前に、40度ぐらいのお湯で半身浴をすると、深い眠りに入りやすくなります。

身体の衰えを補う

曲池【きょくち】

曲池が属する「手陽明大腸経」は、多気多血の経絡で、ここが滞ると様々な不調が現れ、体に元気がなくなります。身体の衰えを補う経路です。

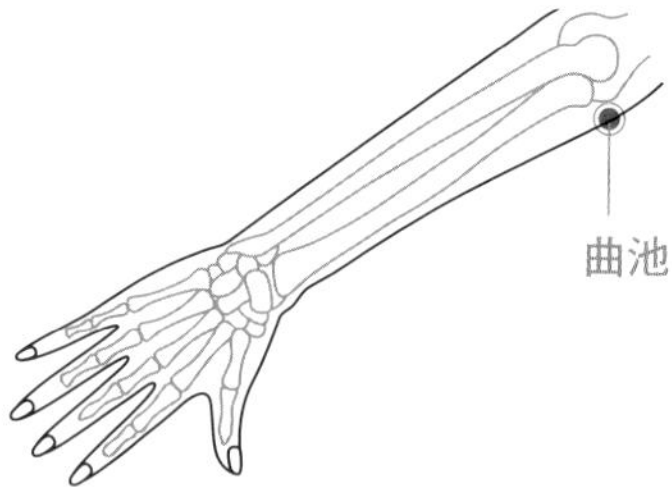

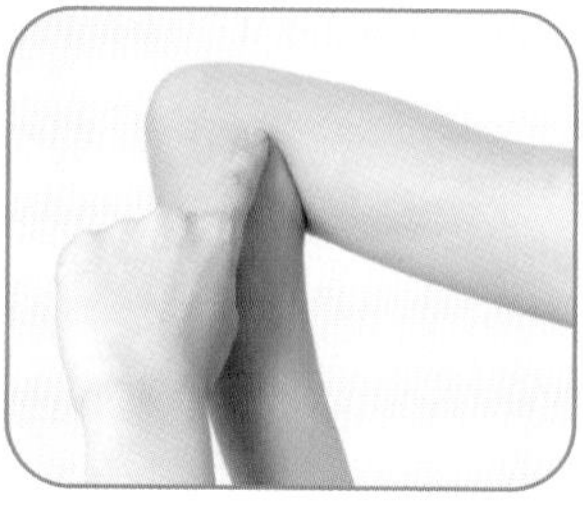

見つけ方

ひじを曲げて、親指側のシワのきわ。

心を落ち着かせる

三陰交【さんいんこう】

眠りに入るときは足の裏から放熱され、放熱がスムーズにいかないと興奮状態になり眠りが浅くなります。三陰交は心を落ち着かせて眠りに導きます。

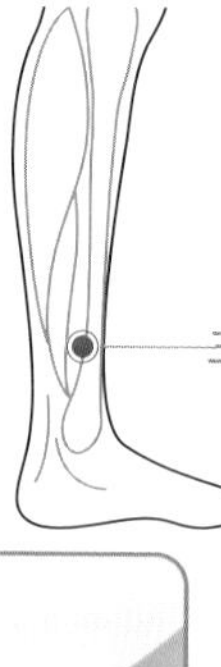

見つけ方

内くるぶしの中心から膝に向かい、指４本分上がったところ。

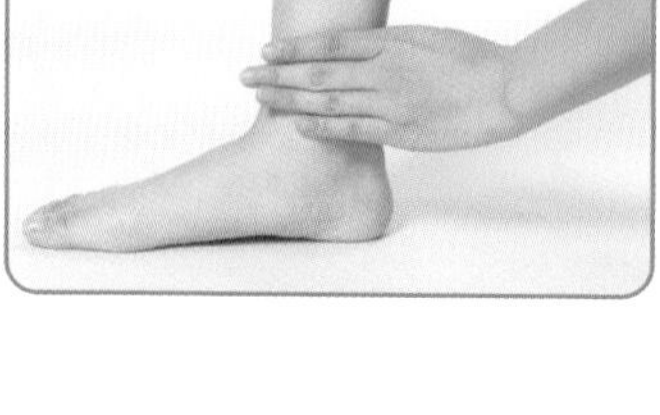

○眠りが浅い　○動悸・息切れ

動悸 息切れ

douki ikigire

年を経るとともに、坂道や階段をのぼるのが苦痛になります。それは、血液をめぐらせる力が弱くなると、酸素や栄養が体を循環しにくくなり、体力が続かなくなって、息切れが起こるのです。血液の流れをよくして、新陳代謝を上げれば、症状は回復していきます。

　また、動悸は加齢により、精神的不安を体が感じやすくなって、起こりやすくなります。

動悸に作用する

○内関【ないかん】

手首の上にある内関は「手厥陰心包経」に属し、この経絡は動悸に作用します。内関は立ちくらみやめまいにも効くツボです。

精神的症状をやわらげる

○神門【しんもん】

神門は「手少陰心経」に属し、不安や不眠症、動悸など精神的なことが原因の症状に働くツボです。

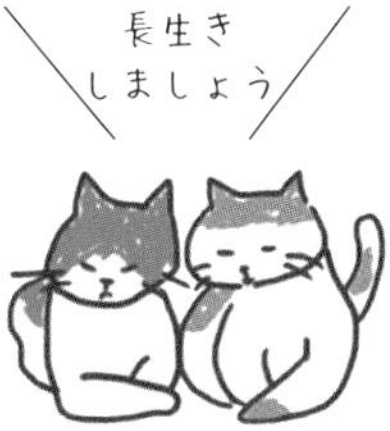

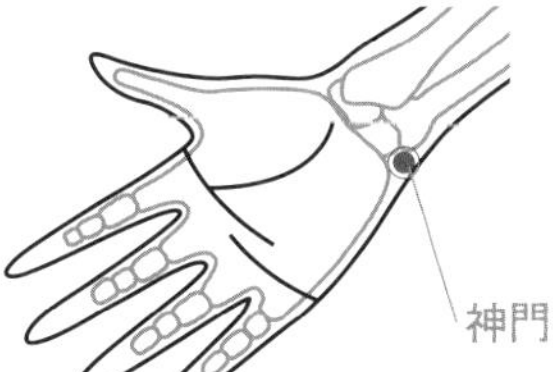

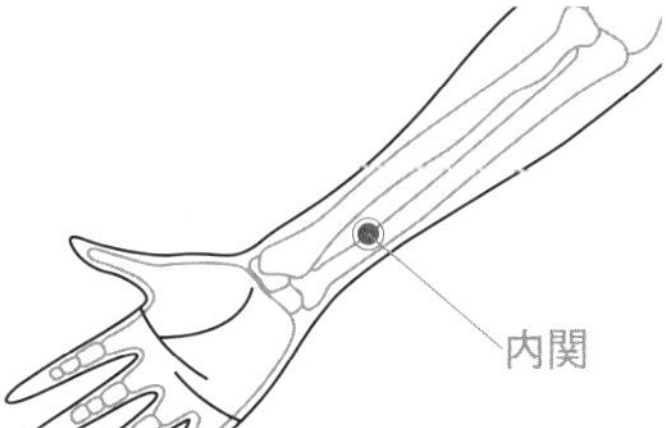

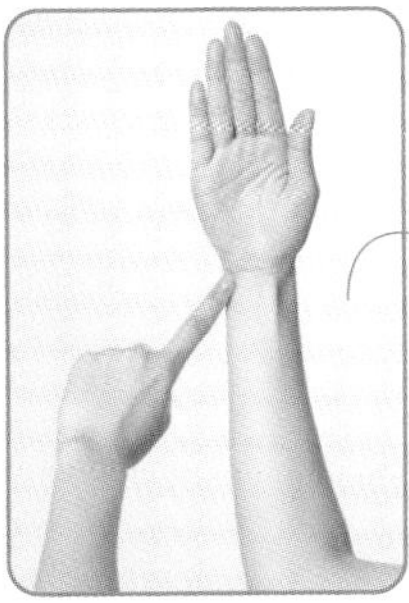

見つけ方

手のひらを上にし、手首と小指側にある骨のでっぱりの間のくぼみ。

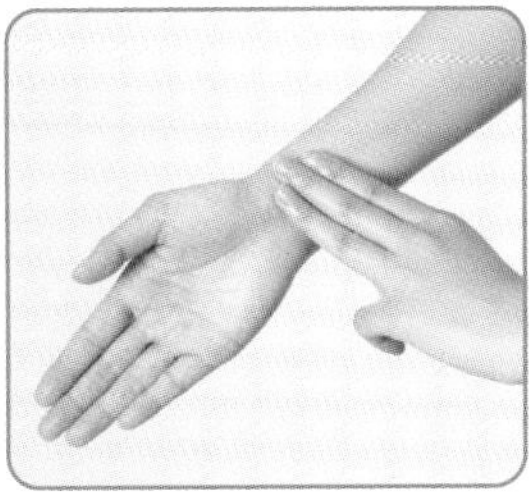

見つけ方

手首のシワからひじに向かって、指３本分いったところ。

加齢による腰痛

youtsū

年齢を重ねるといろいろな機能の退化が始まります。腰痛もそのひとつで、最も多い症状のひとつといわれます。骨が摩耗して変形し腰痛が起こります。カルシウム不足や筋肉の衰えも原因になります。

骨の摩耗を少しでも遅らせる心がけを挙げてみます。

❶姿勢を正しくする
❷無理な姿勢を続けない
❸運動能力を下げない

お灸では紹介する2つのツボに腎兪を加えましょう。

こりをほぐして血行をよくする

○委中【いちゅう】

腰が曲がってくると膝も曲がり、ひざの後ろにある委中がこってきます。お灸をすることで、血・水の流れを調整してこりを軽減します。

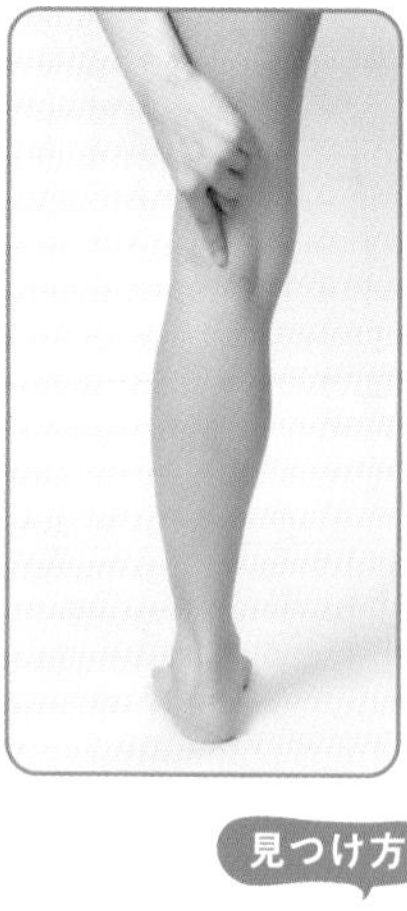

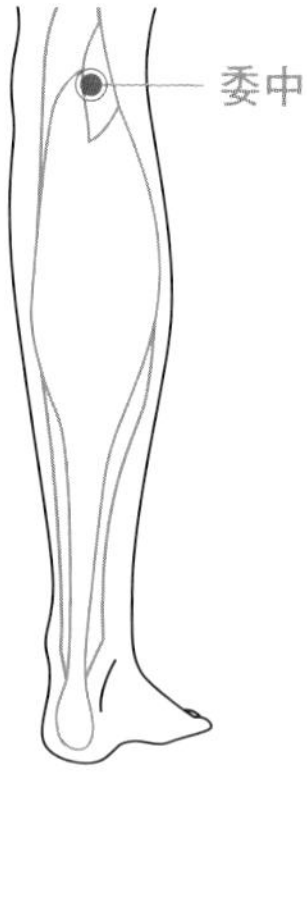

見つけ方

ひざのちょうど裏にあたる中央のところ。

筋肉をリラックスさせる

○崑崙【こんろん】

「足太陽膀胱経」に属する崑崙は、水分代謝を活発にし、筋肉や関節をリラックスさせる働きがあります。

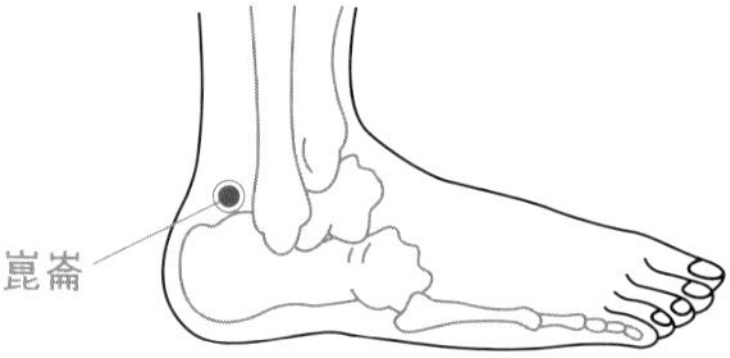

見つけ方 外くるぶしとアキレス腱の間にあるくぼみにある。

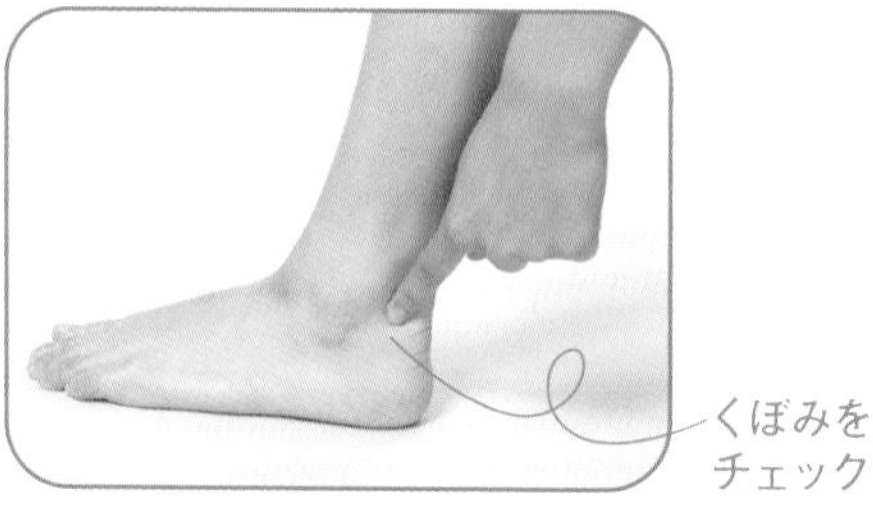

老化防止のツボ

老化現象とあきらめずに、
お灸で活力をたくわえましょう。

「腰が痛い」「目が見えにくくなった」などの症状で専門医の診察を受けると、「加齢によるものです」といわれることが多くなります。東洋医学では、生命エネルギー（気）の流れが悪くなったと考え、「老化現象」だからとあきらめることはないのです。生命エネルギーの流れを改善すればいいのです。

老化防止に効果的なツボがあります。腎兪、湧泉、足三里、気海のツボです。日頃から、お灸をすえるようにするといいですね。

腎兪　[じんゆ]
湧泉　[ゆうせん]
先天の気といわれる「腎」は年齢を重ねるにつれ不足していきます。それを補うことが、老化防止につながります。「腎兪」は腎臓に通じ、「湧泉」は腎の気が湧き出るところからこの名がついたほど。身体に活力を与えてくれるツボです。

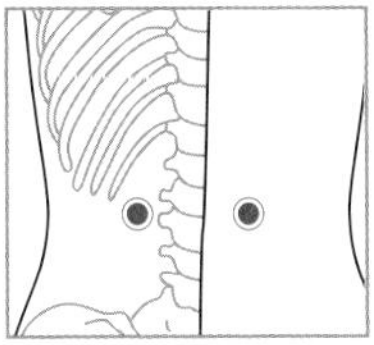

見つけ方
腎兪
第2腰椎と第3腰椎の間から指2本分外側。

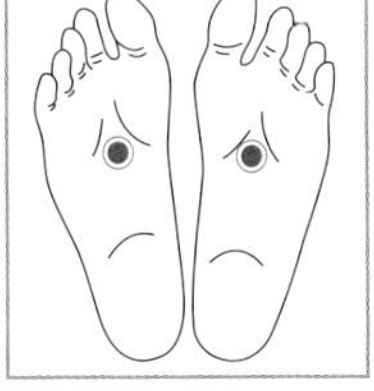

湧泉
足裏のつまさきからかかとの間、1/3のところにあるくぼみ。

足三里
「足陽明胃経」に属するツボで、消化器官の不調に効果を発揮。守備範囲が広いので、万能ツボといわれます。

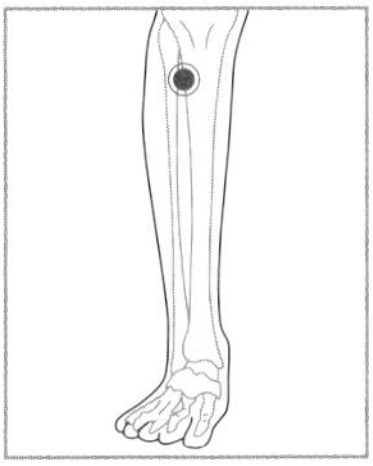

見つけ方
ひざの外側にあるくぼみから、指4本分下がったすねの縁に。

気海　[きかい]
気は先天の元気を表し、生命エネルギーである気を補うツボ。臓器の機能の低下によく使われ、生命維持のために働く重要なツボです。

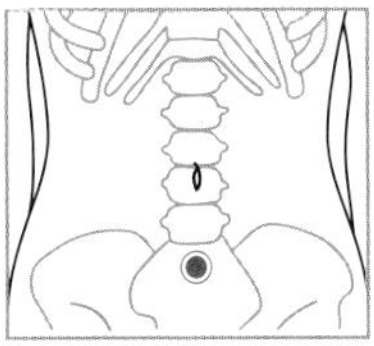

見つけ方
おへそから指2本分下がったところ。

おわりに

学生のとき、同級生に40代の女性がいて、失眠にもぐさのお灸をしたのですが、彼女は40壮しても熱さを感じない。お灸の不思議さを日の当たりにして、お灸への興味が大きくなり、それが治療院を開業するきっかけにもなりました。

ツボをさすったり、マッサージをしただけで、患者さんの顔が和らいでくる。「手当」の素晴らしさ、お灸の不思議さは今も、毎日実感しています。治療院には、症状が出てからみえる方が大半ですが、お灸の一番の魅力は「予防」です。家では予防のお灸をぜひ習慣に、そして、ご家族と手当の素晴らしさを実感してください。

石本はりきゅう整骨院院長
石本和也

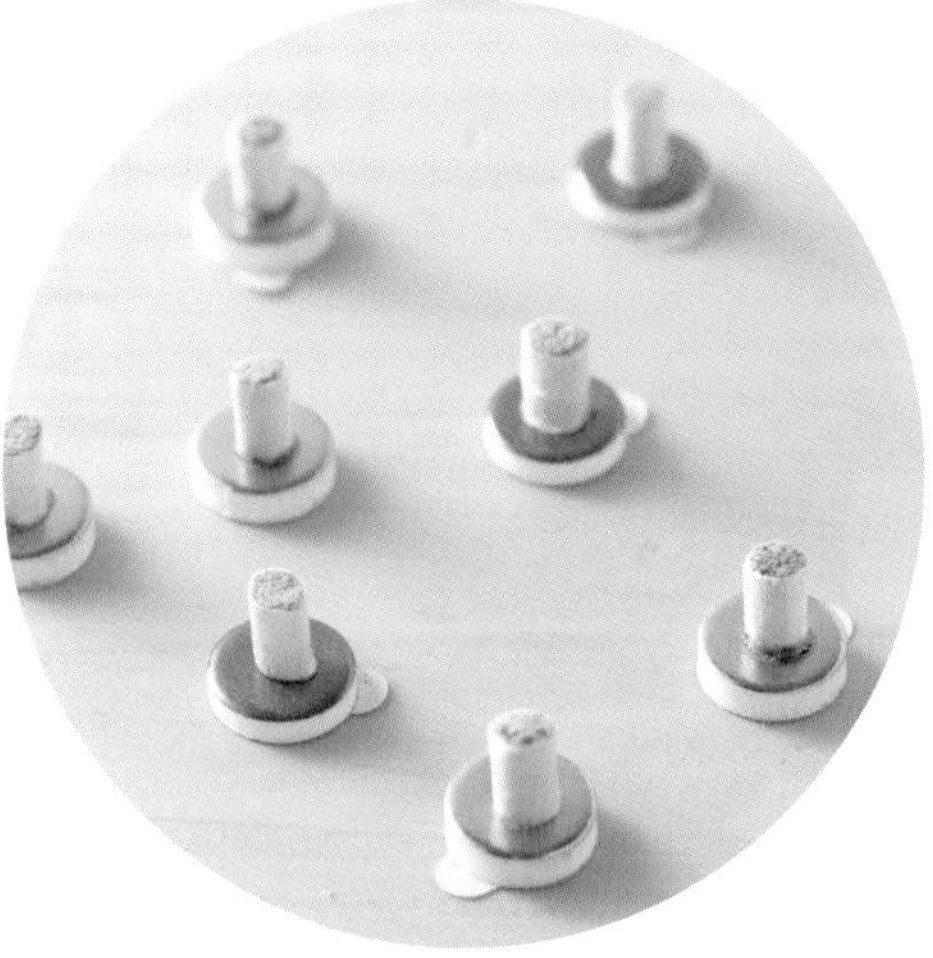

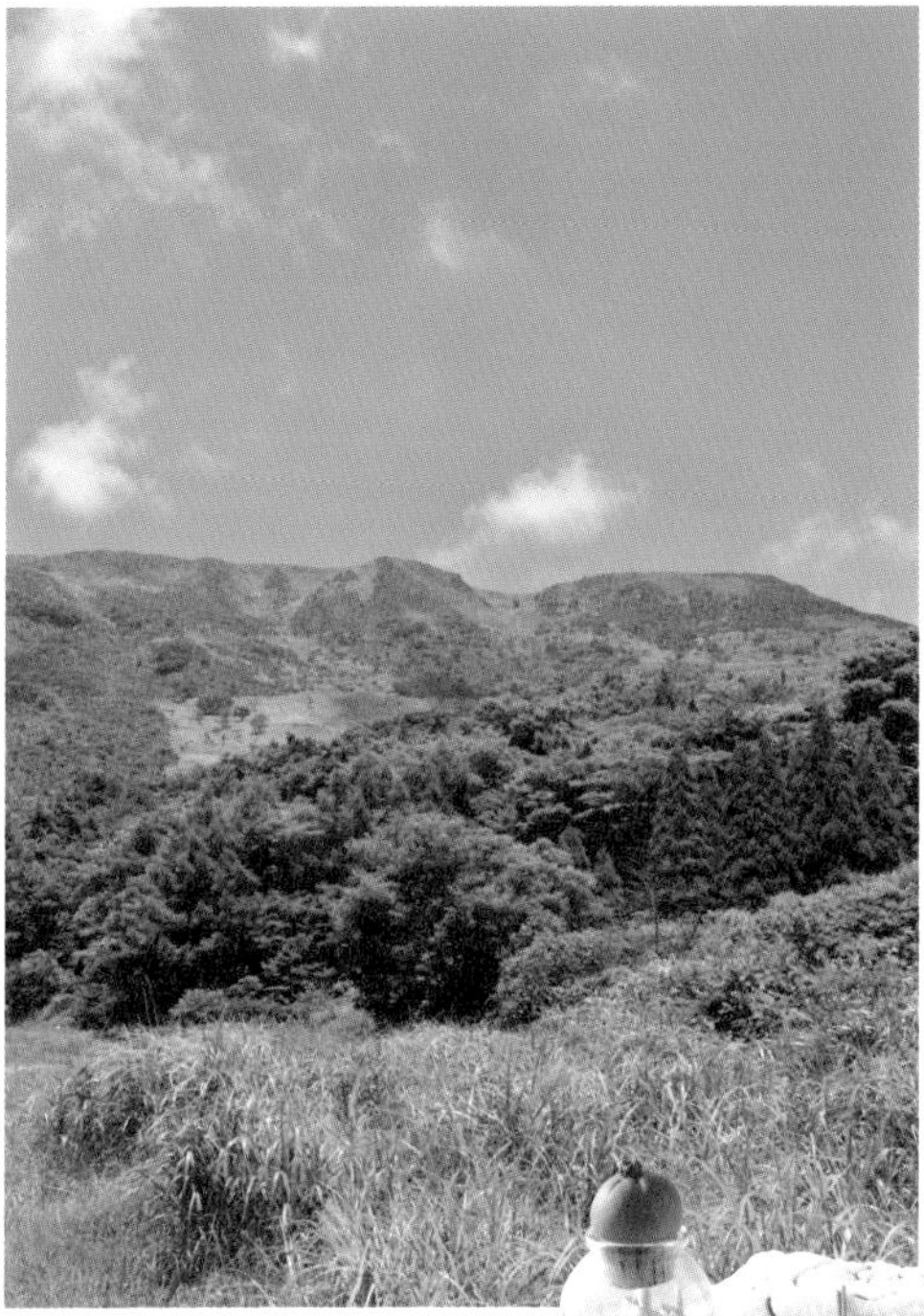

伊吹山（ヨモギの産地）

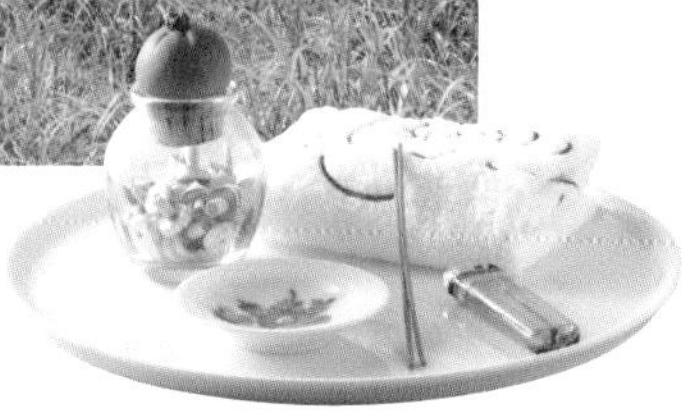

参考文献
『マンガでわかる東洋医学』(池田書店)
『お灸入門』(筑摩書房)
『灸療雑話』(医道の日本社)
『経穴入門』(医道の日本社)
『美容鍼灸』(BABジャパン)

Staff
編集・ライター
森下 圭　松崎みどり
撮影
武井里香
Design & DTP
熊谷昭典(SPAIS)　高道正行
イラスト
宇江喜 桜(SPAIS)　キノ

[石本はりきゅう整骨院]
京都府宇治市広野町西裏101-7
☎0774-44-6055

おうちでできるやさしいお灸
気になる不調に効く　体質改善&即効のツボ72

2021年12月25日　第1版・第1刷発行
2024年6月10日　第1版・第2刷発行

監　修　石本 和也(いしもと かずや)
発行者　株式会社メイツユニバーサルコンテンツ
代表者　大羽　孝志
〒102-0093 東京都千代田区平河町一丁目1-8
印　刷　株式会社厚徳社

 ISBN978-4-7804-2565-9 C2077 Printed in Japan.

ご意見・ご感想はホームページから承っております。
ウェブサイト　https://www.mates-publishing.co.jp/

企画担当:折居かおる

※本書は2016年発行の『みんなの「いえ灸」カラダとココロの不調に体質改善&即効のツボ72』を元に、内容を確認し一部必要な修正を行い、書名・装丁を変更したものです。